KULREET CHAUDHARY
MIT EVE ADAMSON

Wie neu geboren durch modernes Ayurveda

KULREET CHAUDHARY
MIT EVE ADAMSON

Wie neu geboren durch modernes Ayurveda

Zum Abnehmen und Entgiften

riva

Bibliografische Information der Deutschen Nationalbibliothek
Die Deutsche Nationalbibliothek verzeichnet diese Publikation in der Deutschen Nationalbibliografie. Detaillierte bibliografische Daten sind im Internet über http://d-nb.de abrufbar.

Für Fragen und Anregungen
info@m-vg.de

Wichtige Hinweise
Sämtliche Inhalte dieses Buchs wurden – auf Basis von Quellen, die die Autorin und der Verlag für vertrauenswürdig erachten – nach bestem Wissen und Gewissen recherchiert und sorgfältig geprüft. Trotzdem stellt dieses Buch keinen Ersatz für eine individuelle Ernährungsberatung und medizinische Beratung dar. Wenn Sie medizinischen Rat einholen wollen, konsultieren Sie bitte einen qualifizierten Arzt. Der Verlag und die Autorin haften für keine nachteiligen Auswirkungen, die in einem direkten oder indirekten Zusammenhang mit den Informationen stehen, die in diesem Buch enthalten sind.

Ausschließlich zum Zweck der besseren Lesbarkeit wurde auf eine genderspezifische Schreibweise sowie eine Mehrfachbezeichnung verzichtet. Alle personenbezogenen Bezeichnungen sind somit geschlechtsneutral zu verstehen.

14. Auflage 2025

Türkenstraße 89
80799 München
Tel.: 089 651285-0

Übersetzung: Marion Zerbst
Redaktion: Kirsten Reimers
Umschlaggestaltung: Luisa Dickhoff, München
Umschlagabbildung: shutterstock.com/Kozyrina Olga, shutterstock.com/Nik Merkulov, shutterstock.com/ EM Arts, shutterstock.com/Olga Danylenko, shutterstock/Mamsizz
Satz: inpunkt[w]o, Haiger (www.inpunktwo.de)
Druck: Florjancic Tisk d.o.o., Slowenien
Printed in the EU

ISBN Print 978-3-7423-0129-1
ISBN E-Book (EPUB, Mobi) 978-3-95971-629-1

Weitere Informationen zum Verlag finden Sie unter
www.rivaverlag.de
Beachten Sie auch unsere weiteren Verlage unter www.m-vg.de

Om Namo Narayani

Dein Essen wird zu deinem Denken.
Du bist, was du isst.

Ayurvedisches Sprichwort

INHALTSVERZEICHNIS

Teil 1

WARUM DIÄTEN NICHTS NÜTZEN

EINFÜHRUNG

EINE NEUROLOGIN FINDET IHREN WEG

Mein Großvater war als Arzt für eine große Patientengemeinde in einer Stadt in der Nähe von Ludhiana (Indien) zuständig. Ich liebte und bewunderte ihn und wusste schon von Kindesbeinen an, dass ich Ärztin werden wollte, genau wie er. Nach einem Interview, das ich vor Kurzem gegeben habe, ist mir klargeworden, dass ich den Arztberuf heute auf sehr ähnliche Weise ausübe, wie Großvater es früher getan hat. Aber das war nicht immer so.

Im Indien der 1970er-Jahre war das Leben ganz anders als heute in den Vereinigten Staaten, wo ich inzwischen lebe. Als Kleinstadtarzt nahm mein Großvater seine Verantwortung als Wächter über die Gesundheit seiner Patienten sehr ernst. Wenn jemand krank wurde, sah er diesen Patienten nicht zum ersten Mal; und es war auch nicht so, dass er gar nichts über ihn und seine bisherige Lebensgeschichte wusste. Normalerweise betreute er auch die Eltern, Großeltern und Kinder dieses Patienten und kannte deren Lebensweise. Er hatte ein liebevolles Verhältnis zu seinen Schützlingen aufgebaut, und dieses enge Band ermöglichte es ihm, im Lauf der Jahre den Gesundheitszustand der ganzen Familie positiv zu beeinflussen. Mein Großvater war als Arzt kein bloßer Dienstleister. Er stand in einer heilenden Beziehung zu seinen Patienten.

Als Kind war ich sein Ein und Alles. Ich war sein erstes Enkelkind und hing sehr an ihm. Bis zu meinem vierten Lebensjahr hütete er mich tagsüber und nahm mich regelmäßig mit zur Arbeit. Noch heute sehe ich ihn vor mir, wie er sich in seiner kleinen Praxis um seine Patienten kümmerte. Dort herrschte immer eine wunderbare Atmosphäre der

Liebe und Unterstützung. Wenn es sein musste, konnte mein Großvater auch streng werden, denn die Gesundheit seiner Patienten lag ihm am Herzen, und sie befolgten seine Anweisungen nicht immer. Doch selbst wenn er sie ausschimpfte, geschah das immer nur aus Liebe. Manchmal konnten die Patienten seine Rechnungen bezahlen, manchmal auch nicht; doch das war nie ein Problem. Das Vorbild meines Großvaters hat meine Vorstellung davon, wie ärztliche Versorgung aussehen sollte, stärker geprägt als alles andere, was ich später während meines Medizinstudiums lernte.

Doch dann zogen wir in die USA. Es brach mir das Herz, mich von meinem Großvater, meinen Verwandten und der kleinen Stadt trennen zu müssen, in der ich aufgewachsen war; doch meine Eltern waren fasziniert von den großen Chancen, die unsere neue Heimat uns bieten würde. Sie glaubten an den amerikanischen Traum und waren überzeugt davon, dass dort ein besseres Leben auf sie wartete. Damals war Amerika für die Menschen in Indien ein faszinierendes Land voller unbegrenzter Möglichkeiten; doch ich erinnere mich auch noch an das bedrückende Gefühl, den Boden unter den Füßen zu verlieren, das ich damals bei unserem Wegzug aus Indien hatte.

Meine Eltern dagegen konnten es gar nicht erwarten, »richtige Amerikaner« zu werden. Sie überquerten mit meiner Schwester und mir den Ozean und begannen ein neues Leben in Südkalifornien. Meine Mutter war Physiotherapeutin, mein Vater Elektrotechniker. Doch obwohl meine Eltern einige unserer Sitten und Gebräuche aufgaben (zum Beispiel war unsere indische Großfamilie, zu der meine Eltern, Großeltern, Onkel und Tanten gehörten und die bisher eng zusammengehalten hatte, jetzt auseinandergerissen und lebte auf zwei verschiedenen Kontinenten), hielten wir uns nach wie vor an die Grundsätze der ayurvedischen Medizin. Das war für uns nichts Besonderes; es gehörte einfach zu unserem Leben dazu. Obwohl mein Großvater eine Ausbildung in westlicher Medizin erhalten hatte, verbindet unsere Kultur die »Lebensstilmedizin« mit der westlichen Heilkunde. Wenn jemand so krank war, dass er Medikamente brauchte, verschrieb der Arzt sie ihm; doch zuallererst ermahnte er ihn: »Du musst etwas an deiner Lebensweise ändern!« Das Ziel bestand niemals darin, ihn ein Leben lang Medikamente einnehmen zu lassen, wie es heute in den USA üblich zu sein scheint. Und obwohl wir jetzt in Amerika lebten, hielten wir weiterhin an dieser Lebensphilosophie fest und änderten auch nichts an unserer Ernährung.

Natürlich lernten wir auch ein paar amerikanische Lebensmittel kennen, die wir vorher noch nie ausprobiert hatten; doch im Großen und Ganzen blieben unsere Essgewohnheiten in der indischen Küche verwurzelt. Die Gewürze, die wir tagtäglich verwendeten und die mittlerweile als wichtiger Bestandteil der ayurvedischen Medizin gelten – Kurkuma, Kreuzkümmel, Koriander, Fenchel, Ingwer und eingelegte Amla-Beeren –, gehörten einfach zu dieser indischen Alltagsküche dazu. Manchmal kommt es mir immer noch seltsam vor, meinen Patienten die eingelegten Früchte zu »verschreiben«, die früher regelmäßig auf unserem Abendbrottisch standen. Damals wusste ich noch nicht, dass man mit dem Verzehr dieser Früchte der Entstehung von Diabetes, Krebs und Übergewicht vorbeugen kann.

Auch unser Umgang mit den kleineren »Wehwehchen« des täglichen Lebens wurzelte in der ayurvedischen Tradition, obwohl mir das damals noch nicht bewusst war. Wenn ich zum Beispiel an einer Mittelohrentzündung litt, bereiteten meine Eltern mir Knoblauchöl zu – was nichts anderes war als Sesamöl mit eingelegten Knoblauchzehen. Wenn jemand von uns eine Bronchitis bekam, verabreichten meine Eltern ihm eine Mixtur aus Kurkuma und Honig. Das waren die ersten Mittel zur Abwehr solcher Erkrankungen, noch ehe man überhaupt daran dachte, Antibiotika einzunehmen. Ich bekam als Kind nicht viele Antibiotika, weil unsere Hausmittel so wirksam waren.

Ein weiteres typisch ayurvedisches Konzept, an das wir uns hielten, war die Gestaltung unserer Mahlzeiten. Zum Mittagessen aßen wir immer sehr viel, zum Abendessen dagegen nur sehr wenig, und wir waren grundsätzlich immer vor Sonnenuntergang mit dem Essen fertig. Das gehörte einfach zu unserer Kultur und unseren Lebensgewohnheiten.

Schon damals fielen mir einige gravierende Unterschiede zwischen der amerikanischen und der indischen Kost auf. Am schwersten fiel es mir, mich an die amerikanische Milch zu gewöhnen. In Indien werden die Milchkühe gut behandelt – wie Familienmitglieder –, und die Milch schmeckt ganz anders: Dort hat sie einen süßen Geschmack. In meiner indischen Heimat trank ich gern Milch und aß auch gern Butter; doch in den USA schmeckten mir diese Lebensmittel nicht mehr so gut, weil ich sie als bitter empfand. Ich habe lange gebraucht, um mich daran zu gewöhnen. Ich weiß nicht, ob das an dem liegt, was diese Tiere in Amerika zu fressen bekommen, oder daran, wie sie behandelt werden; aber ich weiß, dass die Kühe in Indien freiwillig Milch geben: Das heißt, sie wurden nicht als Milchkühe gehalten, sondern wir tranken nur dann Milch, wenn unsere Kühe zufällig gerade Kälber hatten. Auch sonst gehen die Menschen in Indien liebevoll und mitfühlend mit Tieren um. Das spürte ich schon als Kind. Deshalb hatte ich auch eine positive, natürliche Beziehung zu den Lebensmitteln, die ich aß.

Nachtisch gab es bei uns fast nie. Ab und zu bekam man zum Geburtstag ein Stück Kuchen; doch abgesehen davon war Obst das einzige Dessert, das wir kannten. Wir aßen leidenschaftlich gern Früchte; ich weiß noch, dass mein Vater früher Kisten voller Mangos mit nach Hause brachte. Das war unser Nachtisch. Als ich sieben oder acht Jahre alt war, durften wir nur einmal pro Woche – jeden Freitag – etwas Süßes essen: normalerweise einen dieser kleinen Schokoriegel, die es in Amerika an Halloween gibt. (Und freitags durften wir auch immer eine halbe Stunde fernsehen – juhu!) Wir aßen gern Süßigkeiten, waren aber nicht naschsüchtig, weil das für uns eine so seltene Ausnahme war und wir nicht erwarteten, jeden Tag etwas Süßes zu bekommen, wie so viele Kinder es heutzutage tun.

Ich habe auch heute noch kein besonderes Verlangen nach Zucker – wahrscheinlich, weil ich niemals eine Neuroadaptation an dieses Lebensmittel entwickelt habe. Wenn der Verzehr von Zucker eine Dopaminausschüttung auslöst, assoziieren wir das dadurch entstehende Wohlbefinden oft mit der Sehnsucht danach, liebevoll umsorgt zu werden. Wenn man diese Assoziation schon in jungen Jahren immer wieder erlebt, hinterlässt sie einen besonders tiefen psychischen und biochemischen Eindruck. Beides ist im Erwachsenenalter nur noch schwer rückgängig zu machen. In diesem Buch werden Sie erfahren, wie man solche Probleme in den Griff bekommt.

Im Alter von neun Jahren erlernte ich noch ein weiteres wichtiges Element der ayurvedischen Medizin: Meditation. Der Verlust unseres Familienverbands und der familiären Unterstützung, den wir durchmachten, als wir in die USA zogen, belastete uns sehr. Meine Mutter, die bis dahin zwei Kinder in einem Haushalt mit acht weiteren Erwachsenen großgezogen hatte, war mit unserer Erziehung jetzt mehr oder weniger auf sich allein gestellt. Als sie an Hashimoto-Thyreoiditis (einer Funktionsstörung der Schilddrüse) erkrankte, ging sie zu einem Endokrinologen, der ihr erklärte, ihre Erkrankung sei auf den Stress zurückzuführen, unter dem sie litt. Obwohl dieser Arzt selbst nicht meditierte, empfahl er ihr Transzendentale Meditation (TM), und sie begann mit großem Engagement zu meditieren. Ein halbes Jahr später war die Erkrankung vollständig abgeklungen, und ihre Schilddrüsenfunktion hatte sich wieder normalisiert.

Wenn meine Schilddrüsenerkrankung durch Meditation geheilt werden konnte, schlussfolgerte sie, wird regelmäßiges Meditieren sicherlich auch meinen Kindern guttun. Also schickte sie uns zu einem Meditationslehrer, an den ich mich auch heute noch sehr gern erinnere, weil er so viel Liebe ausstrahlte, und meine Schwester und ich begannen ebenfalls zu meditieren. So entdeckte ich schon in jungen Jahren eine sehr wirksame Methode zur täglichen Stressbewältigung. (Stress hat großen Einfluss darauf, wie gut wir unsere Nahrung verwerten können und wie fest die durch bestimmte Lebensmittel verursachten neurochemischen Veränderungen sich in unserem Organismus verankern. Auf das Thema Meditation werde ich im Kapitel zum Thema Neuroadaptation noch näher eingehen.) Ich glaube, neben der Umstellung meiner Ernährung hat meine Meditationspraxis den wichtigsten Beitrag zur Entwicklung des Menschen geleistet, der ich heute bin: Dank der Meditation weiß ich, wie ich wieder zu mir selbst zurückfinden kann, egal, unter wie großem Stress ich gerade stehe. Deshalb habe ich eine so hohe Meinung von den positiven Auswirkungen der Meditation auf Körper und Geist.

Doch obwohl ich stark in der indischen Tradition verwurzelt war, hat mich die amerikanische Ernährungsweise zwangsläufig auch beeinflusst – und vielleicht ist es kein Wunder, dass das bei mir im Teenageralter geschah. Ich erinnere mich noch genau daran, wie ich im Alter von 13 Jahren meinen ersten Corn Dog aß, ein von Maisteig umhülltes und dann frittiertes Würstchen. Danach bekam ich furchtbare Bauchschmerzen, mir wurde übel, und ich hatte das komische Gefühl, geistig wie benebelt zu sein. Trotzdem begann ich danach regelmäßig industriell verarbeitete Lebensmittel zu essen – einfach deshalb, weil meine Freunde sich auch so ernährten. Ich brachte meine Magenprobleme nicht bewusst damit in Zusammenhang, was ich vorher gegessen hatte – schließlich war ich damals noch ein Teenager! Alle meine Freunde aßen auf dem Heimweg von der Schule in Fast-Food-Restaurants, und natürlich wollte ich unbedingt dazugehören und tat es ihnen nach. Von da an wurde ich häufiger krank; und inzwischen ist mir klar, dass das kein Zufall war.

Als ich dann später aufs Gymnasium ging, wurde ich nach dem Essen regelmäßig müde und bekam Blähungen. Während meines Studiums am College wurde bei mir ein Reizdarmsyndrom diagnostiziert, und die Ärzte verschrieben mir Prozac, ein Antidepressivum, weil sie glaubten, meine Darmprobleme seien lediglich auf zu großen Stress zurückzuführen. Aber ich wusste, dass es nicht am Stress lag und dass ich auch nicht an einer Depression litt; darum löste ich das Rezept nicht ein. Der Arzt hatte mich nicht einmal nach meinen Essgewohnheiten gefragt! Auf dem College nahm ich fünf Kilo zu; und obwohl ich trotzdem immer noch schlank war, empfand ich diese Veränderung, die zeitlich mit meiner damaligen Ernährung (dem Mensa-Essen am College) zusammenfiel, als unangenehm.

Als ich mit dem Medizinstudium begann, wurde es noch schlimmer. Denn jetzt begann ich endgültig den Kontakt zu jenem festen Fundament einer gesunden Lebensführung zu verlieren, das meine Eltern in meiner Kindheit gelegt hatten. Das lag an mehreren Faktoren, die jeder, der Medizin studiert hat, nur allzu gut kennt: Erstens studierte und arbeitete ich damals so viel, dass ich kaum noch Zeit hatte, mich um meine Gesundheit zu kümmern oder mir etwas zu kochen, geschweige denn zu schlafen. Damals war ich schon froh, wenn ich es hin und wieder schaffte, in die Badewanne zu steigen! Zwar meditierte ich immer noch, aber nur unregelmäßig. Und obwohl ich mein Medizinstudium mit dem uralten Wissen um das Geheimnis einer guten Gesundheit begann, das ich in meiner Kindheit erworben hatte (vor allem mit der Überzeugung, dass unser Essen und die Art und Weise, wie wir es verdauen, in direktem Zusammenhang mit der Ursache bestimmter Erkrankungen steht), lernte ich in meinen Vorlesungen und Seminaren genau das Gegenteil: Man wird nicht durch eine schlechte Verdauung krank, sondern dadurch, dass Mikroorganismen in den Körper eindringen. Anfangs stellte ich viele Fragen und wollte meine Professoren und Mitstudenten an dem Wissen teilhaben lassen, mit dem ich aufgewachsen war; doch immer wieder wurden meine Ansichten als archaisch oder rückständig abgetan. Und so verabschiedete ich mich von meinem uralten Gesundheitswissen und hielt mich lieber an das, was ich an der Universität lernte, weil diesem Lernstoff meiner Meinung nach ein besseres Verständnis des menschlichen Körpers und seiner Funktionsweise zugrunde lag.

Mit 20 Jahren wog ich immer noch nicht mehr als knapp 60 Kilo und war damit für eine über einen Meter siebzig große Frau ziemlich mager. Aber ich fühlte mich nicht wohl. Und dann begann meine schmale Gestalt allmählich in die Breite zu gehen. Obwohl das so langsam passierte, dass ich es kaum merkte, weiß ich noch, dass ich mich schwerfälliger fühlte, weniger Energie hatte und nicht mehr so klar denken konnte wie früher. Ich hatte schon immer gut komplizierte Sachverhalte durchschauen und zu einem logischen Gedankengebäude verknüpfen können; doch jetzt fiel mir auf, dass mir das nicht mehr so leicht gelang wie früher. Und jedes Mal, wenn ich etwas aß, wurde ich hinterher müde. Wenn man mich damals gefragt hätte, ob mit meiner Verdauung womöglich etwas nicht stimmte, hätte ich energisch widersprochen: Nein, ich habe keine Verdauungsprobleme. Damals war mir noch nicht klar, wie sehr ich mit dieser Einschätzung danebenlag. Erst als ich immer häufiger unter schweren Migräneanfällen litt, begriff ich, dass mit mir irgendetwas nicht in Ordnung war.

Als ich dann nach meiner Assistenzzeit als Neurologin eine eigene Arztpraxis eröffnete, wurde das Leben für mich nicht leichter. Statt zunächst als Angestellte in einer Arztpraxis mitzuarbeiten (wie es allgemein üblich ist), übernahm ich gleich die Praxis eines Arztkollegen. So hatte ich von Anfang an einen Fünfzehn-Stunden-Tag und vernachlässigte meine Gesundheit noch mehr als bisher. Ich hatte einfach keine Zeit, mich darum zu kümmern; also versuchte ich meine Kopfschmerzen zu ignorieren. Doch mit der Zeit wurden sie immer schlimmer, und ich nahm auch immer mehr zu. Damals achtete ich noch nicht auf mein Gewicht; doch die Migräneanfälle setzten mir zu. Bald musste ich mein erstes verschreibungspflichtiges Arzneimittel gegen die Kopfschmerzen einnehmen. Abgesehen von den seltenen Fällen, in denen ich als Kind Antibiotika bekommen hatte, hatte ich bis dahin noch nie etwas anderes eingenommen als Hausmittel und gelegentliche rezeptfreie Medikamente.

Das war ein Aha-Erlebnis für mich. Als Neurologin kannte ich mich mit allen verschreibungspflichtigen Medikamenten bestens aus, hatte aber noch nie eigene Erfahrungen damit gesammelt. Die Nebenwirkungen waren wirklich verheerend! Solche Arzneimittel hatte ich meinen Patienten empfohlen? Ich konnte es kaum glauben. Zum ersten Mal in meinem Leben wurde mir klar, was ich ihnen damit antat. Ich studierte die Liste der Nebenwirkungen im Beipackzettel: Gewichtszunahme, Haarwuchs im Gesicht, Gedächtnisprobleme, Zittern, Übelkeit, Durchfall und so weiter. Schon die ersten beiden unerwünschten Wirkungen gaben mir zu denken: Gewichtszunahme und Haarwuchs im Gesicht! Wenn man durch die Einnahme eines Medikaments zunimmt, ist das ein schlechtes Zeichen, denn es bedeutet, dass sich dadurch mehr Giftstoffe im Körper ansammeln. Unser Körper versucht ein Zuviel an Toxinen unter anderem dadurch in den Griff zu bekommen, dass er diese giftigen Substanzen in Fettzellen einschleust, um seine Organe davor zu schützen.

Ich schaffte es zwar immer noch irgendwie, mich in meine Hosen hineinzuquetschen; aber sie spannten immer mehr. Daraufhin stieg ich auf das einzige Migränemittel um, von dem man nicht zunimmt. Das war ein Medikament namens Topamax, dem meine Patienten den Spitznahmen »Dopamax« gegeben hatten; und jetzt begriff ich auch, warum: Immer wenn ich dieses Arzneimittel einnahm, konnte ich nicht mehr klar denken. Früher war ich stets die Klassenbeste gewesen; jetzt musste ich mir To-do-Listen schreiben, weil ich mich nicht einmal mehr an die einfachsten Dinge erinnern konnte. Und ich musste meine Patienten, die teilweise mit sehr komplizierten gesundheitlichen Problemen zu mir kamen, bitten, die genannten Symptome zu wiederholen, weil ich sie immer wieder vergaß. So ging das nicht weiter. Zum ersten Mal in meinem Leben kam ich mir wie eine Idiotin vor.

Allmählich bekam ich es mit der Angst zu tun. Damals war ich erst Anfang dreißig; in diesem Alter hat man normalerweise noch keine Gedächtnisprobleme. Doch jetzt verstand ich, warum meine Patienten (von denen viele ebenfalls erst in den Dreißigern waren) über das gleiche Problem klagten: Konzentrationsstörungen und Erinnerungslücken, ja sogar Symptome einer Demenz. Außerdem bekam ich von dem Medikament, das ich gegen meine Migräneattacken einnahm, furchtbare Nackenschmerzen. Allmählich wusste ich nicht mehr weiter. Es gab nur zwei Möglichkeiten: Ich konnte entweder lähmende Kopfschmerzen haben – oder aber unter lähmenden Nackenschmerzen leiden und auf meinen sonst so scharfen Verstand verzichten. Ich wusste nicht, was schlimmer war, hatte aber den Verdacht, dass die Kopfschmerzen immer noch das geringere Übel waren. Früher hatte ich gedacht (oder meinen Patienten sogar gesagt): »Schlucken Sie das Zeug einfach. Sie haben ein medizinisches Problem, und das muss medikamentös behandelt werden.« Doch sobald man einmal am anderen Ende des Stethoskops sitzt und nicht weiß, was schlimmer ist – das medizinische Problem oder die Medikamente –, wird einem klar, dass mit der Art und Weise, wie Medizin bei uns praktiziert wird, etwas nicht stimmt.

Schließlich klagte ich meiner Mutter mein Leid. Ich erzählte ihr, dass ich furchtbare Kopfschmerzen hätte, meine Medikamente aber nicht vertrug: Sie machten mich so müde und benommen, dass ich nicht einmal mehr meine Praxis führen konnte. Ich bat sie um Rat.

Sie hatte eine ganz klare Meinung dazu. Es gab eine Gruppe ayurvedischer Ärzte, die zwischen Indien und den Vereinigten Staaten hin und her pendelte. Mit einem dieser Ärzte brachte sie mich in Kontakt. Meine Mutter hatte mich auch in meiner Jugend schon ein paarmal zu Ayurveda-Ärzten mitgenommen. (Ich war damals sogar die jüngste in den USA lebende Person, die mit Panchakarma, einer traditionellen ayurvedischen Gesundheitskur, behandelt wurde.) Hin und wieder hatten mir diese Ärzte ein paar Heilmittel verschrieben; doch diese Behandlungen hatten in meinem Leben keine große Rolle gespielt, weil ich zu der Zeit kaum krank gewesen war. Nun ging ich zum ersten Mal mit einem echten Problem zu einem dieser Ärzte. Er trug einen Dhoti – das traditionelle Kleidungsstück südindischer Männer: ein langes, fließendes weißes Stück Stoff mit goldener und orangefarbener Verzierung, das an der Taille verknotet und hosenartig um die Beine gewickelt wird. Ich weiß noch, wie ich damals dachte: »Was soll das denn?« Als Ärztin mit abgeschlossenem Medizinstudium fand ich die Aufmachung dieses Mannes einfach kurios. Fast hätte ich die Augen verdreht. Trotz meiner traditionellen Erziehung und meiner indischen Wurzeln hatte ich aufgrund meiner westlichen medizinischen Ausbildung ernsthafte Vorbehalte gegen diese Art von Medizin und stand ihr ein wenig spöttisch gegenüber. Wenn es mir nicht so elend gegangen und ich nicht so verzweifelt gewesen wäre (nicht zuletzt deshalb, weil ich meine Medikamente nicht vertrug), hätte ich mich diesem Arzt niemals anvertraut.

Als Erstes forderte er mich auf, mich hinzusetzen, und fragte mich nach meiner Verdauung. Das wunderte mich: Schließlich litt ich unter Kopfschmerzen. Aber nach denen erkundigte er sich nicht einmal. Spontan kam mir der Gedanke, dass dieser Mann offenbar nicht wusste, was er tat. Ich hatte keine Verdauungsprobleme; also gingen seine Fragen offensichtlich in die falsche Richtung. Als Nächstes unterzog er mich einer kurzen körperlichen Untersuchung nach ayurvedischer Art: Er schaute sich meine Zunge und meine Nägel an und fühlte meinen Puls. Dann verkündete er mit breitem südindischem Einschlag sein Urteil:

»Sie sind sehr krank.«

»Nein, bin ich nicht«, widersprach ich. »Ich habe nur Kopfschmerzen.« Wahrscheinlich hat er inzwischen schon wieder vergessen, was mir fehlt, dachte ich.

»Doch«, erklärte er mir. »Ihre Verdauung ist sehr schlecht; und alle Gesundheitsprobleme fangen bei der Verdauung an. Die Kopfschmerzen sind vielleicht das einzige Symptom, das Ihnen auffällt; aber Sie sind auf dem besten Weg dazu, verschiedene gesundheitliche Probleme zu entwickeln.«

Obwohl er lediglich von den Erkrankungen sprach, die bei mir in Zukunft möglicherweise auftreten würden, hörte es sich so an, als hätte ich diese Krankheiten bereits. Für ihn hing das alles zusammen, weil ich bereits das erste Stadium dieses Krankheitsprozesses zeigte. Und dieses erste Krankheitsstadium ist in der ayurvedischen Medizin immer eine gestörte Verdauung.

»Leiden Sie öfters unter Blähungen?«, fragte er.

»Ja«, sagte ich. »Aber dieses Problem haben schließlich die meisten Leute. Das ist doch nichts Besonderes.«

»Werden Sie nach dem Essen oft müde?«

»Ja. Aber geht das denn nicht allen Menschen so?«

Schließlich sprachen wir ein paar Minuten lang über meine Kopfschmerzen. Der Arzt war sicher, dass ich an einer parasitären Infektion litt. Das verblüffte mich. Bisher hatte ich noch nie darüber nachgedacht, dass meine Kopfschmerzen womöglich mit meiner Verdauung zusammenhingen, und wäre erst recht nicht auf die Idee gekommen, dass Parasiten die Ursache sein könnten. Tatsächlich wurde bei mir später eine Giardiasis festgestellt, die ich mir wahrscheinlich auf meiner Afrikareise im Alter von 19 Jahren zugezogen hatte. Es war nur eine leichte Infektion, die jahrelang unerkannt geblieben war. Diese Parasiten waren aber nicht der einzige Grund für meinen schlechten Gesundheitszustand, wie der ayurvedische Arzt mir erklärte: Auch die ungesunde Lebensweise, die ich mir während meines Medizinstudiums angewöhnt hatte, und der Verzicht auf die guten Lebensgewohnheiten meiner Kindheit wirkten sich nachteilig auf meine Gesundheit aus.

Er verschrieb mir zunächst ein paar einfache pflanzliche Heilmittel. Eines davon war Triphala, eine Mischung aus drei verschiedenen Heilpflanzen mit einer Zutat, die ich aus meiner Kindheit noch als eingelegte Amla-Beeren in Erinnerung hatte. Außerdem gab er mir ein paar grundlegende Ernährungsempfehlungen mit auf den Weg. Ich hatte das Gefühl, dass es nicht schwierig sein würde, diese Ratschläge zu befolgen – und außerdem: Was hatte ich schon zu verlieren?

Innerhalb von drei Monaten waren meine Migräneattacken verschwunden.

AYURVEDA: EIN KURZER ÜBERBLICK

Auf Deutsch bedeutet Ayurveda (ausgesprochen »ajurweda«) so viel wie Wissen oder Wissenschaft vom Leben. Dabei handelt es sich um die älteste Heilkunde der Welt. Die genauen Ursprünge des Ayurveda sind nicht bekannt; doch der Legende nach wurde den Menschen diese Lehre über mehrere Generationen weiser Männer im alten Indien von Brahma (Gott) überliefert. Diese Weisen entwickelten und verfeinerten die ayurvedischen Heilverfahren mit der Zeit immer weiter dank der Erkenntnisse, die sie durch Tiefenmeditation gewannen.

Das war vor über 5000 Jahren. Diese heilkundigen Männer waren nicht nur Heilige, sondern gleichzeitig auch Ärzte. Die ayurvedische Lehre umfasste sämtliche Aspekte der menschlichen Gesundheit, enthielt aber auch spirituelle Elemente. Es gab Methoden zur Lebensverlängerung, Heilung von Krankheiten, Durchführung von Operationen und Reinigung des Körpers, aber auch Empfehlungen zum Umgang mit ethischen Problemen und zur spirituellen Weiterentwicklung.

Zunächst wurden die ayurvedischen Praktiken mündlich überliefert; doch später hielt man sie auch schriftlich fest, und zwar zuerst in den *Veden*, den vier wichtigsten spirituellen Schriften des Hinduismus. (Die *Veden* wurden zwischen 1500 und 1000 vor Christus verfasst und gehören zu den ältesten religiösen Texten der Welt.) Anfangs wurden ayurvedische Medizin und ayurvedische Chirurgie getrennt voneinander praktiziert; doch schließlich fasste man diese beiden Systeme zu einem einzigen zusammen, das in den drei wichtigsten ayurvedischen Texten erläutert wird: der *Charaka Samhita*, der *Sushrut Samhita* und der *Ashtanga Hridaya Samhita*, die wahrscheinlich alle über 1200 Jahre alt sind. Diese Schriften umfassen Physiologie, Anatomie, die Lehre von den Krankheiten mitsamt deren Ursachen und Symptomen, Diagnostik und Therapie (die sowohl pflanzliche Heilmittel als auch chirurgische Verfahren umfasst) sowie Rezepturen, Krankheitsvorbeugung und die Erreichung eines langen Lebens. Verschiedene Unterkapitel behandeln innere Medizin, Hals-Nasen-Ohren-Heilkunde, Toxikologie, Kinderheilkunde, Chirurgie, Psychiatrie, die Behandlung von Erkrankungen der Fortpflanzungsorgane und Unfruchtbarkeit sowie Verfahren zur Verjüngung. Es ist ein erstaunlich umfassendes System.

Was sagt uns dieses uralte Wissen heute? Ist die ayurvedische Heilkunde göttlichen Ursprungs? Natürlich kann man diese Behauptung weder beweisen noch widerlegen; aber glauben Sie nicht, dass Ayurveda keine wissenschaftliche Grundlage hätte! Ganz im Gegenteil: Die Richtigkeit des Wissens dieser heilkundigen weisen Männer wurde im Lauf der Jahrhunderte allmählich nachgewiesen, und die moderne Wissenschaft ist heute noch damit beschäftigt, dieses umfassende, lebensverändernde System der Gesunderhaltung, Krankheitsvorbeugung und Heilung zu analysieren und zu verstehen. Die ayurvedische Medizin entwickelt sich ständig weiter, ohne sich dabei jedoch von ihrem ursprünglichen Gedankengebäude zu entfernen. Ein wichtiges Grundprinzip des Ayurveda besteht darin, kein medizinisches Verfahren abzulehnen, das dem Patienten helfen könnte; Ayurveda und unsere moderne westliche Medizin schließen einander also nicht aus. Deshalb kann ich in meiner Praxis so gut mit der ayurvedischen Heilkunde arbeiten – sie fügt sich in alles, was ich tue, harmonisch ein, auch dann, wenn ich meine Patienten mit den schulmedizinischen Verfahren behandle, in denen ich ausgebildet wurde.

Mit anderen Worten: Die ayurvedische Gesundheitslehre hat auch heute noch ihre Gültigkeit, und ich sehe ihre tief greifenden positiven Wirkungen tagtäglich – nicht nur in meiner Praxis, sondern auch bei mir selbst und bei meiner Familie. Ich liebe dieses medizinische System, weil es alle Aspekte umfasst – den körperlichen ebenso wie den emotionalen, geistigen und spirituellen: Ayurveda behandelt den ganzen Menschen auf eine Art und Weise, deren Wirksamkeit mittlerweile durch die moderne Wissenschaft bestätigt worden ist.

Das war ein Schock für mich. Während meiner medizinischen Ausbildung hatte nichts darauf hingedeutet, dass neurologische Probleme etwas mit dem Darm zu tun haben könnten. Ich hatte verschiedene Ärzte aufgesucht und alles ausprobiert, was sie mir rieten, ohne dass meine Kopfschmerzen sich dadurch besserten; und dabei war die Lösung des Rätsels doch eigentlich so einfach: Man brauchte nur den Darm in Ordnung zu bringen. Danach ging es mir nicht etwa nur ein bisschen besser: Ich war *völlig frei von Kopfschmerzen* – und das *ohne jede Nebenwirkung*.

Aber das war noch nicht alles. Innerhalb der nächsten sechs bis neun Monate konnte ich auch wieder klarer denken, sodass meine Arbeit, für die ich bisher 15 Stunden pro Tag gebraucht hatte – meine Patienten zu versorgen und meine Praxis so zu organisieren, dass sie besser lief –, mir jetzt mühelos von der Hand ging und ich viel weniger Zeit dafür benötigte. Ich konnte abends eher mit der Arbeit aufhören, weil die Lösungen für die Probleme, die mir in meiner Praxis tagtäglich begegneten, mir jetzt wie von selbst zufielen. Ich konnte wieder schneller denken und fühlte mich geistig nicht mehr wie benebelt. Meine frühere Energie kehrte zurück. Vorher hatte ich nach sieben Uhr abends keine Unternehmungen mit Freunden mehr geplant, weil ich nie wusste, ob ich bis dahin nicht völlig erledigt sein würde. So etwas gab es jetzt nicht mehr. Endlich war ich wieder ich selbst – so frisch und voller Energie, wie ich mich seit Beginn meines Medizinstudiums nicht mehr gefühlt hatte. Es war unglaublich.

Alle meine medizinischen Kollegen wissen, wie sehr die Zeit als Assistenzarzt einen schlaucht: Danach fühlt man sich nie wieder so jung und fit wie vorher. Wir alle haben die Erfahrung gemacht, dass man nur durch Selbstmedikation mit Koffein und anderen Stimulanzien die nötige Energie gewinnt, um den Arbeitsalltag durchzustehen. Das ist praktisch das Erste, was man während seiner Ausbildung als Arzt lernt! Und jetzt kehrte plötzlich meine Jugend zurück. Es war ein richtiges Aha-Erlebnis für mich, dass es nur einiger einfacher Maßnahmen zur Verbesserung meiner Verdauung bedurfte, um die biologische Uhr zurückzudrehen. Sogar meine Haut sah besser aus: Sie wirkte elastischer, und die Falten, die sich bereits in meinem Gesicht einzugraben begonnen hatten, verschwanden allmählich. Ich gewann die ganze Jugend und Gesundheit zurück, die ich meiner medizinischen Ausbildung geopfert zu haben glaubte!

Als Nächstes fiel mir auf, dass die überflüssigen Pfunde, die sich bei mir angesammelt hatten, wegschmolzen. Ich wurde schlanker, und mein Körper wirkte nicht mehr so aufgedunsen. Meine Kleidungsstücke passten mir wieder besser. Zum ersten Mal wurde mir bewusst, dass ich um einige Kleidergrößen zugenommen hatte. Ich war so sehr damit beschäftigt gewesen, Ärztin zu sein und meine Kopfschmerzen in den Griff zu bekommen, dass mir die fünf Kilo, die ich während meiner neurologischen Facharztausbildung zugelegt hatte, gar nicht aufgefallen waren. Nun, da meine Verdauung besser funktionierte, wurde ich diese fünf Kilo schnell wieder los, ohne etwas dafür tun zu müssen.

Durch diese Erfahrung geriet ich in eine berufliche Krise.

Meine Art, den Arztberuf auszuüben, kam mir plötzlich falsch vor. Ich verschrieb meinen Patienten Medikamente, die ich selbst niemals einnehmen würde. Das erschien mir nicht nur aus medizinischen, sondern auch aus menschlichen Gründen falsch. Ich wusste, dass ich die Verantwortung für meine Patienten nicht ernst genug nahm. Ich dokterte einfach nur an ihren Symptomen herum, ohne sie zu heilen. Unwillkürlich fiel mir mein Großvater wieder ein: Was hätte er wohl an meiner Stelle getan?

Allmählich kam es meinen Kollegen ein bisschen komisch vor, dass ich immer wieder zu diesem ayurvedischen Arzt ging. Sie warnten mich davor, meine vielversprechende Karriere aufs Spiel zu setzen. Schließlich konnte ich eine Pionierin auf dem Gebiet der Neurologie werden! Offenbar waren sie überzeugt, dass eine ruhmreiche Karriere auf mich wartete. Doch allmählich wurde mir klar, dass mir an diesem neurologischen Pionierdasein nichts lag. Ich wollte einfach nur eine ganz normale Neurologin sein, die den Menschen hilft. Wenn ein Patient mit neurologischen Problemen zu mir kam, fragte ich mich nun unwillkürlich: Vielleicht hängt das mit seinem Darm zusammen?

Für einen Schulmediziner der damaligen Zeit war das Ketzerei.

Jeder Neurologe lernt schon während des Studiums, dass die Blut-Hirn-Schranke das Gehirn vom restlichen Körper abschirmt. Angeblich ist das Gehirn (im Gegensatz zu unseren anderen Organen) immun gegen Schäden durch biochemische Substanzen. Und doch hatte ich am eigenen Leib erfahren, dass zwischen unserer Darmgesundheit und unserem Nervensystem tatsächlich ein Zusammenhang besteht. Inzwischen kommt die Wissenschaft diesem interessanten Phänomen Schritt für Schritt auf die Spur: Uns wird immer klarer, dass es eine enge Verbindung zwischen Darm und Gehirn gibt, dass die Darmbakterien unser Nervensystem beeinflussen (zum Beispiel produzieren sie den größten Teil unseres körpereigenen Serotonins) und dass die Nervenzellen unseres Verdauungstrakts ein komplexes Netzwerk bilden – nicht ohne Grund spricht man inzwischen schon vom »Darmhirn«. Doch damals, als ich meine berufliche Krise durchlebte, waren diese Vorstellungen noch nicht allgemein anerkannt.

Trotzdem begann ich, als die ayurvedischen Ärzte, die ich früher besucht hatte, aus Indien in die USA kamen, einige meiner kränksten Patienten, die unter multipler Sklerose (MS) oder Parkinson litten, zu diesen Ärzten mitzunehmen. Ich war bei diesen Sprechstunden dabei, um mitzubekommen, wie sie meine Patienten beurteilten. Damals wusste ich zwar noch nicht, wie man Ayurveda-Arzt wird, interessierte mich aber trotzdem für ihre Einschätzung. Natürlich fragten diese Ärzte meine Patienten immer zuallererst nach ihrer Verdauung und ihrem Darm, und das erste Rezept, das sie ihnen ausstellten, zielte stets auf eine Verbesserung der Verdauungsfunktion ab. Und tatsächlich stellte ich bald fest, dass meine MS-Patienten weniger Schübe bekamen und alle Medikamente, die sie bisher zur Behandlung der verschiedenen Symptome ihrer Erkrankung eingenommen hatten, absetzen konnten. Auch die Arzneimittel zur Bekämpfung der Nebenwirkungen dieser Medikamente brauchten sie jetzt nicht mehr zu nehmen, sondern kamen ganz ohne Mittel gegen Fatigue, Verstopfung, Depressionen und Harnwegsprobleme aus. Auch meine Parkinson-Patienten konnten ihre Arzneimitteldosen verringern. Patienten, die vorher Gehprobleme gehabt hatten, nahmen jetzt plötzlich Tanzstunden. Viele meiner Parkinson-Patienten konnten sogar wieder lächeln – eine Fähigkeit, die ihnen im Lauf ihrer Erkrankung verloren gegangen war, weil sie das für die Parkinson-Krankheit typische »Maskengesicht« entwickelt hatten.

Da ich im Lauf der Zeit immer mehr Patienten zu den ayurvedischen Ärzten mitnahm, wurde es schwierig, diese Besuche zu koordinieren. Ich wünschte mir, dass alle meine Patienten von diesem Wissen profitierten; doch es war ganz einfach ein zeitliches Problem, und außerdem waren nicht immer ayurvedische Ärzte verfügbar. Da wurde mir klar, dass ich mich selbst zur Ayurveda-Ärztin ausbilden lassen musste. Ich nahm Kontakt zu einer Gruppe von Medizinern auf, die mit finanzieller Unterstützung der National Institutes of Health (NIH), einer Behörde des US-amerikanischen Ministeriums für Gesundheitspflege und Soziale Dienste, die auch biomedizinische Forschung unterstützt, wissenschaftliche Untersuchungen zum Thema Lebensstilmedizin durchführte. Ich wusste, dass diese Mediziner früher ayurvedische Ärzte ausgebildet hatten, dies aber schon seit 15 Jahren nicht mehr taten. Also wandte ich mich an sie und erklärte ihnen, dass ich eine solche Ausbildung benötigte. Sie antworteten mir, sie seien zu sehr mit ihrer Forschung beschäftigt; doch ich gab mich nicht damit zufrieden, sondern beharrte darauf, dass ich bei amerikanischen Ayurveda-Ärzten lernen wollte. Das sei besser, als mich von einem indischen Arzt ausbilden zu lassen, weil die amerikanischen Ärzte sich auch in der westlichen Medizin auskannten. So könnte ich zu einem Bindeglied zwischen ayurvedischer und westlicher Medizin werden und beide Richtungen miteinander kombinieren.

Nach langer Überzeugungsarbeit (wahrscheinlich waren sie es einfach irgendwann leid, dass ich sie immer wieder mit meinen Anfragen nervte) erklärten die Mediziner sich schließlich damit einverstanden, einen Kurs zur Ausbildung niedergelassener Ärzte in ayurvedischer Medizin in San Diego zu organisieren. Vier Ärzte – darunter auch ich – meldeten sich zu diesem Lehrgang an. Als ich anschließend wieder in meine Praxis zurückkehrte, war ich überzeugt davon, dass es mir schwerfallen würde, meine Patienten für meine neue medizinische Ausrichtung zu begeistern. Doch ich hatte mich getäuscht: Innerhalb von vier Monaten bestand meine ärztliche Praxis fast ausschließlich aus einer Kombination aus traditioneller Neurologie und ayurvedischer Medizin. Meine Patienten hungerten förmlich danach. Nicht sie waren das Hindernis für meine neuen Behandlungsverfahren – ich selbst hatte mir mit meinen Zweifeln, wie diese neue Vorgehensweise wohl bei meinen Patienten ankommen würde, im Weg gestanden. Denn nun stellte ich fest, dass viele meiner Patienten bereits auf eigene Faust alternative Therapieverfahren und Behandlungsstrategien ausprobiert und sich nur nicht getraut hatten, mir davon zu erzählen. Jetzt waren sie erleichtert, eine Ärztin zu haben, die ihnen in ihren Bemühungen, etwas für ihre Gesundheit zu tun, eine echte Partnerin sein wollte.

Meine ärztliche Vorgehensweise veränderte sich. Von nun an legte ich jedem Patienten, der zu mir kam, zuallererst einen ausführlichen Fragebogen vor. Außerdem begann ich, meine Patienten mit ganz anderen Augen zu betrachten als früher: Ich sah nicht mehr nur ihre Symptome, sondern ihr ganzes Leben. Allmählich lernte ich auch andere Familienmitglieder meiner Patienten kennen, die ebenfalls von mir behandelt werden wollten. In vielerlei Hinsicht war ich keine bloße Neurologin oder Ayurveda-Ärztin mehr, sondern wurde zu einer richtigen Hausärztin.

Freilich ging das nicht ganz ohne Einmischung vonseiten meiner ärztlichen Kollegen ab. Bei einem gemeinsamen Abendessen brachten sie das heikle Thema zur Sprache:

»Wir haben das Gefühl, dass du dir deine Karriere versaust.« »Du bist eine junge, hochintelligente Neurologin, und was tust du? Behandelst deine Patienten mit Voodoo-Methoden.« »Schließlich musst du das Ganze auch von der finanziellen Seite her betrachten. Selbst wenn es den Leuten durch deine Behandlungsmethoden besser geht, wird dich das in den Bankrott führen – denn dann hast du ja bald keine Patienten mehr!«

Ich weiß noch, wie sehr ich mich beherrschen musste, um nicht mitten im Restaurant die Beherrschung zu verlieren. Waren diese Ärzte tatsächlich der Meinung, dass ich meine Patienten nicht heilen sollte? Gleichzeitig musste ich innerlich lachen. Meine Kollegen kritisierten meine ärztliche Vorgehensweise, weil ich eine Ärztin war, die ihre Patienten gesund machte! Da wurde mir klarer als je zuvor, auf welch haarsträubende Abwege unsere moderne Medizin geraten ist. Erstens hält sie es für unwichtig, Menschen bei der Änderung gesundheitsschädigender Lebensgewohnheiten zu helfen. Zweitens ist es schlecht für das Geschäft, Menschen zu heilen. Und dabei waren es gute, wohlmeinende Ärzte – so weit war es mit unserer medizinischen Kultur inzwischen schon gekommen! Ich brauche wohl nicht extra zu erwähnen, dass ich ihre Ratschläge nicht beherzigte.

Heute bin ich dankbar dafür, dass ich damals von so schweren Migräneanfällen geplagt wurde. Wenn ich nicht am eigenen Leib erfahren hätte, was für ein schweres Los es ist, Patient zu sein, und keine Medikamente mit unerträglichen Nebenwirkungen an mir selbst ausprobiert hätte, wäre ich vielleicht niemals zu meiner heutigen ärztlichen Tätigkeit inspiriert worden. Ich habe einen sehr guten Start ins Leben gehabt; doch meine Geschichte zeigt, wie rasch selbst ein gesunder Mensch aus der Bahn geworfen werden kann. Unsere modernen Lebensgewohnheiten können unsere Gesundheit sehr leicht untergraben.

Und was ist mit meiner medizinischen Ausbildung? Inzwischen weiß ich, welche Behandlungsmethoden in Wirklichkeit »rückständig« sind! Das Medizinstudium ist eine Art Gehirnwäsche. Man kommt nicht mehr zum Schlafen und wird gleichzeitig permanent unter Druck gesetzt, nicht wie ein Individuum zu denken. Fragen nach dem Warum werden von den Professoren abgeschmettert. Man darf nicht einmal danach fragen, warum jemand krank ist. Im Medizinstudium lernt man, Krankheiten und die ihnen zugrunde liegenden biochemischen Veränderungen zu beschreiben, und man erfährt auch, welche pharmazeutischen Substanzen zur Korrektur dieser aus dem Gleichgewicht geratenen Biochemie eingesetzt werden; doch die Frage zu stellen, warum jemand überhaupt krank geworden ist, gilt als dumm und naiv. Aber ist denn nicht gerade das die Aufgabe eines Arztes? Nach dem Warum zu fragen? Den Ursachen auf den Grund zu gehen? Schließlich wurde mir klar, warum wir keine solchen Fragen stellen sollten: schlicht und einfach deshalb, weil unsere Professoren und Ärzte die Antworten selbst nicht kennen. Es ist viel einfacher, »Stellen Sie keine Fragen« zu sagen als »Ich weiß es nicht«.

Ich war eine gute Medizinstudentin. Laut Statistiken der Alpha Omega Alpha Honor Medical Society (einer medizinischen Fachgesellschaft) lag mein Examensergebnis im oberen Prozentbereich der US-amerikanischen Medizinstudenten; doch irgendetwas in mir starb während dieses Studiums. Ich war nicht mehr wissbegierig, nicht mehr kreativ gewesen, und zum ersten Mal in meinem Leben hatte ich auch nicht mehr auf meine Gesundheit geachtet. Alle meine Kommilitonen waren zu Beginn ihres Studiums gesünder gewesen als zum Zeitpunkt des Examens; also schien das etwas völlig Normales zu sein. Ungewöhnlich kam mir diese Verschlechterung meines Gesundheitszustands erst im Nachhinein vor. Alle meine Studienkollegen hatten das Gefühl, schneller zu altern als früher; alle nahmen zu; und keiner fühlte sich nach dem Essen besonders wohl. So war das Leben nun einmal, wenn man eine medizinische Ausbildung absolvierte, dachten wir. Und so sieht das Leben vieler Menschen in unserer hektischen modernen Welt aus.

Aber das ist kein Leben.

Ich habe einen anderen Weg eingeschlagen und die nächsten zehn Jahre damit zugebracht, eine neue Form der ärztlichen Praxis zu entwickeln. Ich arbeitete ein Programm aus, das ursprünglich zur Heilung neurologischer Erkrankungen bestimmt war und weder der traditionellen Neurologie noch der traditionellen ayurvedischen Medizin entspricht, sondern das Beste aus beiden Systemen miteinander verbindet. Bevor ich meine Patienten aufforderte, auch nur das Geringste an ihrer Ernährung zu ändern, unterzog ich sie zunächst ein paar Therapieverfahren zur Entgiftung des Körpers und zur Linderung von Entzündungsprozessen im ganzen Organismus; denn ich wusste, wie schwer es den meisten Menschen fällt, ihren Lebensstil zu ändern. Immer wieder erlebte ich, wie stark die Ernährungsweise, ja sogar das Denken meiner Patienten von ihrer Biochemie geprägt war, und mir wurde klar, dass diese biochemischen Prozesse in ihrem Körper ihre Entscheidungen und die Richtung ihres Lebens bestimmten. Sie würden erst dann die richtigen Entscheidungen treffen können, wenn ich sie aus diesem biochemischen Gefängnis befreite. Sobald sie ihren Körper entgifteten und wieder klarer denken könnten, würden sie ganz von selbst beginnen, die Entscheidungen zu treffen, die ich ihnen vorgeschlagen hätte. Ich höre von meinen Patienten immer wieder Sätze wie: »Ich verstehe gar nicht, warum ich plötzlich keine Lust auf Süßigkeiten mehr habe!« oder: »Ich kann gar nicht mehr so große Portionen essen wie früher« oder: »Komisch – ich habe keinen Appetit mehr auf die leeren Kalorien, die ich früher immer in mich hineingestopft habe«.

Gleichzeitig begannen sie abzunehmen. Anfangs achtete ich kaum darauf. Ich war so sehr damit beschäftigt, ihr Gehirn wieder in Ordnung zu bringen und das Fortschreiten neurologischer oder sonstiger Erkrankungen zu stoppen, an denen sie litten, dass ihr Gewicht mir irrelevant erschien. Natürlich war es eine wunderbare Neuigkeit und sicherlich auch sehr gesund für meine Patienten, wenn sie abnahmen; aber darum ging es mir nicht. Mir war es wichtiger, möglicherweise lebensbedrohliche Krankheitsprozesse zu bekämpfen. Doch bald fiel mir auf, dass viele meiner übergewichtigen Patienten, nachdem sie ein paar Wochen lang wegen einer neurologischen Erkrankung bei mir in Behandlung gewesen waren, ganz nebenbei erwähnten: »Ach, übrigens – ich nehme jetzt auch ab. Vielen Dank!« Das hörte ich sogar von fast allen übergewichtigen Patienten, die ich behandelte. »Ich bin Ihnen ja so dankbar, Frau Dr. Chaudhary! Ich habe 10 Kilo abgenommen!«, sagten sie, oder: »Plötzlich wiege ich 15 Kilo weniger und brauchte gar nichts dafür zu tun!«

Das konnte kein Zufall sein. Diese seltsame, spontane Gewichtsabnahme musste etwas mit meinem neurologischen Entgiftungsprogramm zu tun haben. Ich begann die Gewichtsreduktion meiner Patienten systematischer zu verfolgen und stellte fest: Diejenigen, die übergewichtig waren, nahmen tatsächlich ab – manche wenig, andere sehr viel. Einige meiner Patienten verloren sogar 50 Kilogramm oder noch mehr; doch die durchschnittliche Gewichtsabnahme lag zwischen 10 und 15 Kilo während eines dreimonatigen Behandlungsprogramms. Bei vielen Patienten, die jahrzehntelang unter Gewichtsproblemen gelitten hatten, zeigte die Waage nun plötzlich ein Körpergewicht an, das laut Body Mass Index als »normal« galt. Oft hatten sie genau die überflüssigen Pfunde verloren, um deren Abnahme sie sich jahrelang vergeblich bemüht hatten.

Dabei hatte ich meine Patienten eigentlich nie aufgefordert abzunehmen. Schließlich war ich Neurologin. Kalorien interessieren mich nicht; ich hatte noch nie einem Patienten zum Kalorienzählen geraten. Es wäre mir nicht im Traum eingefallen, dass die Art, wie ich die neurologischen Beschwerden meiner Patienten behandelte, etwas mit der Lösung ihres Gewichtsproblems zu tun haben könnte – bis ich es mit eigenen Augen sah. Es ließ sich beim besten Willen nicht leugnen. Und nicht nur das: Auch die Cholesterin-, Blutdruck- und Blutzuckerwerte meiner Patienten besserten sich – und natürlich bildeten sich auch ihre neurologischen Symptome zurück. Sie waren plötzlich schlanker, hatten weniger Schmerzen und mehr Energie und erklärten mir außerdem, dass sie jetzt klarer und schneller denken konnten als früher. Sie hatten weniger Gedächtnisprobleme, Gelenkschmerzen und Schlafstörungen und fühlten sich nicht mehr »wie benebelt« im Kopf. Sie sahen einfach gesünder aus – und waren es auch.

Erst als der Produzent der *Dr. Oz Show*, einer TV-Talkshow mit medizinischen Themen, mich fragte, ob ich womöglich eine wirksame Methode zur Gewichtsreduktion entdeckt hätte, wurde mir klar, dass das tatsächlich der Fall war. Diese Methode bestand ganz einfach in der Behandlung, der ich alle meine Patienten unterzog – wenn auch aus ganz anderen Gründen. Eigentlich handelt es sich dabei um ein Programm, das den Körper von Giftstoffen befreit und Entzündungsprozesse abklingen lässt; doch gleichzeitig führt es eben auch dazu, dass man wieder einen klareren Kopf bekommt und abnimmt.

Paradoxerweise erlebe ich nun, zehn Jahre später, wie all das, wofür ich früher von meinen Ärztekollegen kritisiert wurde, zum Mainstream wird; denn jetzt zeigen klinische Studien endlich, dass das, was ayurvedische Ärzte schon seit 5000 Jahren predigen, tatsächlich eine wissenschaftliche Basis hat. Selbst die Gewürze, mit denen ich aufgewachsen bin, weil meine Mutter sie in Indien regelmäßig zum Kochen verwendete, erweisen sich inzwischen als vielversprechende Heilmittel für viele medizinische Probleme: Sie lindern Entzündungsprozesse, stärken das Immunsystem und lassen überschüssiges Körperfett wegschmelzen. Allmählich entdecken wir immer mehr Zusammenhänge zwischen Körper und Gehirn, und uns wird klar, wie viel man mit einer Änderung seiner Lebensweise bewirken kann. Endlich schließt sich der Kreis.

Aber ich werde meinen früheren Kollegen gegenüber jetzt nicht auftrumpfen (»Ich habe es euch ja gesagt!«), sondern meine ganz besondere Form der integrativen Medizin einfach weiter praktizieren. Ayurvedische Ärzte wissen, dass es stets wirksamer ist, mehrere verschiedene Behandlungsverfahren gleichzeitig durchzuführen als nacheinander; und genau so ist mein Programm aufgebaut. Inzwischen kommen viele Schulmediziner zu mir in Behandlung oder überweisen mir ihre Patienten; und obwohl sie manchmal sagen, dass sie nicht wissen, warum meine Behandlungsmethoden so wirksam sind, geben sie zumindest zu, *dass* sie wirken. Manche Neurochirurgen erklären mir: »Ich habe keine Ahnung, wie Sie das machen – aber Ihre Patienten erholen sich viel schneller von operativen Eingriffen als andere.«

Ich war niemals auf die Art von Anerkennung aus, die man erhält, wenn man regelmäßiger Gast in der *Dr. Oz Show* ist oder auf der Liste der besten Ärzte von San Diego steht. Um ganz ehrlich zu sein: Ich brauche diese Anerkennung auch nicht – wenn man davon absieht, dass dieser Ruhm mir die Möglichkeit gibt, noch mehr Menschen zu helfen als bisher. Inzwischen kommen Patienten aus Texas, New York, Oklahoma, Massachusetts, Mexiko, ja sogar aus England zu mir in die Praxis, weil es die Behandlungen, die ich anbiete, sonst nirgends gibt. Die Nachfrage ist so groß geworden, dass ich sie gar nicht mehr decken kann. Deshalb hoffe ich, den vielen Menschen, die ich nicht persönlich betreuen kann, wenigstens ein gewisses Grundwissen zu vermitteln. Das in diesem Buch beschriebene Programm führe ich bei fast allen meinen Patienten durch. Es ist zumindest ein guter Anfang für jeden, der es ausprobieren möchte.

Meine bewusste Abkehr von der Schulmedizin hat mich wieder zu meinen Wurzeln zurückgeführt und mir gleichzeitig mehr Anerkennung eingebracht, als ich es mir je hätte träumen lassen. Ich werde oft von Ärzten und Journalisten interviewt, und dabei stellt man mir immer wieder die Frage: »Was können wir tun, um die Medizin zu verändern?« Eigentlich wäre das ganz einfach – aber es wird trotzdem noch eine Weile dauern, bis es so weit ist. Denn um etwas an der Medizin verändern zu können, müssen wir gleichzeitig auch unsere Wahrnehmung ändern. Jedem Arzt muss das Los seiner Patienten wirklich am Herzen liegen, so wie einem Hausarzt in einem kleinen Dorf; er darf seine Sicht auch nicht nur auf einen bestimmten Körperteil beschränken, sondern muss das ganze Leben seiner Patienten in seine Betrachtung mit einbeziehen. Wenn jeder Arzt jedem Patienten ans Herz legen würde, erstens etwas gegen seinen Stress zu unternehmen (das gilt übrigens auch für die Ärzte selbst!), zweitens mehr Wasser und weniger Limonade zu trinken und drittens einmal täglich Stuhlgang zu haben, würde wahrscheinlich schon allein das die Welt von Grund auf verändern. Indem ich so eine Ärztin geworden bin, habe ich mich gleichzeitig auch zu einem besseren Menschen entwickelt: Ich bin freundlicher, mitfühlender, weiser und liebevoller als früher. Meiner Meinung nach ist es eine der größten Katastrophen unserer heutigen Medizin, dass das heilende Herz des Arztes verloren gegangen ist. Und die Patienten merken nicht einmal, dass ihre Ärzte der Seelenlosigkeit der modernen Medizin zum Opfer gefallen sind! Aber ich will kein Opfer mehr sein. Ich habe eine Chance erhalten, zu mir selbst zu finden, und diese Chance habe ich genutzt.

Mein Weg als Medizinerin hatte niemals etwas mit Esoterik oder Spiritualität zu tun; ich habe nie mit Engeln gesprochen oder irgendwelche anderen obskuren oder übernatürlichen Praktiken gepflegt. Ich habe nur auf mein Bauchgefühl gehört; und das ist so ziemlich das Einfachste, was es gibt. Am dankbarsten bin ich dafür, dass ich mich jetzt endlich für meine Patienten verantwortlich fühle, so wie mein Großvater es stets getan hat. Und nun gehören auch Sie zu diesen Patienten! Mein wunderbarer Großvater ist 104 Jahre alt geworden und war bis zu seinem Tod ein aktives Mitglied seiner Gemeinde. Solange er lebte, war jeder Tag in Ludhiana eine zutiefst beglückende, bereichernde Erfahrung für alle seine Mitmenschen. Ich versuche seinem Vorbild nachzueifern – nicht nur in meinem persönlichen Leben, sondern auch in meiner Ausübung des Arztberufs. Ich erschaffe das verlorene Dorf meiner Kindheit wieder neu – und bin endlich zu Hause angekommen.

KAPITEL 1

ZÄUMEN SIE DAS PFERD NICHT VON HINTEN AUF!

Wenn Sie bisher so vorgegangen sind wie die meisten Menschen, die abnehmen möchten, haben Sie das Pferd von hinten aufgezäumt: Das heißt, Sie haben durch eine Diät oder mehr Bewegung oder beides Gewicht verloren (oder es zumindest versucht). So soll man ja schließlich vorgehen, wenn man abnehmen möchte, oder nicht? Zumindest predigen Ärzte und Ernährungsberater uns das immer wieder, und es steht auch in den meisten Diätratgebern.

Wenn Sie versucht haben, mit dieser Strategie abzunehmen, hat es vielleicht funktioniert – vielleicht aber auch nicht. Oder vielleicht haben Sie ein bisschen abgenommen, hatten die überflüssigen Pfunde hinterher aber schnell wieder auf den Hüften. Egal, wie erfolgreich Ihre bisherigen Abnehmversuche waren – eine Erfahrung teilen Sie wahrscheinlich mit den meisten Menschen, die es auf diese Art und Weise versucht haben: *Es war ungeheuer schwierig.*

Abnehmen ist schwer – zumindest, wenn man es so angeht wie die meisten Menschen. Selbst Diäten, die als »kinderleicht« angepriesen werden, erweisen sich in der Praxis oft als sehr strapaziös. Manchmal reichen die Verheißungen einer neuen Diät aus, um Sie eine Zeit lang bei der Stange zu halten. Vielleicht sind Sie anfangs ganz begeistert von Ihrem neuen Diätplan, und ein bis zwei Wochen lang geht es Ihnen damit auch ganz gut; doch irgendwann hat sich der Reiz des Neuen erschöpft, das immer gleiche Programm wird langweilig und ermüdend, und Ihr Körper wehrt sich gegen die Strapazen und Entbehrungen. Normalerweise muss man bei einer Diät auf vieles verzichten, was man mag –

und je energischer man sich einzureden versucht, dass diese Dinge nun einmal verboten sind, umso mehr sehnt man sich nach ihnen. Ob Ihre Diät Ihnen nun vorschreibt, auf Zucker, Fett, Brot, Fleisch, Nachtisch oder irgendetwas anderes zu verzichten – es ist immer schwer, nicht das essen zu dürfen, was man möchte. Und wenn man bei dieser Diät womöglich auch noch Kalorien zählen oder genau ausrechnen muss, wie viel Gramm Fett oder Kohlenhydrate man pro Tag zu sich nimmt, verzichtet man dabei nicht nur auf die meisten Speisen, auf die man eigentlich Appetit hätte, sondern muss diese ungeliebten Kalorien auch noch genau berechnen! Außerdem ist es schwierig, weniger zu essen, als man gewöhnt ist. Der Magen knurrt – er will einfach mehr! Und es ist auch schwer, sich zu bewegen, wenn Ihnen die Energie dazu fehlt, Sie nicht an Sport gewöhnt sind oder keinen Spaß daran haben. Vielleicht haben Sie versucht, Sport zu treiben, aber es war Ihnen auf die Dauer einfach zu unangenehm, zeitraubend, anstrengend oder schmerzhaft; womöglich haben Sie sich dabei sogar verletzt.

Früher oder später wird der Drang, die Lebensmittel zu essen, die Ihnen angeblich nicht guttun, dann zu stark. Die Versuchung, hin und wieder einmal einen Tag lang auf Sport zu verzichten, wird überwältigend – und irgendwann sind es dann vielleicht zwei sportfreie Tage pro Woche. Und ehe es Ihnen richtig bewusst geworden ist, sind Sie wieder in Ihre alten Gewohnheiten zurückgefallen. Schon bald nehmen Sie wieder zu, Ihre Energie sackt ab, und Sie haben wieder dieses seltsame Gefühl, dass Ihr Gehirn träger wird.

Vielleicht glauben Sie, die Ursache dieses Übels zu kennen: Sie werden einfach zu leicht schwach. Ihr Wille ist nicht stark genug. Es fehlt Ihnen an Motivation. Sie haben nun einmal schlechte Gene; deshalb sind Sie faul und dick. Aber das stimmt nicht! Ich versichere Ihnen, dass das alles nicht auf Sie zutrifft. Wenn Sie sich selbst die Schuld daran geben, dass Sie nicht abnehmen, weist Ihr anklagender Zeigefinger in die falsche Richtung.

Niemand schleppt gern überflüssige Pfunde mit sich herum. Niemand ist gern müde und abgeschlagen. Niemand fühlt sich gern wie benebelt oder dösig im Kopf, und es möchte auch niemand mit einem erhöhten Krankheitsrisiko leben. Trotzdem befinden Sie sich in dieser Situation – gegen Ihren Willen. Wie konnte es so weit kommen? Das liegt nicht daran, dass Sie zu willensschwach oder nicht motiviert genug sind. Dafür gibt es einen ganz anderen, sehr einfachen Grund: Sie wussten nicht, dass Ihr bisheriger, wahrscheinlich zu wenig gesundheitsbewusster Lebensstil Ihnen die Chance verbaut hat, bessere Entscheidungen zu treffen. Ihnen war nicht klar, was die Lebensmittel, die Sie bisher zu sich genommen haben, in Ihrem Gehirn anrichten.

Es gibt einen wissenschaftlich erwiesenen Grund, warum Diäten und Trainingspläne sich wie eine Strafe anfühlen und oft auch gar nicht durchzuhalten sind: Sie sitzen in der Falle. Trotz bester Absichten sind Sie in ein biochemisches Gefängnis geraten. Ohne es zu wissen, sind Sie nach bestimmten Lebensmitteln süchtig geworden, und diese Lebensmittel sind jetzt Ihre Gefängniswärter. Sie haben Sie in Ketten gelegt und zwingen Sie, nach ihren Wünschen zu handeln statt nach Ihrem eigenen Willen.

Biochemie kann man nur mit Biochemie bekämpfen.

Das ist eine der ersten und wichtigsten Tatsachen, über die jeder Mensch mit Abnehmwunsch sich im Klaren sein sollte: Zu viel Gewicht ist kein Charakterfehler, sondern ein biochemisches Problem. Meine Patienten sind (oft schon seit Jahren oder Jahrzehnten) unzufrieden mit sich, weil sie ihrer »Willensschwäche« die Schuld daran geben, dass sie nicht abnehmen. Doch wenn ich die Patienten kennenlerne, die in meine Praxis kommen, bin ich oft sehr beeindruckt davon, wie gut sie andere Bereiche ihres Lebens im Griff haben. Viele dieser Menschen sind hochintelligent, begabt, ehrgeizig und haben ein hervorragendes Organisationstalent. Manche haben sogar Jura, Betriebswirtschaft oder Medizin studiert. Sie gehen hoch qualifizierten Berufen nach oder haben erfolgreiche Unternehmen gegründet. Sie haben es in ihrer beruflichen Karriere bis ganz nach oben geschafft, arbeiten hart und leisten etwas Sinnvolles. Sie sind Meister im Multitasking und können eine ganze Familie ernähren. Sie haben schon viele schwierige Projekte erfolgreich bewältigt, sind hoch motiviert und können selbstständig arbeiten. Warum haben diese Leute es dann nicht geschafft, abzunehmen? Das liegt sicherlich nicht daran, dass sie zu faul sind. Und es fehlt ihnen auch nicht an Willenskraft – jedenfalls nicht in anderer Hinsicht. Das Einzige, was ihnen fehlt, ist ein Verständnis für die biochemischen Hindernisse, die ihnen das Abnehmen erschweren.

Ist das nicht eine wunderbare Nachricht? Egal, wie lange Sie Ihr Übergewicht schon mit sich herumschleppen – mit den richtigen biochemischen Strategien können Sie Ihr Gewichtsproblem lösen! Daran ist gar nichts Geheimnisvolles; es gibt eine ganz einfache wissenschaftliche Erklärung dafür. Sie müssen nicht erst Ihren Charakter ändern, um abzunehmen; Sie brauchen auch keine übermenschliche Disziplin zu entwickeln. Sie müssen sich nicht einmal dazu zwingen, keine Kekse mehr zu essen!

Sie brauchen einfach nur dafür zu sorgen, dass die biochemischen Prozesse in Ihrem Körper sich in eine andere Richtung bewegen.

Angenommen, Sie möchten Rechtsanwalt werden. Da würden Sie ja schließlich auch nicht eines Morgens aufwachen und sich sagen: Wenn ich nur willensstark genug bin, kann ich eine Anwaltskanzlei eröffnen. Nein – dazu braucht man erst einmal eine Ausbildung und einen Abschluss: Man muss das Abitur machen und Jura studieren. Mit anderen Worten: Man muss die richtigen Werkzeuge erwerben, um sich für diesen Beruf zu qualifizieren. Nur so kann man ein erfolgreicher Anwalt werden.

Mit dem Abnehmen ist es ganz genauso: Man braucht die richtigen Werkzeuge. Nur mit Willenskraft allein schafft man es nicht. Wenn Sie Ihr Übergewicht für persönliches Versagen halten, das sich durch einen starken Willen vermeiden ließe, ist das genauso, wie wenn Sie erwarten würden, eine Kugel mit bloßer Willenskraft im Flug stoppen zu können. Aber das kann man nicht. Eine Kugel ist ein physisches Phänomen – genau wie Ihr Gewicht. Eine Kugel können Sie nicht mit der Kraft Ihrer Gedanken aufhalten. Sie können ihr nur aus dem Weg gehen. Im Grunde genommen sind die Lebensmittel, die Sie zu sich nehmen, zu Ihrer biochemischen Kugel geworden; doch mit den richtigen Strategien können Sie dieser Kugel ausweichen – und brauchen trotzdem nicht auf Essen zu verzichten.

Die Strategien der Lebensmittelindustrie

Wie ist dieses biochemische Gefängnis entstanden? Schließlich *müssen* wir doch etwas essen, um zu überleben. Wie konnten diese lebensnotwendigen Nahrungsmittel zur Gefängniszelle werden?

Das Problem besteht in erster Linie in der Qualität der Lebensmittel, die wir zu uns nehmen. Und das ist kein Zufall. Die Wissenschaftler der Lebensmittelunternehmen kennen die engen Zusammenhänge zwischen den biochemischen Prozessen in unserem Körper und den Nahrungsmitteln, zu denen wir greifen (und von denen wir leider oft zu viel essen), besser als jeder andere; schließlich haben sie ja auch ein wirtschaftliches Interesse daran. Die Lebensmittelproduzenten haben genau untersucht, wo der »Glückspunkt« liegt – welche Kombination aus Zucker, Salz und/oder Fett in einem bestimmten Lebensmittel die größtmögliche Euphorie erzeugt –, und dieses Wissen mit cleveren Marketingstrategien kombiniert. Auf diese Weise haben Firmen Produkte entwickelt, denen wir einfach nicht mehr widerstehen können, wenn wir einmal davon abhängig geworden sind: Wir essen sie immer wieder und kaufen immer mehr davon.

Statistiken zeigen den enormen Erfolg der Lebensmittelindustrie. Laut Angaben des US-amerikanischen Landwirtschaftsministeriums nimmt der Durchschnittsmensch in den USA Jahr für Jahr 69,1 Kilo Zucker und sonstige Süßungsmittel sowie 33,8 Kilo Fette und Öle in Form von Salatsaucen, Speiseölen, Bratfett, Butter und ähnlichen Produkten zu sich. Wir essen von allem mehr als früher: 19 Prozent mehr Kalorien seit dem Jahr 1983, 26 Kilo mehr Fleisch pro Person seit den 1960er-Jahren (dafür um ein Drittel weniger Eier), mehr Käse (aber weniger Milch) und um 66 Prozent mehr Fett seit den 1950er-Jahren. Zwar essen wir auch mehr Obst und Gemüse (20 Prozent mehr seit den 1970er-Jahren), was eine sehr positive Entwicklung ist, und (ebenfalls seit den 1970er-Jahren) um 45 Prozent mehr Getreideprodukte; allerdings ist der Zuckerkonsum seit den 1950er-Jahren um 39 Prozent gestiegen![1] Und was glauben Sie, wie viel die Bauern von jedem US-Dollar beziehungsweise Euro bekommen, den Sie für diese Lebensmittel ausgeben? Nur Bruchteile! Rund 80 Prozent gehen für Arbeitskräfte, Verpackung, Transport, Strom, Gewinne, Werbung und andere Kosten der Lebensmittelindustrie drauf.

Im Endeffekt bringt unser zunehmender Verzehr von billigen, abhängig machenden Nahrungsmitteln wie stark verarbeiteten Zuckern und Fetten nur der Lebensmittelindustrie etwas. Eine vor Kurzem im *Journal of the American Medical Association*[2] veröffentlichte Studie bringt den vermehrten Zuckerkonsum der Amerikaner in den letzten zehn Jahren mit einer zunehmenden Sterblichkeit durch Herz-Kreislauf-Erkrankungen in Zusammenhang. Andere Studien zeigen eine Verbindung zwischen erhöhtem Zuckerkonsum und der Fettleibigkeits-Epidemie[3] sowie eine Korrelation zwischen dem immer mehr ausufernden Zuckerverzehr und der erschreckenden Zunahme des Prozentsatzes fettleibiger Menschen.[4] Wieder andere Studien beweisen, dass es einen Zusammenhang zwischen Fast-Food-Konsum und Gewichtszunahme (und anderen Gesundheitsproblemen, vor allem im Zusammenhang mit Blutzucker und Insulin) gibt.[5] Und das ist nur die Spitze des Eisbergs! Ich könnte einen ganzen Tag lang so weitermachen und Studien zitieren, welche die Zusammenhänge zwischen Übergewicht und anderen Gesundheitsproblemen und der raffinierten Art und Weise aufzeigen, wie unsere Lebensmittel verarbeitet werden, um uns süchtig zu machen.

Es stimmt also gar nicht, dass Sie sich freiwillig für die falschen Lebensmittel entscheiden, weil Sie gern übergewichtig und krank sein möchten. Ganz im Gegenteil: Ihre Gewichtsprobleme sind auf die bewusste Manipulation von Lebensmittelzutaten zurückzuführen mit der Absicht, Produkte zu erzeugen, denen die meisten Menschen aufgrund ihrer Biochemie nicht lange widerstehen können. Die Lebensmittel, die man in unserer modernen westlichen Welt überall für billiges Geld kaufen kann, wurden absichtlich so verarbeitet, dass wir gar nicht genug davon bekommen können. Die Wissenschaftler, die für die Lebensmittelindustrie arbeiten, wissen genau, was sie tun müssen, um uns süchtig zu machen. Die Lebensmittelindustrie weiß mehr als der Verbraucher; und mit diesem Wissen bringt sie Sie dazu, ihre Produkte zu kaufen und zu essen – egal, ob sie wirklich nahrhaft sind oder eher eine übermäßige Gewichtszunahme begünstigen. Bestimmte Lebensmittel (vor allem verarbeitete Produkte und Restaurantgerichte) enthalten eine nahezu unwiderstehliche Mixtur aus Aromastoffen und sonstigen Zutaten, die genau die gleichen Hirnregionen anregen wie süchtig machende Drogen. Wenn Sie dem Zauber dieser leckeren Produkte erliegen, werden Sie mit der Zeit immer mehr davon essen.

Denn solche Lebensmittel verändern die Biochemie Ihres Körpers so, dass Sie von der Euphorie abhängig werden, die diese Schokoriegel, Kartoffelchips oder Cheeseburger in Ihnen erzeugen – das gilt selbst für die »gesunden« Gemüseburger auf ihren großen, weichen, gummiartigen Brötchen mit Avocado, Pommes frites und einem kleinen veganen Kuchen als Dessert. Sie essen einfach zu viel davon – und können sich nicht dagegen wehren. Diese raffinierte Kombination abhängig machender Zutaten ist auch in Pizza, Makkaroni mit Käse, ja sogar in einer großen Portion Chefsalat mit sahnigem Dressing enthalten. Diese Lebensmittel können Ihren Körper mit Giftstoffen belasten, Entzündungsprozesse in Gang setzen und Ihre Biochemie so verändern, dass Sie es kaum noch schaffen, bewusste, selbstständige Entscheidungen darüber zu treffen, was Sie als Nächstes essen möchten. Das gilt vor allem für stark verarbeitete Lebensmittel in bestimmten Kombinationen. Selbst wenn Sie versuchen, sich an eine Diät zu halten, wird Ihr Körper ständig nach mehr, mehr, mehr von diesen Lebensmitteln schreien. Mehr Zucker! Mehr Fett! Mehr Salz! Hau dir ruhig noch eine Portion auf den Teller – man lebt schließlich nur einmal!

Eines möchte ich hier ein für allemal klarstellen: Gegen natürlichen Zucker, natürliche Fette oder natürliches Salz ist absolut nichts einzuwenden. Obst enthält zum Beispiel Zucker in Kombination mit gesunden Nähr- und Ballaststoffen. Auch Avocados enthalten gesundes Fett und wertvolle Nährstoffe. Himalajasalz ist unverarbeitetes Salz mit einem hohen Mineralstoffgehalt. Problematisch wird es erst, wenn Lebensmittel mit zusätzlichem raffiniertem Zucker, Fett und Salz angereichert werden; denn dann essen wir zu viel davon. Das hat negative Auswirkungen auf unser Gehirn, auf die ich später noch näher eingehen werde. Vorläufig genügt es, sich Folgendes klarzumachen: Wenn Sie sich an unnatürlich süße Lebensmittel oder an Speisen gewöhnen, die raffinierte Süßungsmittel wie Weißzucker oder Maissirup enthalten, werden Sie dem natürlichen Aroma von Obst bald nichts mehr abgewinnen können. Wenn Sie sich an sehr fettreiche Lebensmittel oder an Speisen gewöhnen, die mit hochraffinierten Fetten frittiert oder gekocht werden, werden

Sie womöglich irgendwann auf die Idee kommen, auch Ihre Avocados zu frittieren (tolle Idee – so ein Angebot habe ich tatsächlich mal auf einer Speisekarte gesehen!). Und wenn Sie sich an sehr salzige Snacks gewöhnen, werden gesunde, naturbelassene Speisen, die nur mit ein bisschen Meersalz gewürzt sind, Ihren Appetit nicht mehr befriedigen.

Das Problem ist, dass diese künstlichen Nahrungsmittel im Verhältnis zu ihrem Kaloriengehalt nicht genügend Nährstoffe enthalten und Ihnen auch nicht die Energie liefern, die Sie brauchen. Außerdem haben sie unerwünschte Nebenwirkungen: Außer ihrem süchtig machenden Gehalt an raffiniertem Zucker, Fett und Salz enthalten sie toxische Substanzen wie beispielsweise künstliche Farb- und Konservierungsstoffe in gesundheitsschädlich hohen Mengen, die Entzündungsprozesse in Ihrem Organismus verursachen. Das ist der Anfang einer sehr unheilvollen Entwicklung: Was Sie für ein gesundes Tiefkühlgericht, einen tollen Imbiss oder ein schmackhaftes Mittagessen in einem Drive-in-Restaurant gehalten haben, setzt schädliche biologische Prozesse in Ihrem Körper in Gang – und dabei wollten Sie doch einfach nur auf die Schnelle etwas Leckeres essen. Noch ehe Sie wissen, wie Ihnen geschieht, sind Sie auch schon abhängig davon geworden – süchtig nach extrem viel Süßem, extrem viel Fett und extrem viel Salz –, und nichts anderes kann Sie mehr befriedigen. Naturbelassene Lebensmittel langweilen Sie, weil Sie davon nicht »high« werden. Kein Wunder, dass Sie diese Diät, von der Sie sich so viel versprochen hatten, nicht durchhalten konnten! Sie haben Ihren Körper mit diesen künstlichen Lebensmitteln einfach falsch »programmiert«.

Die meisten Gewichtsreduktionsprogramme verlangen von Ihnen drastische Veränderungen, auf die Ihr Körper schlichtweg nicht vorbereitet ist. Wenn Ihr Organismus sich in einem toxischen Entzündungszustand befindet, ist es nahezu unmöglich, die Aufforderung »Iss doch einfach weniger und beweg' dich mehr!« zu befolgen. Die meisten dieser Programme gehen davon aus, dass Sie die gigantischen Barrieren der Lebensmittelsucht und toxischen Entzündung mit bloßer Willenskraft überwinden können. genau deshalb sind die meisten Diäten langfristig erfolglos: Sie möchten den Sprung gern schaffen, aber es gelingt Ihnen einfach nicht. dann haben Sie ein schlechtes Gewissen und das Gefühl, versagt zu haben. Sie haben eine schlechtere Meinung von sich als vorher – und geben die Hoffnung auf.

Ich habe großes Mitgefühl mit Menschen, die in so eine Situation hineingeraten. Schließlich musste ich schon allzu oft beobachten, wie meine Patienten den Kampf mit einem Feind aufzunehmen versuchten, der viel größer und stärker ist als sie. In unserer Kultur gibt es viele Vorurteile gegen übergewichtige Menschen: Man hält sie für willensschwach, gefräßig oder schlichtweg für charakterlos. Dabei ist das nichts weiter als eine unfaire Unterstellung. Es ist völlig sinnlos, einem Menschen, der sich in einem toxischen Entzündungszustand befindet, zu sagen: »Iss doch einfach weniger und beweg' dich mehr!« Genauso gut könnte man jemanden, der sich das Bein gebrochen hat, empfehlen, an einem Tanzwettbewerb teilzunehmen. Oder einen Drogensüchtigen auffordern, doch einfach die Finger von den Drogen zu lassen – oder einem Patienten mit einer klinischen Depression sagen: »Reiß' dich doch ein bisschen zusammen!«

In Wirklichkeit kämpfen Sie nicht einfach nur gegen Ihr Verlangen nach einem Keks an, sondern gegen starke biochemische Einflüsse. Ihr Körper möchte lieber weiter jede Menge Kalorien in sich hineinstopfen, denn Fettzellen umschließen Giftstoffe und schützen Sie somit vor deren schädlichem Einfluss; deshalb nimmt ein von Giften überschwemmter Körper sehr schnell zu. Und einem Organismus, in dem eine Entzündung wütet, fällt körperliche Aktivität sehr viel schwerer. Ihr Körper befindet sich im Panikmodus – er kann nur noch mit Mühe sein inneres Gleichgewicht aufrechterhalten und gegen den Ansturm seines gesundheitsschädlichen Umfelds ankämpfen. Wenn Sie ihn jetzt plötzlich auch noch auf eine strenge Diät setzen, ist diese zusätzliche Anforderung einfach zu viel für ihn. Vielleicht muss er ja immer mehr Fettzellen bilden, um Sie vor den Giftstoffen in Ihrer Nahrung zu schützen? Wenn er diese Fettzellen nun verbrennt, werden die Toxine womöglich wieder freigesetzt – und das in einen Organismus, der nicht die richtigen Voraussetzungen dafür mitbringt, um sie auszuscheiden. Vielleicht nehmen Sie ja auch nicht die Lebensmittel zu sich, die Ihre Darmflora gerade braucht? Ihr Körper konserviert Energie, um all diesen Faktoren, die er als Bedrohung wahrnimmt, gewachsen zu sein – also bleibt weniger Energie für Ihr tägliches Leben übrig. Selbst wenn Sie diesen Kampf gewinnen und tatsächlich ein bisschen abnehmen sollten, werden Sie früher oder später wahrscheinlich doch wieder zunehmen.

Ein Wendepunkt in Ihrem Leben

Wo liegt der Ausweg aus diesem Dilemma? Wie können Sie diesem biochemischen Gefängnis entfliehen? Ich kenne einen uralten, geheimen Fluchtweg – eine Falltür, gegen die Ihre Gefängniswärter machtlos sind. Dieser Geheimgang sorgt dafür, dass Sie Ihrem Gegner in biochemischer und psychologischer Hinsicht immer um ein paar Schritte voraus sind – und zwar deshalb, weil diese Methode den Teufelskreis Ihrer Süchte durchbricht und

Ihren Körper somit darauf programmiert, Ihren Lebensstil erfolgreich zu verändern. Diese Programmierung läuft wie von selbst ab, ohne dass Sie sich um irgendeine Veränderung zu bemühen brauchen – Sie brauchen sich dazu nicht einmal einen Ernährungsplan oder eine Kalorientabelle anzuschauen. Wenn Sie Ihren Körper auf Erfolg programmieren, indem Sie die für die Ausscheidung von Abfallstoffen zuständigen Kanäle Ihres Körpers behutsam und schonend reinigen, angesammelte Giftstoffe beseitigen und Ihre Darmflora so verändern, dass Sie in Zukunft wieder bessere Ernährungsentscheidungen treffen können, werden Ihnen die gewünschten Lebensstiländerungen sehr viel leichter fallen. Dann werden Sie ganz von selbst abnehmen, mehr Energie haben und wieder klarer denken können, statt diese positiven Veränderungen erzwingen zu müssen. Und Sie werden diese Verbesserung Ihres Gesundheitszustands als spontanen, mühelosen Prozess empfinden. Sie müssen kein gigantisches Ausmaß an Willenskraft aufbringen, um etwas in Ihrem Leben zu verändern.

Bevor ich Ihnen Vorschläge für eine gesündere Ernährung unterbreite, werden Sie Ihren Körper bereits so umprogrammiert haben, dass Sie diese Ratschläge gar nicht mehr brauchen. Sie werden ganz von selbst anfangen, Ihre Lebensweise zu ändern. Sie werden sich mehr bewegen. Sie werden lieber gesunde Lebensmittel essen, von denen man nicht zunimmt. Dann brauchen Sie auch kein schlechtes Gewissen mehr zu haben, wenn Sie ab und zu einmal einen Keks oder eine Pizza essen. Keine Sorge: Sie werden nicht mehr so oft Appetit darauf haben wie früher, und Sie werden auch nicht mehr so viel davon essen wie zuvor. Sie werden sich nicht deshalb gesünder ernähren, weil ich Ihnen das empfohlen habe, sondern weil Sie es wollen. Denn wenn die Giftstoffe in Ihrem Körper abgebaut sind und die Entzündung abklingt, gerät Ihr Organismus allmählich in ein neues, stabileres Gleichgewicht, in dem Sie endlich selbst spüren, was Ihr Körper braucht und was Sie tun müssen, um sich wohlzufühlen. Sie werden dann nicht nur weniger wiegen, sondern ein ganz neuer Mensch sein: voller Kraft und Energie, geistig fit und klar im Kopf.

Darin liegt der Sinn meines Stoffwechsel-Powerprogramms: Ihren Körper und Ihr Gehirn auf ein Maximum an Gesundheit und Wohlbefinden zu programmieren. Dann wird eine gesunde Lebensweise keine Qual mehr für Sie sein, sondern Sie werden sich dabei großartig fühlen, weil Ihr Körper jetzt darauf eingestellt ist, gesund zu leben. Sie brauchen dazu nur ein paar ganz einfache Dinge an Ihrem jetzigen Tagesablauf zu ändern. Das Tempo, in dem Sie dieses Programm durchführen sollen, hängt von Ihrem derzeitigen Gesundheitszustand und dem Grad der Giftstoffbelastung Ihres Körpers ab. (In Kapitel 6 finden Sie einen Selbsttest, der Ihnen mehr darüber sagt.) Sie müssen sich also nicht zur Befolgung von Ernährungsvorschriften zwingen und brauchen auch auf nichts zu verzichten, was Ihnen lieb und teuer ist – weder auf Ihr Abendessen noch auf den Nachtisch noch auf bestimmte Lebensmittel. Sie brauchen sich noch nicht einmal Ihre sitzende Lebensweise abzugewöhnen! Trotzdem wird Ihr Körper sich schon in ein paar Wochen ganz anders anfühlen: Sie werden gesünder und geistig fitter sein, alles wird Ihnen schneller und leichter von der Hand gehen – und Sie werden auch schlanker sein. Und das ganz ohne Willensanstrengung!

Dieses Buch ist der Beginn eines Umerziehungsprozesses. Es bewahrt Sie davor, jemals wieder irgendwelchen Manipulationsversuchen Ihrer Essgewohnheiten zu erliegen. Ich möchte wieder bessere Rahmenbedingungen für Sie schaffen; denn wenn das Essen, von dem Sie sich derzeit ernähren, Ihnen Ihren freien Willen raubt (was höchstwahrscheinlich der Fall ist, wenn Sie Übergewicht haben), dann treffen Sie vermutlich keine eigenständigen, bewussten Ernährungsentscheidungen mehr. Doch sobald Sie die Kontrolle über die Biochemie Ihres Körpers zurückgewinnen, bekommen Sie auch Ihr Essverhalten wieder unter Kontrolle. Dann gehört Ihr Körper endlich wieder Ihnen.

Sobald wir anfangen, unseren biochemischen freien Willen auszuüben, werden die Lebensmittelfirmen (die hauptsächlich auf unsere Nachfrage reagieren, auch wenn sie diese selbst beeinflusst haben) andere Produkte herstellen. Dieser Umdenkprozess ist sogar jetzt schon im Gang: PepsiCo kauft zum Beispiel viele Firmen auf, die gesunde Lebensmittel produzieren. Walmart verkauft Produkte aus biologischem Anbau; und inzwischen findet man in Supermärkten auch schon viele gesunde Lebensmittel, die es früher nur in Reformhäusern und Naturkostläden gab.

Doch solange es *Ihnen persönlich* nicht gelingt, sich von Ihrer Abhängigkeit zu befreien, nützen Ihnen diese positiven Trends nichts. Sie sollten die Biochemie Ihres Körpers unter Kontrolle haben; überlassen Sie diese Kontrolle nicht den großen Konzernen, die wissenschaftliche Untersuchungen durchführen, um herauszufinden, wie man Menschen von Lebensmitteln abhängig macht! Es ist höchste Zeit, die Kontrolle über Ihr Leben, Ihren Appetit, Ihren Geist und Ihren Körper zurückzugewinnen.

In diesem Buch möchte ich Ihnen erklären, welche biochemischen und neurologischen Faktoren unser Essverhalten beeinflussen und aus welcher Perspektive die ayurvedische Medizin unsere Ernährung und Verdauung betrachtet. Anhand dieser Informationen können Sie beurteilen, ob Ihre jetzigen Ernährungsentscheidungen auf Wissen oder auf Suchtverhalten beruhen. Als Nächstes werde ich Ihnen erklären, was Sie tun müssen, um sich aus dieser ko-abhängigen Beziehung zum Essen zu befreien.

Was die Lebensmittelhersteller betrifft: Sie haben ein brillantes Geschäftsmodell entwickelt – aus diesem Blickwinkel ist ihr Vorgehen eigentlich völlig verständlich. Man könnte sogar sagen, dass sie den amerikanischen Traum verwirklicht haben: Jemand gründet ein Unternehmen und treibt die Umsätze aufgrund wissenschaftlicher Erkenntnisse in astronomische Höhen, sodass alle Aktionäre steinreich werden. In unserer Kultur wird so ein Verhalten durchaus gebilligt und vielleicht sogar geachtet – so lange, bis wir erkennen, dass wir selbst die ahnungslosen Opfer dieser Erfolgsstrategie sind. Die Lebensmittelindustrie hat alle Erkenntnisse, die sie im Lauf der Zeit über die Auswirkungen von Nahrungsmitteln auf den menschlichen Körper gewonnen hat, zur Optimierung ihrer Gewinne genutzt. Ja – Profit hat in Amerika einen sehr hohen Stellenwert. Aber es gibt auch noch andere Werte, die uns am Herzen liegen: zum Beispiel unser freier Wille. Und genau diese Willensfreiheit ist vielen Menschen im 20. Jahrhundert verloren gegangen.

Ich finde nichts Verwerfliches daran, dass Unternehmen versuchen, Gewinne zu erzielen; aber ich habe etwas dagegen, wenn man mich meines freien Willens beraubt. Doch zum Glück können Sie die Kontrolle über Ihr Essverhalten zurückgewinnen. Sie können die Biochemie Ihres Körpers mit Ihren eigenen Waffen schlagen. Sobald Sie dem Teufelskreis Ihres Suchtverhaltens entronnen sind, werden Sie sich ganz von selbst und aus eigenem freiem Willen für Lebensmittel entscheiden, nach deren Verzehr Sie sich nicht »high«, sondern einfach nur wohl fühlen. Das könnte sogar einen Dominoeffekt haben, durch den sich mit der Zeit die ganze Welt verbessert: Denn wenn immer mehr Menschen sich für eine gesündere Ernährungsweise entscheiden, ist das ein eindeutiges Signal an die Lebensmittelindustrie, dass sie ihr Vorgehen ebenfalls ändern muss und uns nicht mehr länger manipulieren kann, nur damit ihre Gewinnmargen stimmen. Wenn wir unsere biochemische Willensfreiheit zurückgewinnen, können wir mit unserer Kaufkraft darüber abstimmen, welche Lebensmittel auf dem Markt erhältlich sein sollten und welche nicht.

Haben Sie jetzt verstanden, warum es keinen Zweck hat, das Pferd von hinten aufzuzäumen? Also fangen Sie nicht mit dem schwierigsten, sondern mit dem einfachsten Teil der Gewichtsreduktion an; dann wird es Ihnen fast mühelos gelingen, abzunehmen, geistig fitter zu werden und grenzenlose Energie zu erlangen. Sie müssen Ihren Organismus einfach nur darauf programmieren.

Wie wirkt das Stoffwechsel-Powerprogramm?

Wenn mein Stoffwechsel-Powerprogramm Ihnen nicht vorschreibt, was Sie essen sollen, was bewirkt es dann? Das möchte ich Ihnen gern anhand einer Analogie veranschaulichen.

Ärzte setzen häufig Medikamente ein, die für die Therapie des betreffenden Krankheitsbildes eigentlich gar nicht zugelassen sind. Das bezeichnet man als *Off-Label-Therapie*. Oft entdecken wir, nachdem wir jahrelang Patienten mit einem Medikament behandelt und die Ergebnisse beobachtet haben, mehr oder weniger durch Zufall noch andere, unbeabsichtigte Wirkungen dieses Arzneimittels. Zum Beispiel stellt sich vielleicht heraus, dass ein Medikament gegen epileptische Anfälle gleichzeitig auch Rückenschmerzen lindert. Dass ein Antidepressivum zufällig auch gegen Nikotinabhängigkeit hilft. Oder dass ein Mittel gegen zu hohen Blutdruck auch gegen Tremor wirkt.

Genauso ist es auch mit meinem Stoffwechsel-Powerprogramm: Dieses Verfahren, mit dem ich meine Patienten behandle, um ihren chronischen Entzündungszustand zu lindern und ihren Körper von Giftstoffen zu reinigen, ist nicht nur ein erster Schritt zur Heilung ihrer neurologischen Probleme, sondern hat gleichzeitig auch noch eine unerwartete Nebenwirkung: Es verursacht eine spontane, manchmal sogar drastische Gewichtsabnahme. Im Grunde setze ich mein ganzheitliches neurologisches Reparaturprogramm also »off-label« zur Behandlung von Übergewicht ein – auch bei Patienten, die gar nicht unter neurologischen Erkrankungen leiden. (Und wenn Sie zusätzlich zu Ihrem Übergewicht auch noch ein neurologisches Problem haben sollten, dann schlagen wir eben zwei Fliegen mit einer Klappe!) Mein Programm wirkt in beide Richtungen, weil dieselben Mechanismen, die neurologische Störungen im Körper verursachen, auch zu einer Gewichtszunahme führen. Sobald man diese Fehlmechanismen korrigiert, verschwindet nicht nur das neurologische Problem, sondern auch das Übergewicht.

Deshalb ist mein Programm eigentlich keine Diät – und auch keine bloße Entschlackungskur. Vielmehr bringt es Ihren Organismus auf subtile, aber wirksame Art und Weise wieder ins Gleichgewicht, lässt Entzündungsprozesse abklingen, befreit Ihren Körper von biochemischen Abfallstoffen, schafft eine gesündere Darmflora, bringt Ihre Verdauung in Ordnung und macht die biochemischen Prozesse rückgängig, die Ihren Körper bisher daran gehindert haben, in einem gesunden Gleichgewicht zu bleiben. Mit dieser biochemischen Neuprogrammierung Ihres Körpers schaffen Sie die nötigen Voraussetzungen für ein gesünderes Leben; denn die unausgewogenen Verhältnisse, die derzeit in Ihrem Organismus herrschen, machen es Ihnen nahezu unmöglich, sich eine gesunde Lebensweise anzugewöhnen. Sobald Sie diese biochemischen Fehlentwicklungen korrigiert haben, wird es Ihnen nicht nur leichter fallen, gesünder zu leben: *Sie werden gar nicht mehr anders können*. Und genau deshalb wird Ihnen das Abnehmen dann auch nahezu mühelos und spontan gelingen.

Doch diese Gewichtsreduktion ist nicht der einzige Vorteil, den mein Programm mit sich bringt. Sie werden sich auch wohler fühlen, mehr Energie haben, und – wie Sie vielleicht gehofft hatten, als Sie feststellten, dass die Autorin dieses Buches Neurologin ist – auch die neurologischen Probleme, unter denen Sie zurzeit womöglich leiden (Kopfschmerzen, Konzentrationsstörungen oder Vergesslichkeit und das Gefühl, »wie benebelt« im Kopf zu sein), werden sich deutlich bessern. Denn mein Programm erleichtert Ihnen, wie gesagt, nicht nur das Abnehmen: Es gibt Ihrem gesamten Organismus den Anstoß, den er braucht, um wieder gesünder zu werden, und geht dabei von Ihrem Verdauungssystem und Ihrem neurologischen System (und von den interessanten, komplexen Wechselwirkungen zwischen diesen beiden Systemen) aus.

Durch das Stoffwechsel-Powerprogramm werden Sie ein geschärftes Bewusstsein für die Bedürfnisse Ihres Körpers entwickeln, sodass Sie merken, welche subtilen Veränderungen die Lebensmittel, die Sie zu sich nehmen, in Ihrem Denken und Fühlen und Ihren Körperfunktionen bewirken. Dann wird Ihnen endlich klarwerden, dass das, was Sie früher gegessen, getan und gedacht haben, vielleicht gar nicht so sinnvoll war. Vielleicht sehnen Sie sich jetzt nach einem anderen, gesünderen Leben.

Meine Patienten spüren diese Veränderungen sehr deutlich. Wenn sie mein Programm durchlaufen, sind sie zunächst einmal ganz begeistert, weil ihre Kleider ihnen wieder besser passen und sie sich körperlich attraktiver fühlen; doch diese Phase geht schnell vorbei. Hinterher freuen sie sich viel mehr darüber, dass ihre Gehirnleistung sich verbessert, dass sie wieder einen klaren Kopf haben und leichter Entscheidungen treffen können – und dass ihnen all das Ungesunde in ihrem Leben, mit dem sie sich vorher einfach abgefunden hatten, jetzt nicht mehr bekommt. Sie fühlen sich nicht einfach nur wohler und sehen besser aus; ihnen wird jetzt auch klarer, wie sie leben möchten, und sie beginnen tatsächlich etwas an ihrer Lebensweise zu ändern. Die Begrenzungen und Einschränkungen, denen sie sich vorher unterworfen gefühlt hatten, gelten jetzt nicht mehr. Das ist auch für mich immer wieder das Faszinierendste an meinem Stoffwechsel-Powerprogramm: zu erleben, wie meine Patienten auf beste Weise das verwirklichen, was in ihnen steckt.

Mit anderen Worten: Sie werden zwar abnehmen, dabei aber gleichzeitig auch etwas gewinnen, was vielleicht noch wertvoller ist – mehr geistige Klarheit, ein leistungsfähigeres Gehirn, mehr Kreativität, mehr Energie, ja sogar mehr Lebensfreude. Natürlich ist es ein schönes Gefühl, wenn einem Kleidungsstücke, die man schon seit Jahren nicht mehr anziehen konnte, plötzlich wieder passen. Doch ich bin ehrlich gesagt mehr daran interessiert, Ihr menschliches Potenzial zu optimieren. Ich möchte, dass es Ihnen wieder Freude macht, ein

Mensch zu sein. Ich möchte, dass Sie sich wohl in Ihrer Haut fühlen. Ich möchte, dass Sie Erfolg haben. Für viele Menschen ist das Leben und Arbeiten, ja sogar das Essen zu etwas Bedrückendem geworden; aber sie empfinden ihr Dasein nur deshalb als so deprimierend, weil sie in einer biochemischen Kloake leben. Es wird Zeit, den Müll hinauszutragen!

Wie macht man das? Ganz einfach: Wir kehren das bei einer Diät übliche Vorgehen einfach um.

Dazu möchte ich noch einmal zu meiner Anfangszeit als praktizierende Neurologin zurückkehren, als mir zum ersten Mal auffiel, dass mein neurologisches Entgiftungs- und Anti-Entzündungsprogramm gleichzeitig auch zu einer Gewichtsabnahme führt. Denn um Ihnen genau erklären zu können, wie das funktioniert, muss ich schon ein bisschen weiter ausholen. Die Lösung dieses Rätsels liegt teilweise in der modernen westlichen Medizin, teilweise aber auch in der uralten Lehre des Ayurveda.

Wie Sie in der Einführung zu meinem Buch bereits erfahren haben, wurde ich sowohl in der schulmedizinischen Neurologie als auch in der ayurvedischen Medizin ausgebildet und verwende bei der Behandlung meiner neurologischen Patienten Elemente aus beiden Therapiesystemen. Im Mittelpunkt der ayurvedischen Medizin steht die Verdauung, und sie ist auch ein wichtiger Aspekt meines Behandlungsprogramms; doch im Gegensatz zu vielen anderen Diäten, von denen Sie vielleicht gehört oder gelesen haben, versuche ich die Verdauung meiner Patienten nicht zu verbessern, indem ich ihnen eine andere Ernährungsweise empfehle. Ganz im Gegenteil: Zu Beginn der Therapie spreche ich mit meinen Patienten kaum über Änderungen ihres Essverhaltens. Stattdessen versuche ich herauszufinden, wie ausgeprägt die Entzündungsprozesse in ihrem Organismus sind und wie stark ihr Körper mit Giftstoffen belastet ist. Das Ergebnis dieser Untersuchung entscheidet darüber, wie schnell sie mein Programm durchführen sollen. Ich bin ein großer Befürworter langsamer Veränderungen, weil ich glaube, dass diese eine tief greifendere, nachhaltigere Wirkung haben. Bei manchen Patienten ist keine so starke Entgiftung notwendig; sie können mein Programm also schneller absolvieren. Der Selbsttest in Kapitel 6 wird Ihnen zeigen, in welchem Tempo Sie die Phasen meines Programms durchlaufen sollten:

- Schnellverfahren: Veranschlagen Sie für jede Phase des Programms zwei Wochen.
- Mittleres Tempo: Nehmen Sie sich für jede Phase drei Wochen Zeit.
- Schongang: Planen Sie für jede Phase vier Wochen ein, um eine kontinuierliche, anhaltende Veränderung Ihres Gewichts und Ihrer Gehirnfunktion zu erzielen.

Mein Programm besteht aus vier Phasen.

PHASE EINS: VERÄNDERN SIE IHRE BIOCHEMIE

In Phase eins müssen Sie nur vier Dinge in Ihren Tagesablauf einbauen, um eine biochemische Veränderung in Ihrem Körper einzuleiten. Und Sie brauchen dabei auf gar nichts zu verzichten:

1. Kochen Sie sich jeden Morgen einen Tee aus Kreuzkümmel-, Koriander- und Fenchelsamen und trinken Sie diesen Tee in kleinen Schlucken verteilt über den ganzen Tag. Diese einfachen Zutaten entgiften Ihren Organismus von Grund auf.

2. Nehmen Sie jeden zweiten Abend je einen Teelöffel gemahlene Leinsamen und Flohsamenschalen ein, die Sie vorher in einem Glas zimmerwarmem Wasser verrührt haben. Ballaststoffe fördern nicht nur die Verdauung, indem sie die Darmperistaltik anregen; sie transportieren auch viele Gift- und Abfallstoffe nach draußen und haben erwiesenermaßen eine antientzündliche Wirkung.

3. Nehmen Sie jeden Abend Triphala ein. Keine Sorge, das ist kein obskurer Zaubertrank, sondern ein ayurvedisches Heilmittel, das aus drei verschiedenen getrockneten und gemahlenen Beeren besteht: Amalaki, Bibhitaki und Haritaki. Diese drei Beeren sind wichtige Zutaten der indischen Küche – alle Menschen in Indien essen sie.

4. Gönnen Sie Ihrer Haut jeden Tag eine Trockenmassage, am besten mit rohseidenen Spezialhandschuhen. (In Kapitel 6 erkläre ich genauer, wie das geht.)

PHASE ZWEI: ÜBERWINDEN SIE IHRE HEISSHUNGERATTACKEN (UND DAS GANZ OHNE WILLENSKRAFT!)

In Phase zwei führen Sie die Maßnahmen aus Phase eins meines Programms fort; zusätzlich gebe ich Ihnen jetzt aber auch noch Strategien an die Hand zur Bekämpfung der Heißhungerattacken, die Sie immer wieder dazu verleiten, Lebensmittel zu essen, die Ihnen nicht guttun. Außerdem bringen wir in dieser Phase Ihre Darmflora wieder in Ordnung, und Sie werden Ihren Körper mit Nährstoffen versorgen, welche die Entgiftung unterstützen:

1. Nehmen Sie das sanfte, schonende, aber dennoch sehr wirksame pflanzliche Heilmittel Ashwaganda in Ihren Behandlungsplan auf. Es dämpft den Hunger auf Süßigkeiten und lindert Stressreaktionen.

2. Ein weiteres sehr wirksames pflanzliches Mittel namens Brahmi steigert die Leistungsfähigkeit des Gehirns und macht die Neuroadaptation an süchtigmachende Nahrungsbestandteile rückgängig. (Auf dieses Thema werde ich in Kapitel 3 noch näher eingehen.)

3. Bereiten Sie Stoffwechsel-Powersaft und Stoffwechsel-Powerbrühe zu: nicht als Ersatz für Ihre regulären Mahlzeiten, sondern zur Bekämpfung von Heißhunger auf bestimmte Lebensmittel.

4. Führen Sie ein Tagebuch über Ihre Heißhungerattacken. Ich verspreche Ihnen, dass das ganz einfach ist und nicht viel Zeit kostet; Sie werden die Hintergründe Ihres Essverhaltens dadurch sehr viel besser verstehen!

PHASE DREI: VERBRENNEN SIE FETT UND GEWINNEN SIE ENERGIE

In dieser Phase meines Programms brauchen Sie nur noch ein paar weitere neue Elemente in Ihren Tagesablauf aufzunehmen, um Ihren Stoffwechsel in einen höheren Gang zu schalten, damit er mehr Fett verbrennt und Sie wieder neue Energie gewinnen:

1. Nehmen Sie ein pflanzliches Heilmittel namens Guggul ein, das aus dem Harz der Indischen Myrrhe hergestellt wird. Guggul ist eines der wirksamsten entgiftenden Mittel, die ich kenne. Ihre Verdauung wird danach besser funktionieren, als Sie es je für möglich gehalten haben!

2. Erlernen Sie die Zubereitung eines selbst gemachten Fett verbrennenden Currypulvers, das Sie Ihren Speisen zusetzen können.

3. Stellen Sie eine einfache Mixtur aus Ingwer, Zitronensaft und Meersalz her und nehmen Sie diese zur Anregung Ihrer Verdauung vor den Mahlzeiten ein. (Keine

Sorge: Falls Sie diese »Ingwer-Darmreinigung« nicht vertragen, gibt es auch noch andere, mildere Varianten.) An späterer Stelle werde ich Ihnen noch genau erklären, wer die Ingwer-Darmreinigung anwenden sollte und wie oft.

PHASE VIER: SCHLAGEN SIE IHREN UNGESUNDEN LEBENSGEWOHNHEITEN EIN SCHNIPPCHEN

Auch in dieser Phase mute ich Ihnen immer noch nicht zu, auf Nahrungsmittel zu verzichten, die Sie gern essen (obwohl Sie von diesen Lebensmitteln, die Sie so lange in ihrem Bann gehalten haben, inzwischen wahrscheinlich nicht mehr ganz so begeistert sein dürften wie früher, da Sie sich nun von Ihrer biochemischen Abhängigkeit befreit haben). Trotzdem möchte ich Ihnen in diesem Kapitel helfen, bestimmte Lebensgewohnheiten zu ändern, und Ihnen auch ein paar Strategien empfehlen, dank derer Sie sich sehr viel wohler fühlen und aus eigenem Antrieb ein gesünderes Leben führen werden:

1. Teilen Sie Ihre Mahlzeiten anders ein als bisher: Ihre Hauptmahlzeit ist von nun an das Mittagessen. Glauben Sie mir: Sie werden sich daran gewöhnen und mir für diese Empfehlung eines Tages noch dankbar sein.

2. Essen Sie keine Rohkost mehr: Ab heute ist rohes Gemüse von Ihrem Speisezettel gestrichen! Wahrscheinlich wird Ihnen das nicht sonderlich plausibel erscheinen, weil Rohkost doch als gesund gilt; doch glauben Sie mir: Der Verzicht darauf gehört zum Besten, was Sie für Ihre jetzt allmählich wieder ins Gleichgewicht kommende Verdauung tun können. (Später, in der genauen Beschreibung der vier Phasen meines Programms, werden Sie noch mehr darüber erfahren, wie lange es in Ihrem speziellen Fall wahrscheinlich dauern wird, bis Ihre Verdauung wieder in Ordnung kommt.) Außerdem sollten Sie von nun an nichts Kaltes mehr trinken. Vergessen Sie die eisgekühlte Limonade! Wärmen Sie sie auf. Trinken Sie Ihr Wasser bei Zimmertemperatur. Das ist doch eigentlich nicht so schwierig, oder?

3. Erlernen Sie ein Meditationsverfahren – suchen Sie sich einfach die Methode aus, die bei Ihnen am besten funktioniert. Die enorme lebensverbessernde Wirkung

und die positiven Auswirkungen von Meditation auf Stress und Heißhungerattacken sind mittlerweile durch wissenschaftliche Untersuchungen gut belegt.

4. Und nicht zuletzt sollten Sie spätestens um zehn Uhr abends im Bett liegen! Wenn Sie es gewöhnt sind, abends lange aufzubleiben, wird Ihnen das vielleicht nahezu unmöglich erscheinen; aber Sie können Ihre Zubettgehzeit ja langsam und schrittweise immer weiter vorverlegen, bis Sie Ihr Ziel erreicht haben. Auf diese Weise können Sie die natürlichen Reparatur- und Regenerationsphasen Ihres Körpers am besten nutzen.

Das war ein erster kleiner Überblick über mein Stoffwechsel-Powerprogramm. Sobald Sie diese vier Phasen hinter sich haben, werden Sie sich wie neugeboren fühlen: Sie werden geistig fitter sein, mehr Energie haben, alles wird Ihnen schneller und leichter von der Hand gehen – und Sie werden auch schlanker sein. Erst dann werde ich Ihnen ein paar Tipps geben, wie Sie Ihre bisherigen Lebensgewohnheiten ändern und sich gesundheitsbewusster verhalten können: zum Beispiel, wie ein Mensch mit Ihrem ganz speziellen Konstitutionstyp kochen, sich ernähren und bewegen sollte – nur für den Fall, dass Sie diesen Weg bis ganz zum Ende gehen möchten. Denn wenn mein Programm Ihnen gefällt, können Sie immer noch einen Schritt weitergehen; und das Beste daran ist, dass Sie dabei ein sehr feines Gespür für Ihren Körper entwickeln: Von nun an werden Sie genau merken, was Ihnen bekommt und was nicht. Sie werden wissen, was Ihr Körper mag und braucht, was ihm guttut und was nicht. Das ist die wahre Freiheit, die das Stoffwechsel-Powerprogramm Ihnen schenkt – und glauben Sie mir: Es ist gleichzeitig auch der erste Schritt in ein sehr viel spannenderes Leben!

KAPITEL 2

EINE ETWAS ANDERE ENTGIFTUNGSKUR

Oft werde ich gefragt: »Handelt es sich bei Ihrem Programm eigentlich um eine Entgiftungskur?« Um diese Frage richtig beantworten zu können, muss ich Ihnen zunächst einmal erklären, was Entschlackung oder Entgiftung aus meiner Sicht bedeutet – denn in den Massenmedien wird dieses Thema oft ganz anders dargestellt. Ich betone in diesem Buch immer wieder, dass Verdauungsstörungen und die daraus entstehenden neurologischen Probleme auf einen toxischen Entzündungszustand zurückzuführen sind. Aber was bedeutet das eigentlich?

Was eine Entzündung ist, wissen Sie vermutlich alle; schließlich war jeder Mensch schon einmal verletzt und hat beobachtet, wie die verletzte Stelle anschwoll und sich rot verfärbte. Das Gleiche passiert auch in Ihrem Körper, wenn Sie gesundheitsschädliche Substanzen einnehmen oder etwas anderes tun, was Ihnen schadet. Doch *Toxine* ist ein ziemlich unklarer Begriff. Sie wissen, dass Toxine nicht mit Giften identisch sind; das Wort »Giftstoffe« kommt der Bedeutung dieses Begriffs schon näher. Toxine haben nichts mit Rattengift oder Arsen zu tun (wohingegen es sich bei manchen Pestiziden durchaus um Toxine handelt). Was sind Toxine eigentlich, und was ist eine »Entgiftungskur«?

Wenn ich in diesem Buch von Toxinen spreche, geht es dabei im Grunde genommen um *Ama*.

Was ist Ama?

Dieses Ama steht im Mittelpunkt des von mir entwickelten Stoffwechsel-Powerprogramms. Das Wort *Ama* hat eine ähnliche Bedeutung wie *Toxine* – aber in einem umfassenderen Sinn. Ama ist der ayurvedische Begriff für Stoffe in unserem Körper und unserem Gehirn, die nicht richtig verdaut werden und/oder sich an Orten ablagern, wo sie nichts zu suchen haben – zum Beispiel unverdaute Eiweiße, die durch die Schleimhäute unseres Verdauungstrakts nach draußen sickern, oder Abfallstoffe, die unser Lymphsystem oder unseren Darm verstopfen. Stoffe, die an anderen Stellen Ihres Körpers durchaus hilfreich sind (zum Beispiel Eiweiße im Magen oder Dünndarm), können am falschen Ort zu toxischen Substanzen werden. Andererseits können scheinbar toxische Stoffe wie ein Pestizid oder eine Droge wiederum absolut keinen Schaden anrichten, wenn Ihr Körper in der Lage ist, sie zu neutralisieren und auszuscheiden. Ama kann aber auch etwas Psychisches sein: zum Beispiel eine »unverdaute« Emotion, ein Trauma aus der Vergangenheit oder ein ungelöstes Problem, aus dem Sie keinen Ausweg sehen. Ama ist also ein ziemlich weit gefasster Begriff.

GEISTIG-SEELISCHES AMA

Die Vorstellung, dass nicht nur eine physische Substanz, sondern auch eine Emotion oder ein Gedanke ein »Toxin« sein kann, ist für die moderne westliche Medizin schwer nachvollziehbar. Denn in unserer modernen Schulmedizin gibt es Ärzte für den Körper und Psychologen für die Psyche, und zwischen den Vertretern dieser beiden Fachrichtungen herrscht normalerweise kein besonders reger Gedankenaustausch; außerdem betrachten sie Probleme oft aus sehr unterschiedlichen Blickwinkeln. Für die meisten Menschen sind Medizin und Psychologie zwei voneinander getrennte Disziplinen. In der ayurvedischen Heilkunde dagegen gehören diese beiden Fachrichtungen eng zusammen. Ayurveda unterscheidet nicht zwischen körperlichen und geistig-seelischen Toxinen. Die ayurvedische Medizin befasst sich mit unzureichend abgebauten Giftstoffen, egal ob diese sich in unserem Körper oder unserem Gehirn angesammelt haben, denn unabhängig davon schädigen sie den gesamten Organismus, weil alle Organe und Organsysteme und auch unsere Psyche eng miteinander in Verbindung stehen. Ama schwächt also letzten Endes sowohl den Körper als auch den Geist und führt zur Entstehung von Krankheiten.

Entschlackung: So werden Sie Ihr Ama wieder los

Aus ayurvedischer Sicht verfolgt eine »Entschlackungskur« nur einen einzigen Zweck: Sie dient der Ausscheidung von Ama. Manche der Entgiftungs- und Entschlackungskuren, die Sie bisher vielleicht kennengelernt haben, erfüllen diesen Zweck tatsächlich, auch wenn sie sich dabei einer anderen Terminologie bedienen; andere Entschlackungsprogramme helfen dagegen überhaupt nicht oder verschlimmern das Problem sogar noch. Leider handelt es sich bei den Begriffen *Entgiftung* und *Entschlackung* um Modewörter, die oft falsch verwendet werden, und es herrscht viel Verwirrung und Fehlinformation rund um dieses Konzept.

Manche Gesundheitsexperten (darunter auch viele Ärzte) behaupten, dass es völlig unnötig sei, den Körper zu »entgiften« oder zu »entschlacken«, weil unser Verdauungstrakt seine Schleimhaut alle paar Tage vollständig abstößt und erneuert[1] und weil der menschliche Körper über sehr wirksame natürliche Entgiftungssysteme verfügt. Andere Mediziner und Heilberufler empfehlen regelmäßige »Entgiftungs-« oder »Entschlackungskuren« – zum Teil sogar sehr drastische Programme, bei denen man überhaupt keine Kalorien und Nährstoffe zu sich nehmen darf. Doch egal, ob Sie nun ein absoluter Fan von Entgiftungs- und Entschlackungskuren sind oder eher zu den Leuten gehören, die es für eine Zumutung halten, drei Tage lang nur von grünen Säften zu leben: Sie sollten sich klarmachen, dass die Wahrheit irgendwo in der Mitte liegt. Extreme Entschlackungskuren sind nicht nur unangenehm, sondern können dem Körper sogar schaden – vor allem wenn man sich physisch und seelisch nicht darauf vorbereitet hat. Denn bei solchen Kuren werden die Giftstoffe zu schnell freigesetzt; außerdem entziehen sie dem Körper Energie. Das kann dazu führen, dass Sie Muskelmasse verlieren; außerdem kann dieser Energieverlust Heißhungerattacken auf bestimmte Lebensmittel auslösen und damit jeden Nutzen, den die Entschlackungskur Ihnen gebracht hat, wieder zunichtemachen.

Doch die Vorstellung, dass wir unseren Körper überhaupt nicht zu entgiften oder zu entschlacken brauchen, um gesund zu bleiben, ist schlichtweg falsch. Zwar verfügt unser Organismus tatsächlich über natürliche Entgiftungsmechanismen, die auch sehr wirksam und ständig in Aktion sind. Schließlich wird er permanent mit toxischen Elementen konfrontiert: durch die Luft, die Sie atmen, das Wasser, das Sie trinken, und die Lebensmittel, die Sie zu sich nehmen. Er ist Angriffen von Viren und Bakterien, aber auch schädlichen Substanzen ausgesetzt, die als Nebenprodukte Ihrer eigenen Stoffwechselprozesse entstehen. Also muss er etwas tun, um sich vor diesen schädlichen Einflüssen zu schützen.

Dabei verfolgt Ihr Körper verschiedene Strategien, die sich allesamt auf Ihre Verdauung auswirken (und sie auch stören können):

- Er scheidet Giftstoffe über das Verdauungssystem (Leber, Dickdarm, Nieren und Harnblase) aus.

- Auch über Schweißdrüsen und Lungen werden ständig Toxine aus dem Körper ausgeleitet.

- Ihr Körper speichert Giftstoffe in Fettzellen und isoliert sie auf diese Weise, sodass sie keinen Schaden anrichten können (zumindest solange dieses Fett nicht abgebaut wird). Das ist der Hauptgrund, warum eine Belastung des Körpers mit toxischen Substanzen oft zur Bildung von übermäßigem Körperfett beiträgt: Wenn der Organismus die Giftstoffe nicht rechtzeitig ausscheiden kann, bevor sie Schaden anrichten, besteht die sicherste Lösung darin, sie in Fettzellen zu speichern – und zwar immer weiter, so lange, bis in den Fettzellen kein Platz mehr für diese schädlichen Substanzen ist.

- Auch in Ihren Organen werden Toxine gespeichert. Dadurch werden die Organe gereizt, was zu einer Entzündung führt; sogar Autoimmunreaktionen können dadurch entstehen. Wenn im Organismus zirkulierende oder in Zellen und Organen eingebettete Toxine Ähnlichkeit mit körpereigenen Geweben haben (ein Phänomen, das man als *molekulare Mimikry* bezeichnet), versucht der Körper diese schädlichen Substanzen manchmal auszuschalten, indem er nicht nur die Fremdstoffe selbst angreift, sondern auch die Zellen, denen sie ähneln. Das kann zur Entstehung von Autoimmunerkrankungen führen, bei denen das Immunsystem sich gegen körpereigenes Gewebe wendet und dieses zerstört, um an das von ihm irrtümlicherweise wahrgenommene Toxin heranzukommen. Mittlerweile beschäftigen sich viele neue Wissenschaftszweige mit der Frage, wie in einem Organ gespeicherte Toxine die normale Biochemie des Körpers stören können. Disziplinen wie die funktionelle Medizin und die Endobiogenie (eine systemische Betrachtungsweise der Abläufe in unserem Körper, die meiner Einschätzung nach in ungefähr zehn Jahren der nächste aktuelle Trend in der Medizin sein wird) entdecken neue Methoden zur Früherkennung von Autoimmunerkrankungen. Dies ist nur ein weiteres Beispiel dafür, dass die Wissenschaft der medizinischen Ausbildung von Ärzten immer einen Schritt voraus ist. Ein interessanter Forschungszweig!

- Und schließlich und endlich eliminiert der Körper geistige und emotionale Toxine auch durch eine Vielfalt verschiedener Denkprozesse – vor allem wenn man versucht, Probleme oder Konflikte zu analysieren und zu lösen, aber auch auf weniger offenkundige Art und Weise: zum Beispiel, indem man Traumata ins Unterbewusstsein verdrängt (ähnlich wie der Körper Toxine in Fettzellen speichert, damit sie keinen Schaden mehr anrichten können). Der Meditation kommt in meinem Stoffwechsel-Powerprogramm daher ein sehr wichtiger Stellenwert zu, denn sie erleichtert die Ausscheidung geistiger und emotionaler Abfallstoffe.

MODERNE UMWELTGIFTE

Unsere moderne Welt ist mit mehr Umweltgiften belastet als je zuvor. Wenn ein Organismus (beispielsweise ein Mensch) eine toxische Substanz – zum Beispiel ein Pestizid, eine Droge oder irgendeine andere Umweltchemikalie – aufnimmt, sollte darauf eigentlich eine *Biotransformation* folgen: Durch diesen Prozess wandelt der Körper eine Substanz (sei es ein Nährstoff, eine Droge oder Chemikalie) in eine andere Form um, und zwar häufig zu dem Zweck, diese Substanz entweder zu absorbieren oder gefahrlos auszuscheiden. Doch wenn Ihr Körper die Belastung mit Giftstoffen nicht mehr verkraften kann und Sie diese schädlichen Substanzen schneller aufnehmen, als sie verarbeitet und wieder ausgeschieden werden können, tritt ein Prozess namens *Bioakkumulation* ein. Auf diese Weise sammelt sich beispielsweise Quecksilber in Fischen an, und so kommt es auch zur Ablagerung von Schwermetallen, Pestiziden, polychlorierten Biphenylen (PCB) und anderen Chemikalien in Ihrem Körper. Wenn Ihr Organismus diese schädlichen Substanzen nicht verarbeiten kann, muss er sie speichern.

Hier nur einige wenige der Toxine, mit denen Ihr Körper sich in unserer modernen Welt herumschlagen muss:

- Insgesamt haben wir über 100.000 toxische Chemikalien[2] produziert oder isoliert und in unsere Umwelt freigesetzt – in die Luft, ins Wasser und in unsere Lebensmittel. Und wir haben bisher erst einen Bruchteil der Auswirkungen untersucht, die diese Chemikalien auf den menschlichen Organismus haben können. Noch nicht einmal 5 Prozent dieser chemischen Substanzen wurden auf ihre Gefährlichkeit für den Menschen hin überprüft!
- Im Rahmen einer Studie der Environmental Working Group wurden in den USA im Durchschnitt 200 Industriechemikalien und -schadstoffe im Nabelschnurblut neugebo-

rener Babys entdeckt. Zu diesen Toxinen gehörten unter anderem Pestizide; perfluorierte Chemikalien, die in Verpackungen von Fast-Food, Textilien und Bekleidungsartikeln zur Fleck- und Ölabweisung eingesetzt werden; Teflonrückstände; Flammschutzmittel; Schadstoffe aus Brennkohle und Benzin; und viele Giftstoffe, die in häufig verwendeten Konsumgütern enthalten sind.[3]

- Laut einem Artikel des Science + Technology-Newsletter der University of California in Santa Barbara werden auf der Chemikalienliste der American Chemical Society tagtäglich etwa 15.000 neue Chemikalien registriert.[4]
- Jedes Jahr setzt die Industrie ungefähr 10 Millionen Tonnen toxischer Chemikalien in der Umwelt frei.[5]
- Künstliche Süßstoffe sind nachweislich krebserregend und neurotoxisch.
- Maissirup treibt den Spiegel des schädlichen LDL-Cholesterins in die Höhe, welches das Risiko für Herz-Kreislauf-Erkrankungen und Diabetes erhöht.
- Transfette können einigen Untersuchungen zufolge ebenfalls zu einem Anstieg schädlichen LDL-Cholesterins und einer Abnahme des gesundheitsfördernden HDL-Cholesterins führen.
- Mononatriumglutamat und sonstige Geschmacksverstärker und Aromastoffe können Kopfschmerzen und andere neurologische Störungen auslösen.
- Auch Konservierungsstoffe wie Sulfite, Nitrate und Nitrite, BHA und BHT haben diverse negative Auswirkungen auf unsere Gesundheit.
- In den meisten Artikeln und Produkten, die wir tagtäglich benutzen, sind Chemikalien enthalten – nicht nur in unseren Lebensmitteln, sondern auch in Pflegeprodukten, Putz-, Wasch- und Spülmitteln, Make-up, Küchenutensilien, Wasserflaschen, Babyfläschchen, Teppichböden, Farben, Möbelstücken, ja sogar in Gärten und Rasen, Fahrzeugen und in den Häusern und sonstigen Gebäuden, in denen wir uns die meiste Zeit unseres Lebens aufhalten, weil wir entweder darin wohnen oder arbeiten. Eine Studie hat beispielsweise gezeigt, dass die Plastiktüten, in denen Brathähnchen verpackt werden, endokrine Disruptoren an das Fleisch abgeben.[6]

Wie Sie sehen, führen Toxine nicht nur zu Müdigkeit und Abgeschlagenheit und bewirken, dass unsere Hosen uns nicht mehr passen, sondern verursachen noch weitaus schwerwiegendere Probleme: Sie können auch zur Entstehung von Krankheiten führen. Alle unsere Entgiftungssysteme (selbst die geistigen und emotionalen) sind überlebenswichtig. Doch wir leben nun einmal in einem sehr toxischen Umfeld, und da braucht unser Körper bei seiner Entgiftungsarbeit schon ein bisschen Unterstützung. Wenn die

Schadstoffbelastung, die unser modernes Leben mit sich bringt, unsere körpereigenen Entgiftungssysteme überfordert, die nun einmal nicht dafür geschaffen sind, einen solchen Ansturm von Schadstoffen, industriell verarbeiteten Lebensmitteln und zusätzlich auch noch unsere ungesunde sitzende Lebensweise zu verkraften, müssen wir eben ein bisschen nachhelfen, um zu verhindern, dass dadurch chronische Krankheiten und Funktionsstörungen des Gehirns entstehen.

Woran erkennt man Ama?

Vielleicht kann die westliche Wissenschaft Ama bisher noch nicht nachweisen; doch aus ayurvedischer Sicht kann man dieses Phänomen trotzdem erkennen, weil es sich in unserem Körper anhand deutlich sichtbarer körperlicher Zeichen und Symptome manifestiert. Hier einige typische Erkennungsmerkmale:

- *Ama riecht unangenehm.* Solange diese Schlacken und Giftstoffe sich in Ihrem Körper befinden, stinken sie nicht; doch in Verbindung mit Ausscheidungsprodukten wie Schweiß, Urin und Stuhl entwickeln sie einen sehr unangenehmen Geruch. Deshalb beschweren sich viele Menschen darüber, dass sie während einer Entgiftungs- oder Entschlackungskur übel riechen. Immer wenn ich so eine Kur mache, fängt der Schweiß in meiner rechten Achselhöhle furchtbar an zu stinken. Wenn Sie mein Stoffwechsel-Powerprogramm durchführen, werden Sie vielleicht auch feststellen, dass Ihr Urin und Ihr Stuhl einen intensiveren, unangenehmeren Geruch annehmen als vorher; und wenn Ihre Ausscheidungsprodukte schon vorher gestunken haben, sickert das Ama bereits aus Ihrem Körper heraus. Dann brauchen Sie unbedingt eine Entschlackungskur! Bei einem gesunden Menschen mit geringer Ama-Belastung riechen Schweiß und Urin, ja sogar der Stuhl nicht unangenehm. Wenn ich nicht gerade eine Entgiftungskur mache, brauche ich nicht einmal ein Deodorant!

- *Ama ist klebrig.* Deshalb leiden Sie möglicherweise unter Verstopfung, wenn Ihr Stuhl zu viel Ama enthält. Dann ist jeder Stuhlgang eine »schwere Geburt« für Sie: Der Stuhl bewegt sich nicht weiter, sondern bleibt in Ihrem Darm kleben wie Karamell an einem Löffel. Aus demselben Grund leiden viele Menschen zu Beginn einer Entschlackungskur unter Verstopfung und glauben dann, dass die Kur nicht wirkt. Dabei stimmt das gar nicht: Sie wirkt schon, denn jetzt kommt das ganze Ama aus ihrem Körper heraus. Sie müssen bei diesem Entgiftungsprozess nur ein bisschen nachhelfen – am besten mit Ballaststoffen: Diese lösen das Ama aus Ihrem Darm, sodass Sie es leichter ausscheiden können. (Das ist ein wichtiger Bestandteil des Stoffwechsel-Powerprogramms.) Dieser klebrige Charakter von Ama kann auch dazu führen, dass Sie während einer Entschlackungskur Pickel bekommen, weil Ama Ihre Poren verstopft. Wenn Sie schon vor Beginn einer solchen Kur unter Akne und Verstopfung leiden, können Sie sicher sein, dass sich in Ihrem Körper zu viel Ama angesammelt hat.

- *Ama macht müde.* Durch Ama wird man träge und lethargisch. Das kann sich so anfühlen, als müssten Sie ständig durch Wasser waten. Viele Menschen fühlen sich zu Beginn einer Entschlackungskur müde und abgeschlagen, weil ihre Toxine jetzt ausgeschieden werden. Wenn Sie jetzt bereits mit Trägheit und Abgeschlagenheit zu kämpfen haben, ist das ein eindeutiges Zeichen für zu viel Ama.

- *Ama führt zu Gewichtszunahme und chronischen Erkrankungen.* Das ist meiner Meinung nach ein besonders interessanter Forschungszweig: Eine Gewichtszunahme, die chronische Krankheiten verursacht, ist nicht in erster Linie auf eine zu hohe Kalorienaufnahme zurückzuführen, sondern eher auf eine zu hohe Aufnahme toxischer Kalorien. Eine vor Kurzem veröffentlichte Studie versuchte nachzuweisen, dass Fettleibigkeit zu Diabetes führt. Doch obwohl die Autoren dieser Studie feststellten, dass diese beiden Zustände tatsächlich miteinander einhergehen, konnten sie keinen ursächlichen Zusammenhang nachweisen: Das heißt, sie konnten nicht belegen, dass krankhaftes Übergewicht Diabetes verursacht. Allerdings konnten sie das Gamma-GT (GGT) ihrer Probanden messen und stellten fest, dass erhöhte GGT-Werte stark mit einer diabetischen Stoffwechsellage korrelierten. Einfach ausgedrückt, ist GGT ein indirektes Maß dafür, welcher Giftstoffbelastung ein Organismus ausgesetzt ist. In dieser Studie litten viele Patienten, deren GGT erhöht war und die übergewichtig waren, an Diabetes.[7] Giftstoffbelastung in Kombination mit Gewichtszunahme kann also zur Entstehung eines Diabetes führen. Somit ist das Problem nicht nur auf eine übermäßige Kalorienaufnahme zurückzuführen. Manche übergewichtigen Menschen haben keinen

Diabetes, weil sie sich nicht in einem toxischen Entzündungszustand befinden – mit anderen Worten: weil sich in ihrem Organismus nicht zu viel Ama angesammelt hat. Man denke in diesem Zusammenhang nur an künstliche Süßstoffe: Sie enthalten überhaupt keine Kalorien, sind aber trotzdem toxisch – und wurden in wissenschaftlichen Untersuchungen sowohl mit krankhaftem Übergewicht[8] als auch mit Diabetes[9] in Verbindung gebracht. Das ist ein gutes Beispiel dafür, was Ama alles anrichten kann!

Warum Ihr Arzt vielleicht nichts von Entschlackungskuren hält

Damit sind wir bei einem weiteren wichtigen Problem angelangt. Vielleicht können Sie es jetzt gar nicht mehr erwarten, endlich mit Ihrer Entschlackungskur zu beginnen und Ihren Körper von schädlichem Ama zu befreien, und das ist auch eine sehr gute Entscheidung – aber warten Sie ab, was passiert, wenn Sie Ihrem Hausarzt davon erzählen! Manche Ärzte – vor allem Vertreter der integrativen Medizin (Ärzte, die mit Heilmethoden aus vielen verschiedenen Traditionen wie beispielsweise Ayurveda, Traditioneller Chinesischer Medizin, funktioneller Medizin, Endobiogenie, Chiropraktik und Naturheilkunde arbeiten) – werden diesen Plan vielleicht befürworten. Denn diese Mediziner haben im Rahmen ihrer Ausbildung wahrscheinlich schon gelernt, wie Toxine (Ama) sich im Körper ansammeln und was man dagegen tun kann. Doch viele Ärzte (vor allem solche mit schulmedizinischer Ausbildung) stehen dem Konzept der Entgiftung weniger positiv gegenüber. Keiner weiß das besser als ich – denn auch ich gehörte früher zu dieser Kategorie!

Dass viele westliche Ärzte den Sinn einer Entgiftungskur nicht verstehen, ist zum großen Teil auf die Terminologie zurückzuführen. In der westlichen Medizin hat das Wort toxisch eine andere Bedeutung: Dabei handelt es sich um einen sehr kritischen Zustand, der durch eine lebensbedrohliche Ansammlung von Giftstoffen entstanden ist – entweder durch Einnahme eines Medikaments (beispielsweise Paracetamol) oder einer berauschenden Substanz (zum Beispiel Alkohol oder Heroin) oder durch eine Infektion (etwa im Fall eines toxischen Schocks). In der westlichen Medizin werden solche Phänomene nicht als Teil eines chronischen Krankheitsprozesses, sondern als akuter Zustand betrachtet. *Toxisch* bedeutet: ab ins Krankenhaus – und zwar sofort!

Wenn Sie also zu Ihrem Arzt gehen und über »Toxine« klagen oder den Verdacht äußern, dass Sie eine »Entgiftungskur« benötigen, hört er aus diesen Worten wahrscheinlich etwas ganz anderes heraus als das, was Sie meinen. Das heißt, Sie und Ihr Arzt sprechen von zwei völlig verschiedenen Phänomenen. Sie verwenden zwar ein und denselben Begriff (Toxine), meinen damit aber zwei ganz unterschiedliche Probleme. Ama ist zwar kein medizinischer Notfall, kann im Lauf der Zeit aber durchaus zu einer medizinischen Tragödie führen, wenn man diesen Zustand nicht behandelt beziehungsweise diese Giftstoffe nicht abbaut. Sie haben also völlig recht damit, etwas dagegen zu unternehmen.

Das eigentliche Problem liegt in dem Informationsstau zwischen westlicher Schulmedizin und integrativer Medizin. Viele Ärzte, die beide Richtungen (westliche und integrative Medizin) praktizieren, sind der optimistischen Überzeugung, dass die Wissenschaft schon bald auf dem Stand fortschrittlicherer Gesundheitslehren sein wird. Doch so weit ist die westliche Medizin vorläufig leider noch nicht. Wenn westliche Wissenschaftler quantitative Beweise für die direkte Ursache eines gesundheitlichen Problems (zum Beispiel eines toxischen Entzündungszustands) verlangen, bevor sie eine Therapieentscheidung treffen, konzentrieren sie sich zu sehr auf ein bestimmtes Symptom oder Problem, statt den ganzen menschliche Organismus in seinem Zusammenspiel zu betrachten. Das ist eine sehr begrenzte Sichtweise, und dementsprechend langsam kommt man damit zu sinnvollen Ergebnissen.

Doch selbst wenn wir wissen, dass etwas »wahr« ist, weil es durch streng wissenschaftliche Untersuchungen belegt werden konnte, dauert es trotzdem immer noch Jahrzehnte, bis dieses neue Wissen in die Lehrpläne des Medizinstudiums Eingang findet. Inzwischen weiß die moderne Wissenschaft schon eine ganze Menge – viel mehr als das, was zurzeit in den meisten Arztpraxen und Kliniken praktiziert wird. Die Menge unserer medizinischen Informationen verdoppelt sich alle drei Jahre! (Manchen Schätzungen zufolge wird sich das Volumen medizinischer Daten spätestens bis zum Jahr 2020 sogar alle drei Tage verdoppeln!) Und doch ist es ein extrem langer Prozess, bis eine Erkenntnis den Weg vom Forschungsstadium zuerst in die medizinischen Lehrpläne und dann in die klinische Praxis findet. Deshalb haben wir in unserer heutigen Medizin einen noch nie dagewesenen Informationsstau. Was ein Medizinstudent heute lernt, ist zu dem Zeitpunkt, zu dem er als Arzt zu praktizieren beginnt, schon längst überholt. Wir haben noch nie so viel gewusst, ohne dieses Wissen auch anzuwenden!

Ich glaube, dieses Phänomen ist schuld an der Kluft zwischen der traditionellen Schulmedizin und den integrativen Behandlungsmethoden, die schon einen Schritt weiter sind:

Sie sichten den wachsenden Datenberg zum Thema Lebensstilmedizin und integrieren einen Teil dieser Informationen in die Patientenversorgung – und zwar *jetzt*. So hat das Institute of Functional Medicine es beispielsweise zur Priorität erhoben, alle neuen Daten aus wissenschaftlichen Untersuchungen zu prüfen und zu überlegen, wie man diese Daten jetzt schon nutzen könnte und nicht erst in ein paar Jahrzehnten, wenn sie ihren üblichen Weg in die medizinische Standardversorgung gefunden haben.

Ein unschöner Nebeneffekt dieser Situation sind die gegenseitigen Schuldzuweisungen: Die schulmedizinischen Ärzte halten sich für diejenigen, die evidenzbasierte Medizin betreiben, weil ihre Informationen im Lauf der Jahrzehnte auf Herz und Nieren geprüft worden sind. Sie sagen: »Ich habe recht, denn ich praktiziere das, was ich während meines Medizinstudiums gelernt habe; und dieses Wissen ist erwiesen und bewährt.« Die integrativen Ärzte sind ebenfalls der Meinung, evidenzbasierte Medizin zu betreiben, weil sie mit Daten aus Molekularbiologie, Genetik und Ernährungswissenschaften arbeiten – hochaktuellen Erkenntnissen, die *jetzt gerade* veröffentlicht werden. Sie sagen: »Ich habe recht, denn ich praktiziere das neue medizinische Wissen, statt mich mit veralteten, überholten Daten zufriedenzugeben.« Zurzeit ist in der Medizin ein gigantisches Tauziehen im Gang, und der Patient steckt mittendrin, weiß nicht, für welche Richtung er sich entscheiden soll, und fragt sich: »Wer hat denn nun recht?« Das Problem ist, das *alle beide Seiten* recht haben.

Auf der Basis der Informationen, auf die sie sich stützen, sind beide Parteien im Recht, denn sowohl für das Altbewährte als auch für das Brandneue gibt es gute Argumente. Ein Hausarzt stützt sich vielleicht auf Informationen und Behandlungsmethoden, die er vor 25 Jahren im Medizinstudium gelernt hat, während ein anderer (und zu dieser Kategorie zähle auch ich mich) Informationen nutzt, die erst in 25 Jahren in den Lehrplänen des Medizinstudiums auftauchen werden. Beide Ärzte haben recht – nur eben in unterschiedlichen historischen Epochen!

Normalerweise sterben alte Denk- und Handlungsweisen langsam und allmählich im Lauf von Jahrhunderten aus; doch in unserer modernen Welt stürmen neue Informationen in so atemberaubendem Tempo auf uns ein, dass jetzt zwei völlig verschiedene Vorgehensweisen gleichzeitig »richtig« sein können. Das war bisher noch nie der Fall.

Was bedeutet das für Sie als Patient? Derzeit leben Ärzte und Patienten in einer Art Doppelrealität. Wer recht hat, das hängt von der Fragestellung ab.

Trotzdem kann ich Ihnen hier als Orientierungshilfe ein paar allgemeine Faustregeln an die Hand geben:

1. Wenn die Frage lautet: »Mit welchen Medikamenten kann ich meine akuten Symptome behandeln?«, ist wahrscheinlich die Antwort Ihres schulmedizinischen Arztes richtig.

2. Wenn die Frage dagegen lautet: »Wie kann ich es schaffen, von meinen Medikamenten wegzukommen und meinen Krankheitsprozess rückgängig zu machen?«, stimmt wahrscheinlich die Antwort Ihres integrativen Arztes.

Interessanterweise werden einige dieser Informationen aus der Lebensstilmedizin jetzt immer mehr zum Mainstream: zum Beispiel das Wissen um die Rolle, die Gluten bei der Entstehung von Autoimmunerkrankungen spielt, um die Bedeutung der Meditation für die Behandlung von Herz-Kreislauf-Erkrankungen und um die negativen Auswirkungen von Zucker auf die Gefäße. Meine Kollegen, die mir früher vorwarfen, »Voodoo« zu praktizieren, kommen mittlerweile auf mich zu und sagen: »Tja, vermutlich stimmt das alles ja doch ... jetzt.« Als ob es nicht auch früher schon gestimmt hätte! Diese Ärzte haben nur insofern recht, als das alles jetzt erst erwiesen ist und von genügend Medizinern verfochten wird, sodass sie nun keine Skrupel mehr haben, dieses Wissen zu akzeptieren. Doch so lange wollte ich nicht warten, nachdem ich zum ersten Mal die Erfahrung gemacht hatte, wie es sich anfühlt, das Problem von der anderen Seite des Stethoskops aus zu erleben.

Ich möchte, dass Sie die großen Zusammenhänge der modernen Medizin begreifen, weil ich hoffe, dass Ihnen die Verwirrung und Frustration von uns heutigen Patienten und Ärzten zumindest teilweise verständlich wird. Manchmal kommen Patienten zu mir und fragen mich: »Warum hat mein Hausarzt mir das denn nicht gesagt? Warum steht er nicht auf meiner Seite?« Schulmedizinische Ärzte sind nicht gegen Sie; sie praktizieren einfach nur das, was sie wissen, während ich das praktiziere, was *ich* weiß – und paradoxerweise existiert ein Großteil dieses Wissens schon seit 5000 Jahren, wird aber erst jetzt allmählich nach den Standards der westlichen Wissenschaft nachgewiesen.

Natürlich ist das für alle Beteiligten frustrierend. Viele Ärzte scheuen sich, ihren Patienten etwas zu empfehlen, worüber sie im Medizinstudium oder in ihrer ärztlichen Fortbildung nichts gelernt haben. Und viele Patienten wollen gar nicht wissen, auf wie unsicheren Füßen die wissenschaftlichen Erkenntnisse, auf deren Basis medizinische Entscheidungen getroffen werden, tatsächlich stehen. Aber diese Unsicherheit ist nun mal eine Realität. Wir lernen nie aus, und es gibt vieles, was wir noch nicht wissen. Wenn Sie diese Unsicherheit akzeptieren können, bringt Ihnen das eine Menge persönlicher Freiheit, aber auch mehr persönliche Verantwortung: Denn dann liegt Ihre Gesundheit in Ihren eigenen Händen. Dann werden Sie in Zukunft vielleicht nicht mehr so sehr darauf achten, was Ihr Arzt auf seinen Rezeptblock schreibt, sondern eher darauf, was auf Ihrem Teller liegt.

Letzten Endes läuft alles auf eine entscheidende Tatsache hinaus: Wenn Sie keine Entgiftung durchführen (das heißt, wenn Sie überschüssiges Ama, das sich in Ihrem Körper und Ihrem Gehirn angesammelt hat, nicht beseitigen), wird es Ihnen sehr viel schwerer fallen, abzunehmen, Ihre neurologischen Probleme zu beheben und wieder neue Energie, Spannkraft und Gesundheit zu tanken. Wenn Sie Ihr Ama dagegen regelmäßig beseitigen, stärken Sie die natürlichen Entgiftungskanäle Ihres Körpers und versorgen ihn mit den Mikronährstoffen, die er braucht, um diese Kanäle richtig zu nutzen. Dann wird es Ihnen viel leichter fallen, abzunehmen, gesünder zu werden und wieder einen klaren Kopf zu bekommen.

HINWEISE AUF AMA IN DER WESTLICHEN MEDIZIN

Zwar gibt es in der westlichen Medizin kein eindeutiges Äquivalent zu Ama; aber ich glaube, dass sie gerade dabei ist, ein ganz ähnliches Konzept zu entwerfen. Ich bin sehr fasziniert von den neuesten Entwicklungen auf dem Gebiet der molekularen Toxikologie, die sich mit den Auswirkungen von Chemikalien auf lebende Organismen beschäftigt, und glaube fest daran, dass wir innerhalb der nächsten zehn Jahre sehr viel genauere wissenschaftliche Erkenntnisse darüber gewinnen werden, was Ama ist und wie es sich auf verschiedenen Ebenen unseres Körpers auswirkt. Untersuchungen auf diesem Gebiet zeigen, dass toxische Substanzen selbst in kleinen Dosen zu einer chronischen zellulären Dysfunktion führen können. Diese Dosen können in der Größenordnung von Nanogrammen liegen. (Ein Nanogramm ist ein Milliardstel Gramm, also der 1.000.000.000. Teil eines Gramms – eine unvorstellbar kleine Menge.)

Diese Toxizität auf Zellebene unterscheidet sich grundlegend von den Toxinen, für deren Erkennung ich in meinem Medizinstudium ausgebildet worden bin (beispielsweise für die Diagnostik einer akuten Alkohol- oder Paracetamolvergiftung). Ich glaube, dass diese Forschungsrichtung irgendwann eine molekulare Definition für Ama liefern und die Wichtigkeit dieses Phänomens dadurch allen Ärzten klarwerden wird. Vielleicht wird die westliche Medizin dann sogar molekulare Unterkategorien oder verschiedene biochemische Manifestationen von Ama im Körper entdecken und das ayurvedische Ama-Konzept auf diese Weise weiterentwickeln. Dann wird die Mainstream-Wissenschaft auch besser verstehen, wie man mit Ama umgeht, und das uralte ayurvedische Wissen von diesem Phänomen, das so viele Menschen in unserer modernen Welt quält, wird an Glaubwürdigkeit und wissenschaftlicher Spezifität gewinnen.

Ist mein Stoffwechsel-Powerprogramm nun also eine Entschlackungskur oder nicht? Ja und Nein. Das Programm wird durchaus eine starke entgiftende Wirkung auf Ihren Organismus haben, unterscheidet sich aber wahrscheinlich grundlegend von allen anderen Entschlackungskuren, die Sie jemals durchgeführt haben. Denn dieses Programm löst und beseitigt tief verwurzeltes Ama aus Ihrem Körper und Ihrem Gehirn.

Die Auswirkungen von Ama auf Ihren Organismus sind sehr komplex und beeinflussen Ihr Leben auf vielerlei Weise. Um die Motivation aufzubringen, die Sie brauchen, um sich voll und ganz auf dieses Programm einzulassen und Ihren Körper zu verändern, müssen Sie zunächst einmal ein Verständnis für die Prozesse entwickeln, die in Ihrem Gehirn, Ihrem Verdauungstrakt und Ihrem ganzen Körper ablaufen. Sie müssen die wissenschaftlichen Hintergründe durchschauen und verstehen, warum das Stoffwechsel-Powerprogramm viel mehr ist als eine bloße Entschlackungskur: nämlich ein biochemischer Paradigmenwechsel, der auf fundierten wissenschaftlichen Untersuchungen beruht. Und Sie müssen auch verstehen, warum dieses Programm Ihr Leben auf einer ganz konkreten, zellulären Ebene verändern wird.

TEIL 2

WISSENSCHAFTLICHE GRUNDLAGEN

KAPITEL 3

NEUROADAPTATION, ESSSUCHT UND IHR GEHIRN

Das Gehirn passt sich seinem Umfeld an. Diese Flexibilität ist eine seiner eindrucksvollsten, lebensnotwendigsten Eigenschaften. Sobald sich etwas an Ihrem Umfeld ändert, verändert sich auch Ihr Gehirn. Dieser Prozess, den man als *Neuroadaptation* bezeichnet, ist für mich als Neurologin eine der faszinierendsten – und gleichzeitig frustrierendsten – Fähigkeiten unseres Gehirns. Wenn Sie unter Esssucht oder Übergewicht leiden oder das Gefühl haben, dass Ihr Gehirn sich nicht auf der Höhe seiner Leistungsfähigkeit befindet, ist Neuroadaptation einer der Gründe dafür.

Dabei handelt es sich um eine komplexe und sehr sinnvolle Gehirnfunktion, die uns in unserer modernen Welt allerdings auch große Probleme bereitet. Nicht zuletzt ist sie der Hauptgrund dafür, dass es Ihnen bisher vielleicht nicht gelungen ist, eine Diät konsequent durchzuhalten. Wenn ich sage, dass Sie mit solchen Diäten »das Pferd beim Schwanz aufzäumen«, meine ich damit, dass Sie einen Kampf gegen den Prozess der Neuroadaptation führen, den Sie kaum gewinnen können: Solange Sie das innere Milieu Ihres Gehirns nicht verändern, wird es Ihnen sehr viel schwerer fallen (oder vielleicht sogar völlig unmöglich sein), etwas am äußeren Umfeld zu ändern; und dazu gehören auch die Lebensstiländerungen, die Sie sich vorgenommen haben wie beispielsweise eine Diät oder mehr Bewegung. Ich möchte, dass Sie mit meinem Stoffwechsel-Powerprogramm Ihr Ziel erreichen; aber das funktioniert nur dann, wenn Ihnen klar ist, warum Ihre jetzigen Maßnahmen zur Gewichtsreduktion Sie nicht weiterbringen – und warum Sie ans Ziel kommen werden, wenn Sie sich an meine Empfehlungen halten.

Was ist Neuroadaptation?

Neuroadaptation ist die erstaunliche Fähigkeit Ihres Gehirns, sich an alles anzupassen, was Sie Ihrem Körper antun. Essen Sie viel Zucker? Dann findet Ihr Gehirn zu einem neuen Gleichgewicht, das diesen Zuckerüberschuss berücksichtigt. Trinken Sie viel Kaffee oder nehmen Sie Drogen? Auch daran passt Ihr Gehirn sich an. Stehen Sie unter chronischem Stress? Ihr Gehirn findet garantiert einen Weg, sich darauf einzustellen. Dieses neue Gleichgewicht, das es dann herstellt, mag vielleicht eine sehr wackelige, instabile Balance (eine sogenannte *Allostase*) sein – aber immerhin weiß Ihr Gehirn, dass es weiterhin funktionieren und Sie am Leben erhalten kann, auch wenn Sie die Spielregeln immer wieder ändern.

Dieser Prozess der Neuroadaptation kann Ihr Freund, aber auch Ihr Feind sein. Am Beispiel der Drogenabhängigkeit erkennt man besonders deutlich, wie Neuroadaptation uns schaden kann. Viele illegale Drogen, aber auch Alkoholkonsum führen dazu, dass unser Gehirn Dopamin ausschüttet, was uns in eine angenehme Hochstimmung versetzt. Viele Dinge, die uns Freude machen, lösen eine Dopaminausschüttung aus; doch Drogen und Alkohol führen zu einem viel intensiveren Anstieg unseres Dopaminspiegels, und daher löst der Konsum solcher Suchtmittel eine stärkere Euphorie aus als beispielsweise der Genuss süßer Weintrauben oder ein Spaziergang im Park. Für Ihr Gehirn ist diese Überflutung mit Dopamin nicht normal, und es nimmt diese Situation als Stress wahr – selbst wenn *Ihnen* dieses Gefühl angenehm ist. Wenn diese extreme Euphorie sich oft genug wiederholt (zum Beispiel, weil Sie regelmäßig Drogen nehmen oder Alkohol trinken), passt Ihr Gehirn sich daran an, indem es wieder ein normaleres, stabileres Umfeld schafft: Es schaltet ein paar Dopaminrezeptoren ab. Dann spüren Sie die Auswirkungen dieser Dopaminausschüttung nicht mehr so stark, weil Sie jetzt weniger Rezeptoren haben, an denen das Dopamin andocken kann: Ihr Gehirn hat dieses übermäßige Lustempfinden, das es als unnormal und stressig empfindet, abgeschwächt. Deshalb löst die gleiche Menge an Drogen oder Alkohol im Lauf der Zeit ein immer weniger intensives Gefühl der Euphorie in Ihnen aus. Genau dieses Ziel hat Ihr Gehirn damit auch verfolgt; aber langfristig ist das nicht unbedingt immer eine Erfolg versprechende Strategie, weil es normalerweise nicht dazu führt, dass die betreffende Person ihren Drogen- oder Alkoholkonsum herunterfährt. Ganz im Gegenteil: Sie konsumiert jetzt noch mehr davon, woraufhin ihr Gehirn noch mehr Dopaminrezeptoren abschaltet. Jetzt gibt es gar nichts mehr, was dem Konsumenten noch ein besonderes Vergnügen verschafft. Wenn er jetzt mit dem Drogen- oder Alkoholkonsum aufhörte, würde sich die Situation für ihn noch schlimmer anfühlen: Denn selbst die süßen Trauben und der schöne Spaziergang im Park verschaffen ihm nun nicht mehr das gleiche Glücksgefühl wie früher, weil jetzt eben nicht mehr so viele Dopaminrezeptoren in Betrieb sind. Das erzeugt ein sehr unangenehmes Gefühl: die sogenannten Entzugserscheinungen.

Bei Patienten, die Schmerzmittel einnehmen, beobachten Ärzte dieses Phänomen immer wieder. Wir verschreiben unseren Patienten eine bestimmte Dosis; doch aufgrund der Herunterregulation von Rezeptoren in ihrem Gehirn brauchen sie mit der Zeit immer mehr davon, denn die bisherige Dosis lindert ihre Schmerzen jetzt nicht mehr so gut wie am Anfang. Das liegt daran, dass das Schmerzmittel eine zu starke Neurotransmitterausschüttung verursacht und der Körper auf diese stressige Veränderung seiner Hirnchemie reagiert, indem er einen Teil seiner Rezeptoren abschaltet. Das gleiche Phänomen ist auch bei Medikamenten zur Behandlung der Parkinson-Krankheit zu beobachten, welche die Dopaminrezeptoren stimulieren: Wenn ein Patient diese Parkinson-Mittel über einen längeren Zeitraum eingenommen hat, verlieren sie immer mehr an Wirkung, und der behandelnde Neurologe muss die Dosis mit der Zeit immer weiter erhöhen.

In diesem Buch geht es zwar nicht um Drogenabhängigkeit; aber vielleicht haben Sie aus meinen bisherigen Ausführungen trotzdem bereits die richtigen Schlüsse gezogen: Drogen und Alkohol sind nicht die einzigen Substanzen, die abhängig machen können. Das Gleiche gilt auch für Tabak und Koffein – und für bestimmte Lebensmittel. Wenn Sie sich schon einmal gefragt haben, ob Sie womöglich »süchtig« nach Zucker, Fett, Käse oder Junkfood sind, lagen Sie mit Ihrem Verdacht gar nicht so verkehrt. Tatsächlich haben viele Lebensmittel – vor allem solche, die sich in der Art oder Menge ihrer Zutaten sehr von naturbelassenen Nahrungsmitteln unterscheiden (also industriell stark verarbeitet worden sind) – ähnliche neurologische Auswirkungen wie eine Droge: Sie lösen ein extremes Wohlbefinden aus (viel stärker, als dies bei Lebensmitteln normalerweise der Fall ist), und Ihr Gehirn adaptiert sich an diese übermäßige Euphorie, die es als Stress empfindet.

Für Ihr Gehirn fühlt eine Süßigkeit oder eine Pommes-frites-Fressorgie sich nämlich gar nicht so sehr viel anders an als ein Kokaintrip oder eine Morphiumspritze. Seine Reaktionen darauf sehen in einem PET-Scan (einer bildgebenden Untersuchung, mit der man Organe und Gewebe darstellen kann) sogar sehr ähnlich aus: In beiden Fällen »feuern« dieselben Hirnregionen, das heißt, sie werden aktiviert. Bei stark übergewichtigen Menschen ist die Ähnlichkeit der Gehirnreaktionen auf diese Reize sogar noch auffallender. Denn bei fettleibigen Menschen hat bereits eine Neuroadaptation an Zucker stattgefunden; und das ist ein ganz ähnlicher Prozess wie die Neuroadaptation an Kokain: Die Aktivierungsmuster eines süchtigen Gehirns sind immer die gleichen.

DIE HPA-ACHSE

Stress löst in unserem Körper einen Prozess aus, an dem die HPA-Achse beteiligt ist. Die Abkürzung *HPA* steht für das Zusammenspiel von drei wichtigen Drüsen, die für unsere Reaktionen auf Stress zuständig sind: Hypothalamus, Hypophyse und Nebennieren. Wenn unser Gehirn Stress wahrnimmt, gibt es dem Hypothalamus ein Signal, das Corticotropin-Releasing Hormon (CRH) freizusetzen, welches an Rezeptoren der Hypophyse bindet und dieser damit signalisiert, dass sie das adrenocorticotrope Hormon (ACTH) freisetzen soll. Dieses ACTH dockt an Rezeptoren der Nebennieren an, die daraufhin wiederum Kortisol ausschütten – ein Steroidhormon, das verschiedene Stressreaktionen in unserem Körper auslöst. In ihrem Zusammenwirken sorgen diese Stressreaktionen dafür, dass wir schneller laufen, höher springen und rascher reagieren können. Sie stören aber auch unsere Verdauung (weil man in einer Notsituation ohnehin keine Möglichkeit hat, ein gutes Essen zu genießen) und sorgen für eine bessere Durchblutung der Muskeln und für wachere, geschärfte Sinne.

Eigentlich sind diese Reaktionen nur für eine vorübergehende Zeitdauer gedacht. Dank diesem erhöhten Kortisolspiegel können Sie angemessen auf den Stressfaktor reagieren: also zum Beispiel auf den Bürgersteig zurückspringen, um einem heranbrausenden Auto auszuweichen, oder die geplante Rede vor den Vorstandsmitgliedern Ihres Unternehmens halten. Sobald das Kortisol eine bestimmte Konzentration in Ihrem Blut erreicht hat, geben die Nebennieren dem Hypothalamus und der Hypophyse »Entwarnung« und signalisieren diesen beiden Drüsen, dass sie jetzt kein weiteres CRH und auch kein ACTH mehr freizusetzen brauchen. Dadurch sinkt der Kortisolspiegel in Ihrem Blut wieder, Sie beruhigen sich, und Ihr Körper kehrt in seinen normalen, stressfreien Zustand zurück – einen ausgewogenen Zustand namens *Homöostase*.

Doch wenn Ihr Körper zu lange in diesem Stress bleibt oder zu häufigen Stresssituationen ausgesetzt ist (wie es beispielsweise bei einer Sucht der Fall sein kann), geht Ihre Sensibilität für die Kortisolsignale verloren. Dann geben Ihr Hypothalamus und Ihre Hypophyse den Nebennieren immer weiter das Signal, Kortisol zu produzieren – so lange, bis die Nebennieren erschöpft sind und Sie permanent einen zu hohen Kortisolspiegel im Blut haben. Das macht Sie mit der Zeit fix und fertig. Ihr Körper versucht das Beste aus dieser schlimmen Situation zu machen – und zwar wie immer durch Neuroadaptation: Er erreicht eine Art neues Gleichgewicht, indem er Ihre Gehirnchemie (ja sogar Ihr Verhalten) verändert; doch dabei handelt es sich um ein schädliches Gleichgewicht, das zu gesundheitlichen Problemen führen kann. Dieses Gleichgewicht bezeichnet man als *Allostase*: einen Zustand, in dem Sie sich durch physische und chemische Veränderungen in Ihrem Körper an einen chronischen Stressfaktor adaptiert haben. Diese Balance ist zwar nicht vollkommen instabil, aber weniger stabil als die Homöostase. Ich würde diese Allostase durchaus als Vorstadium einer Erkrankung bezeichnen.

Der Prozess der Neuroadaptation war nie als Strategie zum Überleben in unserer modernen Welt gedacht. Wenn die Kekse, die Cheeseburger und der Tequila uns nicht mehr so befriedigen wie früher, wollen wir immer *mehr, mehr, mehr* davon. Denn wir wünschen uns diese Euphorie zurück; aber jetzt bringen die Dinge, die uns diesen Genuss vorher geschenkt hatten, uns nichts mehr, weil uns die Dopaminrezeptoren dazu fehlen. Wir befinden uns im Kriegszustand mit unserem Gehirn – wir wünschen uns eines (nämlich dieses gute Gefühl), während unser Gehirn etwas ganz anderes anstrebt (nämlich ein stabiles Umfeld zu schaffen, in dem es seine Funktionen erfüllen kann).

Vielleicht erscheint es Ihnen unglaubwürdig, dass Lebensmittel so etwas anrichten können. Schließlich sind das keine Medikamente gegen Parkinson, keine Schmerzmittel, kein Heroin, kein Crystal Meth und auch kein Whisky. Und doch richten sie genauso große Verheerungen in unserem Körper an. Unsere Lebensmittel, so wie sie heute verarbeitet werden, sind einfach zu stark für unseren Körper und unser Gehirn. Sie sind zu intensiv, und zwar auf eine ungesunde Art und Weise; wenn ich *ungesund* sage, meine ich damit viel mehr als nur einen Mangel an Nährstoffen oder zu viele Kalorien oder künstliche Zutaten: Ich meine damit, dass diese Lebensmittel Ihre Gehirnfunktion verändern. Denn der »Kick«, den Sie durch zucker- und fettreiche Lebensmittel bekommen (seien es nun Pizzas, Käseflips oder Schokoladenkekse), führt dazu, dass Ihr Gehirn seine Dopaminrezeptoren herunterreguliert; dann geben Ihnen der Zucker und das Fett kein so gutes Gefühl mehr, und Sie brauchen immer mehr davon – so lange, bis Sie süchtig danach sind. Studien zeigen, dass extrem übergewichtige Menschen ebenso wie Drogensüchtige und Alkoholiker sehr viel weniger Dopaminrezeptoren haben als nicht süchtige Menschen.[1] Das ist der Mechanismus der Neuroadaptation – der einzige Weg, den Ihr Gehirn kennt, um Sie funktionstüchtig und am Leben zu erhalten.

Es ist genauso wie mit Drogen oder Alkohol: Wenn Sie versuchen, von dem süchtig machenden Stoff (dem Zucker, Fett, Junkfood, Alkohol, den Drogen oder was auch immer es ist) loszukommen, fehlt Ihnen nicht nur die Substanz, die Ihnen bisher Genuss bereitet hatte, sondern es kommt auch noch ein anderes Problem hinzu: dass Sie dann nämlich auch kaum mehr Dopaminrezeptoren haben. Was gesunden, nicht süchtigen Menschen zu einem Genusserlebnis verhilft (zum Beispiel kleine Mengen an Süßigkeiten oder fettreichen Leckerbissen, ein Gläschen Wein oder eine Liebesnacht), bringt Ihnen daher plötzlich nichts mehr. Was passiert also, wenn Sie mit einer Diät anfangen? Sie bekommen Entzugserscheinungen. Das heißt, Sie fühlen sich elend, haben Schmerzen, sind deprimiert und verspüren einen starken Drang nach Linderung dieser unangenehmen Symptome. Sie möchten endlich wieder Genuss empfinden; aber eigentlich geht es jetzt gar nicht mehr um dieses Genusserlebnis, sondern nur noch darum, die Schmerzen loszuwerden und sich wieder einigermaßen normal zu fühlen. Sie wollen, dass es Ihnen wieder so gut geht wie früher, bevor Sie mit dem übermäßigen Essen oder Trinken angefangen haben (oder was auch immer dieses Gefühl der Euphorie in Ihnen ausgelöst hat), und kennen nur einen einzigen Weg, das zu erreichen: nämlich noch mehr davon in sich hineinzustopfen oder -zuschütten. Das ist das Einzige, was Ihnen Linderung verschafft. Deshalb werden so viele Süchtige immer wieder rückfällig.

SUCHT – WAS IST DAS EIGENTLICH?

Laut dem *DSM-IV (Diagnostic and Statistical Manual of Mental Disorders)*, das die Kriterien für die Klassifikation sämtlicher psychischer Probleme festlegt, ist ein Mensch süchtig, wenn er mindestens drei der folgenden sieben Symptome aufweist. In dieser DSM-Klassifikation sind Lebensmittel zwar nicht ausdrücklich als süchtig machende Substanzen aufgelistet; doch aus meinen Kommentaren dazu geht hervor, wie gut sie in dieses Modell der Sucht hineinpassen. Sie müssen beim Durchlesen der untenstehenden Liste von Symptomen einfach nur das Wort *Substanz* durch *Lebensmittel* (oder durch die speziellen Lebensmittel, von denen Sie einfach nicht die Finger lassen können) ersetzen und sich überlegen, inwieweit diese Beschreibung auf Sie passt.

1. Die Person ist nicht in der Lage, ihren Konsum der Substanz einzuschränken, obwohl sie es versucht.
   Dieses Phänomen beobachte ich sehr oft: Die Menschen greifen immer wieder zu Lebensmitteln, um Stress oder andere unangenehme Gefühle zu bewältigen, auch wenn sie wissen, dass sie zu viel essen und dass das ihrer Gesundheit schadet und sich negativ auf ihren Lebensstil auswirkt.

2. Die Substanz wird häufig in größeren Mengen oder länger als beabsichtigt eingenommen.
   Auch das kommt bei esssüchtigen Menschen oft vor.

3. Es wird viel Zeit darauf verwendet, sich die Substanz zu beschaffen, sie zu konsumieren oder sich von ihren Wirkungen zu erholen.
   Auch das passiert, wenn Menschen zwanghaft essen oder zu viel essen und dann das Gefühl haben, sich von ihren Fressorgien erholen zu müssen.

4. Es tritt eine deutlich verminderte Wirkung bei fortgesetzter Einnahme derselben Dosis auf.
   Das kommt bei übergewichtigen Menschen nachweislich vor und ist auf die bereits erwähnte verringerte Anzahl an Dopaminrezeptoren zurückzuführen.

5. Bisherige soziale oder Freizeitaktivitäten werden aufgrund des Substanzkonsums aufgegeben oder eingeschränkt.
   Das passiert häufig, wenn Menschen sich für ihr übermäßiges Essen oder ihre Fressorgien schämen: In der Öffentlichkeit stochern sie dann nur in ein paar Salatblättern herum, stopfen aber hemmungslos Essen in sich hinein, sobald sie allein und unbeobachtet sind.

6. Die Person leidet unter Entzugssymptomen oder negativen körperlichen oder psychischen Wirkungen bei Unterbrechung des Konsums der Substanz.
   Das sind im Grunde genommen nichts anderes als Entzugssymptome, die jeder erlebt, wenn er eine süchtig machende Substanz absetzt. Selbst mein Stoffwechsel-Powerprogramm verursacht ein paar Entgiftungssymptome, die aber sehr viel schwächer ausgeprägt sind als bei einem »kalten Entzug«.

7. Negative Konsequenzen des Substanzmissbrauchs haben keinerlei Auswirkungen auf dieses Verhaltensmuster.
   Das ist vielleicht eine der tragischsten Begleiterscheinungen der Esssucht: Obwohl bei den Betroffenen chronische Krankheiten auftreten, die ihr Leben verkürzen, können sie einfach nicht damit aufhören, zu viel zu essen oder Dinge zu essen, von denen sie wissen, dass sie ihnen schaden. Sie sind unglücklich über ihr Übergewicht, können aber trotzdem nicht die Finger von bestimmten Lebensmitteln wie beispielsweise zucker- oder fettreichen Produkten lassen; sie brauchen diese Lebensmittel ganz einfach, um sich normal zu fühlen.

Doch zum Glück ist die Situation nicht aussichtslos – auch wenn Sie das Gefühl haben, ohne Doughnuts, Speck oder Margaritas nicht mehr leben zu können. Sie können Ihre Dopaminrezeptoren nämlich wieder einschalten: Das heißt, die Rezeptoren können sich normalisieren, sodass Sie sich wieder genauso fühlen wie früher. Aber das erfordert Zeit und ein zielgerichtetes Vorgehen. Wenn Sie es geschafft haben, ungefähr ein Jahr lang »clean« zu bleiben, stehen Ihre Chancen gut, dass das auch so bleibt, weil Ihr Gehirn sich in der Zwischenzeit wieder an den Normalzustand gewöhnt hat. Dazu brauchen Sie Strategien, die es Ihnen ermöglichen, ohne große Mühe konsequent auf die süchtig machende Substanz zu verzichten. (Falls ein Jahr Wartezeit auf den ersehnten suchtfreien Zustand Ihnen zu lang vorkommen sollte – keine Sorge: Mein Stoffwechsel-

Powerprogramm bringt Ihnen sofort deutlich spürbare Veränderungen. Doch die meisten Menschen brauchen ein Jahr, bis ihr Zustand sich wieder völlig normalisiert hat.) Zwar wird Ihre Erinnerung an die übermäßige Dopaminausschüttung nie ganz verschwinden (deshalb werden Menschen, die einmal nach Drogen, Alkohol oder einem Lebensmittel wie beispielsweise raffiniertem Zucker süchtig waren, leicht rückfällig, wenn sie nur ein kleines bisschen von der Substanz zu sich nehmen, die bei ihnen früher diese Euphorie ausgelöst hat); doch der Reiz wird mit der Zeit immer schwächer, je mehr Sie wieder zu Ihrem alten Gesundheitszustand und Ihrer normalen Gehirnfunktion zurückfinden. Jetzt werden Sie auf gesunde Art und Weise »süchtig« danach werden, sich wohl zu fühlen und Ihr Verhalten unter Kontrolle zu halten. Klingt das nicht verlockend?

Neuroadaptation und Ernährung

Eigentlich sollte Essen etwas Angenehmes sein. Der einzige Grund, warum Sie momentan vielleicht Probleme mit Ihrer Ernährung haben, besteht darin, dass Sie sich in einem allostatischen Zustand befinden. Allostase unterscheidet sich eigentlich gar nicht so sehr von der Homöostase, nur dass es sich dabei eben um ein instabileres Gleichgewicht handelt – um eine Balance, die Ihr Gehirn in Stresssituationen erzeugt. Das Problem besteht nicht im Prozess der Neuroadaptation an sich, sondern in dem Umfeld, das wir uns geschaffen haben, und den Bemühungen unseres Gehirns, darin zu überleben. Da wir heutzutage so viel Junkfood und so viele industriell verarbeitete Lebensmittel zu uns nehmen, steht uns ständig eine köstliche Mischung aus Zucker, Salz und Fett zur Verfügung – und zwar in viel höheren Mengen, als sie in naturbelassenen Lebensmitteln enthalten sind. In solchen Produkten kommen diese für unser Überleben dringend notwendigen Nährstoffe nicht mehr in natürlicher Form oder normalen Mengen vor: Sie enthalten *viel zu viel* Zucker, Salz und Fett. Diese Lebensmittel sind (zumindest im biochemischen Sinn) zu einer süchtig machenden Droge geworden.

Was noch schlimmer ist: Diese Lebensmittel sind zu jeder Jahreszeit erhältlich und so billig, dass es schwerfällt, ihnen zu widerstehen oder aus dem Weg zu gehen. Inzwischen befinden wir uns in einer anderen Situation als unsere Vorfahren, die alles in sich hineinstopfen mussten, was gerade da war, um nicht zu verhungern. Auch heute können wir nach wie vor naturbelassene Lebensmittel wie reifes Obst, Avocados, Kokosnüsse, Fleisch und gesundes Salz (beispielsweise natürliches Meersalz) genießen. Solche Lebensmittel können unsere Lustzentren auch nach wie vor aktivieren – aber längst nicht mehr so stark, wie die extremeren Versionen dieser Geschmacksrichtungen es inzwischen tun. Denn die Signalmechanismen, die ursprünglich dazu da waren, unser Überleben zu sichern, laufen jetzt Amok. Sie sind so stark überstimuliert worden, dass sie uns jetzt nicht mehr sagen: »Vielleicht solltest du ein bisschen mehr von diesem Obst essen, denn bald ist die Saison vorbei« oder »Du solltest bei diesem Büffelfleisch lieber zugreifen – schließlich wissen wir nicht, wann wir unsere nächste fetthaltige Mahlzeit bekommen« (wie es bei einer schwächeren Dopaminreaktion der Fall wäre), sondern immer wieder bis zum Exzess ausschlagen. Das passiert zwar nicht, wenn wir nur ab und zu ein Stückchen Schokolade, einen Keks oder ein paar Pommes frites essen; doch viele Menschen stopfen diese Lebensmittel in solchen Mengen in sich hinein (weil ihr Körper ihnen sagt, dass er immer mehr, mehr, mehr davon will), dass sie eine extrem hohe Dopaminausschüttung auslösen; und das ist ein starker Stress für ihren Körper und vor allem für ihre Gehirnchemie. Es ist leicht, sich dieses Hochgefühl zu verschaffen, und es fühlt sich auf eine verrückte, instabile Art und Weise fantastisch an.

NEUROADAPTATION HAT AUCH IHRE POSITIVEN SEITEN

Vielleicht erscheint Ihnen der Prozess der Neuroadaptation als nicht besonders wünschenswert, nachdem Sie dies alles erfahren haben; doch in Wirklichkeit sollten wir dankbar dafür sein, dass es ihn gibt. Er hat zwar manchmal auch negative Auswirkungen, vor allem wenn wir es mit den leiblichen Genüssen zu sehr übertreiben; doch ursprünglich diente er dazu, uns zu überlebenswichtigem Verhalten zu motivieren. In einem Umfeld, in dem es reifes Obst nicht das ganze Jahr über gibt, ist Appetit auf Zucker etwas Gutes: Man muss so viel wie möglich davon zu sich nehmen, solange er da ist. Auch Hunger auf Fett ist etwas Positives, wenn der Körper dieses Fett braucht, um eine gesunde Gehirnfunktion herzustellen oder sich zu wärmen und wenn reife Avocados oder Kokosnüsse an den Bäumen hängen – oder wenn der Winter vor der Tür steht und die Menschen auf die Jagd gehen müssen, weil sie die kalte Jahreszeit ohne schwere, nahrhafte tierische Kost nicht überleben würden. Auch dass wir Appetit auf Salz haben, ist eine sinnvolle Einrichtung der Natur, weil Salz zur Aufrechterhaltung des Elektrolytgleichgewichts im Körper beiträgt und in Zeiten der Wasserknappheit einer Dehydrierung entgegenwirken kann. Der Prozess der Neuroadaptation bringt uns also dazu, für unser Überleben zu sorgen. Wenn wir etwas tun, was gut für uns ist (zum Beispiel, uns zu bewegen, eine Birne oder Avocado zu essen oder Sex zu haben), belohnt das Gehirn uns mit einer Dopaminausschüttung, sodass wir uns wohlfühlen und uns noch mehr von diesem Genuss gönnen möchten. Mehr Bewegung. Mehr Obst. Mehr Liebe. In Zeiten, als natürlicher Zucker, natürliches Fett und potenzielle Geschlechtspartner schwer zu finden waren, gab der Prozess der Neuroadaptation uns den Anstoß, den wir brauchten, um uns um diese Dinge zu bemühen.

Sich an Lebensmitteln zu überessen, die einem solchen Genuss verschaffen, ist Stress für Ihr Gehirn; doch sobald Sie einmal in diesem Stressteufelskreis gefangen sind, können auch externe Stressfaktoren dazu führen, dass Sie nach diesen Genuss versprechenden Lebensmitteln greifen – wodurch der Stress nur noch schlimmer wird. Manche Menschen sind besonders anfällig für solche Reaktionen; so können Kindheitstraumata beispielsweise dazu führen, dass die HPA-Achse leichter stimulierbar wird. Aber auch ein vorübergehender Aufruhr der Gefühle (zum Beispiel eine Hochzeit, eine Scheidung, eine neue Stellung oder ein neugeborenes Baby) können Sie anfälliger für Verhaltensweisen machen, die den Stress zwar vorübergehend zu lindern scheinen, ihn aber in Wirklichkeit nur verstärken: zum Beispiel zu viel Alkohol zu trinken oder zu viel zu essen. Ihre Gefühle und das, was Sie gerade erleben, wirken sich unmittelbar auf die Biochemie Ihres Körpers aus. Wenn Sie sich das bewusst machen, wird es Ihnen viel leichter fallen, auch dann gesund zu leben, wenn in anderen Bereichen Ihres Lebens gerade keine Stabilität herrscht.

In einem interessanten Artikel in der Fachzeitschrift *Nature Neuroscience* aus dem Jahr 2002 geht es um soziale Dominanz bei Affen, die im Rahmen eines Experiments die Möglichkeit erhielten, sich selbst Kokain zu verabreichen. Sobald diese Tiere zusammen in einem Affenhaus untergebracht wurden, nahm die Anzahl der Dopaminrezeptoren bei den dominanten Affen automatisch zu, und die Wahrscheinlichkeit, dass sie sich das Rauschgift verabreichten, war geringer. Bei den Affen, die sich auf den unteren Stufen der Hierarchie befanden, nahm die Anzahl der Dopaminrezeptoren als Reaktion auf ihre neue Unterbringung dagegen nicht zu; und sie verabreichten sich öfters Kokain, was ihnen anscheinend als Bewältigungsmechanismus diente. Die Autoren der Studie kamen zu dem Schluss, dass Umweltveränderungen zu tief greifenden biologischen Veränderungen führen können – beispielsweise dazu, dass man suchtanfälliger wird. Da diese Studie an Tieren durchgeführt wurde und Willenskraft als Einflussfaktor somit keine Rolle spielte, zeigt sie eindeutig, wie stark Stress und biochemische Prozesse sich auf Suchtverhalten auswirken.

Doch obwohl Esssucht eine ebenso erwiesene und ernst zu nehmende Suchterkrankung ist wie Drogensucht, behandeln Ärzte und andere Experten sie normalerweise leider nicht so: Sie sind vielmehr der Meinung, dass übergewichtige Menschen »eben einfach weniger essen sollten«. Doch solange man die biochemischen Bedingungen, die im Organismus dieser Menschen herrschen, nicht berücksichtigt, ist diese Forderung schlichtweg utopisch – und nicht nur das: Sie führt dazu, dass die Menschen sich noch unwohler fühlen, noch mehr unter Stress und Isolation leiden; somit verschlimmert sich das Problem noch weiter.

Vielleicht glauben Sie, dass das alles auf Sie nicht zutrifft. Vielleicht haben Sie Ihr Leben ganz gut im Griff und haben das Gefühl, dass bei Ihnen noch alles im grünen Bereich ist. So übergewichtig sind Sie nun auch wieder nicht; und Sie werden ganz bestimmt nicht auf Ihr abendliches Gläschen Wein, Ihren Käse oder Ihre Kekse verzichten – oder was auch immer Ihnen den Alltag versüßt. Schließlich helfen Ihnen diese kleinen Genüsse, besser mit dem Leben fertigzuwerden (oder zumindest glauben Sie das). Doch aus meiner klinischen Erfahrung weiß ich: Wenn Sie übergewichtig sind oder es einfach nicht schaffen, abzunehmen, dann haben Sie diese Sucht. Wenn Sie dauernd müde sind oder keinen klaren Kopf haben oder es Ihnen schwerfällt, sich zu konzentrieren, dann haben Sie diese Sucht. Wenn Sie einfach nicht die Finger von einem bestimmten Lebensmittel lassen können, weil Sie sich durch dessen Konsum (zumindest vorübergehend) besser fühlen, dann haben Sie diese Sucht. Esssucht ist die schlimmste Sucht in unserem Land. Sie ist nicht selten. Sie kann sehr leicht entstehen. Und man braucht sich dafür auch nicht zu schämen. Keine Sorge – wir können etwas dagegen tun!

Vielleicht verstehen Sie dieses Phänomen, das Sie vorher für eine Folge Ihrer persönlichen Willensschwäche gehalten hatten, jetzt besser. Wer Gelüsten nach bestimmten Lebensmitteln oder anderem Suchtverhalten nachgibt, versucht damit einfach nur dem biochemischen Müll zu entrinnen, den er ungewollt selbst erzeugt hat, indem er die Reaktionen des Lustzentrums in seinem Gehirn dazu nutzte, seinem Stress zu entfliehen. Deshalb sagen meine Patienten immer wieder: »Ich weiß gar nicht, warum ich das esse. Warum tue ich mir das nur an?« Wenn Sie einen süchtigen Menschen beobachten, würden Sie ihm vielleicht am liebsten sagen: »Deine Leberzellen sterben ab, und du hast Magengeschwüre. Warum trinkst du trotzdem weiter?« oder »Du bist krankhaft übergewichtig, leidest unter Typ-2-Diabetes, Bluthochdruck und Arteriosklerose. Warum isst du trotzdem immer noch so viel?« Auf diese Fragen gibt es eine ganz einfache Antwort: Für diese Menschen (zu denen vielleicht auch Sie gehören) ist das die einzige Möglichkeit, ihrem stressigen Umfeld zu entfliehen – einer Situation, die sie unbewusst oft selbst erst geschaffen haben, indem sie die betreffende Substanz (Essen, Alkohol, Drogen) konsumierten, um ihrem Stress zu entrinnen. Inzwischen suchen sie in diesem Substanzmissbrauch längst keinen Genuss mehr, sondern eher ein Gefühl der Normalität. Der Konsum der Substanz verschafft ihnen eine kleine, vorübergehende Erleichterung, und auch wenn diese Erleichterung ineffektiv ist, so ist es doch die einzige Abhilfe, die sie kennen. Da ist es eigentlich kein Wunder, dass Alkoholiker, Drogen- und Esssüchtige nicht »einfach aufhören« können.

ÄRZTE, AUFGEPASST!

Diesen Punkt möchte ich sowohl den Menschen, die mit Gewichtsproblemen zu kämpfen haben, als auch deren behandelnden Ärzten ans Herz legen: Es handelt sich hierbei um ein biochemisches Phänomen. Einem Diabetiker würde man als Arzt ja schließlich auch nicht sagen: »Was ist denn los mit Ihnen? Lassen Sie Ihren Blutzucker eben einfach nicht so hoch ansteigen. Produzieren Sie mehr Insulin!« Und einen Alkoholiker oder Drogenabhängigen würde der Arzt bestimmt auch nicht auffordern: »Nun hören Sie doch endlich auf zu trinken« oder »Warum lassen Sie nicht einfach die Finger von diesen Heroinspritzen?« Denn wenn das so einfach wäre, würde kein Süchtiger diesen Rat ignorieren – schließlich weiß er, dass er sich damit sein Leben ruiniert. Deshalb gibt es für Suchtpatienten stationäre Programme, in denen sie engmaschig von Ärzten überwacht werden; denn die Biochemie einer Drogensucht kann tödlich sein. Jeder Mensch, dessen Partner oder Kind schon einmal ein Drogenproblem hatte, weiß aus eigener Erfahrung, welche Macht eine Sucht über unseren Körper und unsere Psyche ausüben kann.

Wir müssen sehr viel mitfühlender mit esssüchtigen Menschen umgehen als bisher. Esssucht ist besonders schwierig zu behandeln, weil es sozial durchaus akzeptabel ist, viel zu essen oder sich fast nur von Junkfood zu ernähren. Im Gegensatz zu anderen süchtig machenden Substanzen (haben Sie schon mal irgendwo ein Werbeplakat für eine Tüte Heroin zum Schnäppchenpreis von 99 Cent gesehen?) wird für Snacks und Fast-Food überall Reklame gemacht. Leider sind süchtig machende Lebensmittel mittlerweile fast schon an jeder Straßenecke zu bekommen, und zwar zu solchen Spottpreisen, dass es nicht nur unfair ist, sondern fast schon an Grausamkeit grenzt. Nicht nur das: Ich halte es für unprofessionell, ja sogar unethisch, einem übergewichtigen Patienten zu erklären, das Problem ließe sich schon lösen, wenn er nur einen starken Willen hätte. Wenn ich an die faszinierenden Charaktere unter meinen übergewichtigen Patienten denke, weiß ich, dass ihr Verlangen nach bestimmten Lebensmitteln sie nicht zu weniger bewundernswerten Menschen macht. Sie haben eben einfach nur ein biochemisches Problem. Wir grenzen Menschen aus, ohne die Ursache ihres vermeintlichen Vergehens zu berücksichtigen!

Ich verstehe nicht, warum Ärzte bei der Behandlung esssüchtiger Menschen nicht die gleichen menschenfreundlichen Verfahren einsetzen wie in der Therapie anderer anerkannter Suchterkrankungen. Wenn der Patient, der vor Ihnen sitzt, sich akzeptiert fühlt und spürt, dass Sie ihm Mitgefühl entgegenbringen, nehmen Sie ihm mit diesem einfühlsamen Verhalten bereits ein bisschen von seinem Stress – und dann wird es ihm schon etwas leichter fallen, seine selbstzerstörerischen Essgewohnheiten abzulegen. Es nützt nichts, wenn Sie ihm vorhalten: »Aber es ist doch gar nicht so schwierig, weniger zu essen – schließlich hängt Ihr Leben davon ab!« Menschlich gesehen, ist es niemals gut, jemanden zu beschämen; außerdem fällt es der betroffenen Person dann noch schwerer, ihr Verhalten zu ändern. Beschämte Menschen ziehen sich in ihr Schneckenhaus zurück. Irgendwann sind sie es so leid, immer wieder verurteilt zu werden, dass sie sich von der Welt abwenden und ihren Gelüsten allein in ihrem stillen Kämmerlein frönen. Erst wenn Ärzte und andere Vertreter von Gesundheitsberufen aufhören, ihre Patienten zu verurteilen und ihnen ein schlech-

tes Gewissen einzureden, und ihnen stattdessen bei der Überwindung der biochemischen und psychischen Ursachen ihres Suchtteufelskreises helfen, kann ein echter Dialog stattfinden. Dann erst können sie einen Beitrag zur Heilung ihrer Patienten leisten.

Wie das Stoffwechsel-Powerprogramm sich den Prozess der Neuroadaptation zunutze macht

Natürlich können Sie sich durch eine Diät quälen wie ein Süchtiger durch seinen Entzug; doch die traurige Wahrheit ist, dass die meisten Suchtpatienten irgendwann wieder rückfällig werden, auch wenn sie bereits völlig »clean« waren. Bei Menschen, die eine Diät machen, ist dies leider auch nicht anders. Es sei denn ... Es sei denn, Sie entwöhnen Ihr Gehirn langsam und allmählich von seinem Neuroadaptationszustand, sodass Ihr Dopaminspiegel nicht mehr so schnell und steil in die Höhe schießt – bis er irgendwann wieder in seinen Normalzustand zurückgekehrt ist und angemessen auf eine gesunde Ernährung reagiert, ohne dass Sie diesen Entwöhnungsprozess als allzu unangenehm empfinden. Wenn man sich das Phänomen der Neuroadaptation auf diese Weise zunutze macht, statt dagegen anzukämpfen, ist der Entzug nicht mit Stress und traumatischen Erlebnissen verbunden. Wenn die Entgiftung von süchtig machenden Substanzen (egal welchen) langsam und allmählich erfolgt, kann Ihr Gehirn sich besser darauf einstellen, und dann ist dieser Prozess für Sie auch sehr viel weniger schmerzhaft.

Genau das bewirkt mein Stoffwechsel-Powerprogramm. Damit bekämpfen Sie Ihre durch Neuroadaptation entstandene Abhängigkeit gewissermaßen durch die Hintertür, und zwar folgendermaßen:

DAS STOFFWECHSEL-POWERPROGRAMM MILDERT STRESSREAKTIONEN AB

Zunächst einmal müssen wir Ihre Stressreaktion abschwächen, damit das Essen bei Ihnen keine so starke Dopaminausschüttung mehr auslöst. Dazu gibt es verschiedene Möglichkeiten. Eine der wichtigsten Strategien besteht in der Einnahme eines pflanzlichen Heilmittels namens Ashwagandha – einem meiner wirksamsten Mittel zur Beruhigung des Gehirns. Sogar Ihr Essen können Sie sich zum Verbündeten machen: Zum Beispiel können Sie Ihre Speisen mit bestimmten Zutaten anreichern, um den Heißhunger abzumildern, den stärker stimulierende Lebensmittel in Ihnen auslösen. Natursalz (vor allem das mineralstoffreiche Himalajasalz) statt gewöhnlichem Tafelsalz, Ghee (geklärte Butter) statt gewöhnlicher Butter oder Margarine und Kokospalmzucker anstelle von weißem, raffiniertem Zucker – sie alle tragen dazu bei, solche Dopaminspitzen abzuschwächen. Sie schmecken trotzdem gut – salzig, süß, nach Butter –, haben aber keine so extreme Wirkung auf Ihren Dopaminspiegel. Das sind nur ein paar kleine Änderungen in Ihrem Ernährungsverhalten, bei denen Sie auf nichts zu verzichten brauchen; doch sie haben enorm positive Auswirkungen, denn dadurch befreien Sie sich von Ihrer Sucht und kehren in einen Zustand harmonischen Gleichgewichts zurück, in dem Ihr Körper und Ihr Gehirn wieder Appetit auf gesündere Lebensmittel haben. Auch dazu braucht man überhaupt keinen starken Willen!

Durch diese Abschwächung Ihrer Stressreaktion verlieren die Lebensmittel, von denen Sie bisher einfach nicht genug bekommen konnten, ihre Macht über Sie. Ihr Verlangen danach wird mit der Zeit immer schwächer, weil Ihr Körper jetzt aus seinem allostatischen in einen homöostatischen Zustand zurückkehrt. Sie werden nach wie vor Genuss beim Essen empfinden – aber nicht mehr in so extremem Ausmaß, und Sie werden deshalb weniger von den Lebensmitteln essen, bei denen Sie bisher das Gefühl hatten, sich bis zum Geht-nicht-mehr damit vollstopfen zu müssen. So werden Sie früher oder später in der Lage sein, auch zucker- und/oder fettreiche Lebensmittel zu essen, ohne daraufhin gleich wieder in Ihre alte Suchtreaktion zurückzufallen. Das heißt, Sie müssen nicht ständig auf Ihre Ernährung achten vor lauter Angst, auf jedes kleine bisschen Zucker, Kohlenhydrate oder Fett sofort wieder mit einer Heißhungerattacke zu reagieren, denn jetzt sind Sie nicht mehr in dieser Stressreaktion gefangen. Sie haben sich von Ihrer Sucht befreit; und solange Sie Ihr Lustzentrum nicht wieder überstimulieren, können Sie solche Substanzen in Maßen durchaus genießen; aber in ihrer naturbelassenen Form (zum Beispiel Obst, Vollkornprodukte und Pflanzenfette oder -öle) werden sie Ihnen jetzt sehr viel besser schmecken. Mit anderen Worten: Jetzt können Sie sich endlich wieder auf eine natürliche Art und Weise ernähren, die Sie vorher für unmöglich gehalten hatten. Und Sie werden diese Ernährungsweise sogar als völlig normal empfinden!

DAS STOFFWECHSEL-POWERPROGRAMM NORMALISIERT IHRE DOPAMINZENTREN

Außerdem normalisieren sich durch dieses Programm auch Ihre Dopaminzentren. Denn wenn in Ihrem Gehirn Dopaminrezeptoren abgeschaltet worden sind, ist Ihre Genussfähigkeit eingeschränkt. Gleichzeitig gibt mein Programm Ihnen noch weitere Bewältigungsmechanismen an die Hand, die dazu beitragen, dass Sie keine so intensive Genussreaktion mehr brauchen. Dann können Sie Ihren Körper auf andere Weise beruhigen; und sobald Ihr emotionaler Schmerz nachlässt, werden Sie auch kein so starkes Bedürfnis mehr danach haben, diesen Schmerz mit Essen zu betäuben.

Eine dieser Techniken, auf die ich später noch näher eingehen werde, ist die Meditation. In biochemischer Hinsicht ändert sich durch regelmäßiges Meditieren eine Menge daran, wie Ihr Körper mit Stress umgeht und wie Ihr Gehirn auf Stress reagiert. Eine meiner Patientinnen, die mit dem Stoffwechsel-Powerprogramm begann, erklärte mir schon nach ein paar Wochen: »Oh Mann! Ich hatte immer das Gefühl, dass meine Eltern mich nicht lieben, weil ich ein ungewolltes Kind war. Diesen Kummer habe ich die ganze Zeit mit mir herumgetragen!« Ihr Körper war jetzt in einem Zustand angekommen, in dem sie dieses Problem nicht nur erkennen, sondern auch bewältigen und loslassen konnte. Solche Entwicklungen kommen durch den Entgiftungsprozess auf ganz natürliche Art und Weise in Gang. Die Menschen beginnen tief verwurzelte Emotionen und Denkmuster zu verstehen, die bereits in ihrer Kindheit entstanden sind und sie besonders suchtanfällig machen, und schaffen es, diese Konflikte anders zu lösen als vorher. Indem ihr Gehirn und ihre Verdauungsorgane gestärkt werden, können sie auch besser mit Problemen und Konflikten umgehen, die sie bisher vielleicht verdrängt hatten.

In diesem Buch werden Sie auch mehr über sogenannte *Adaptogene* erfahren: Das sind pflanzliche Heilmittel, die zur Normalisierung der HPA-Achse und der Dopaminsignalwege beitragen. Brahmi wirkt sich zum Beispiel positiv auf die Dopaminsignalwege aus, während das bereits erwähnte Ashwagandha zur Normalisierung der HPA-Achse beiträgt. Eine weitere hilfreiche Strategie besteht darin, ein Tagebuch über Ihr Verlangen nach bestimmten Lebensmitteln zu führen: Nehmen Sie sich jedes Mal ein paar Minuten Zeit, aufzuschreiben, wo diese Heißhungerattacke Ihrer Meinung nach herkommt. Normalerweise erleben meine Patienten dabei einige Überraschungen. Am Anfang wird Ihnen dieses konsequente Buchführen vielleicht schwerfallen. »Was soll das? Ich habe eben einfach Appetit auf diesen Keks – keine Ahnung, warum«, werden Sie denken. Doch wenn Sie immer wieder innehalten und sich fragen, woher dieses Verlangen kommt, steigen normalerweise die psychischen Einflussfaktoren an die Oberfläche, die diesem Impuls zugrunde liegen. Dadurch lernen Sie, welche Faktoren sich auf Ihre HPA-Achse auswirken und welchem Problem Sie durch das Essen zu entfliehen versuchen. Dieses Phänomen verblüfft mich immer wieder.

Manchmal entdecken meine Patienten auf diese Weise Probleme, die sie längst überwunden glaubten, die in ihrem Unterbewusstsein aber immer noch vor sich hin gären. Der Zweck des Tagebuchs besteht darin, solche Faktoren aus dem unterbewussten Bereich Ihrer Psyche ins Bewusstsein zu heben und Ihnen dadurch mehr Kontrolle darüber zu geben. Das ist eine weitere hilfreiche Bewältigungsstrategie. Wenn Sie das nächste Mal zu einem Keks oder einer Limonade greifen, werden Sie wissen: *Ich brauche das, weil ich mich einsam fühle; Ich brauche das, weil ich wütend bin* oder *Ich brauche das, weil ich Kummer habe.* Dieses Wissen um das Warum kann Ihre Reaktionen sehr stark beeinflussen. Mit den Nahrungsergänzungsmitteln und anderen Hilfestellungen, die das Stoffwechsel-Powerprogramm Ihnen bietet, wird es Ihnen mit der Zeit tatsächlich machbar erscheinen, gesündere Entscheidungen zu treffen.

DAS STOFFWECHSEL-POWERPROGRAMM PROGRAMMIERT IHRE DARMFLORA UM

Zu guter Letzt werden wir auch die Zusammensetzung Ihrer Darmbakterien verändern, die direkten Einfluss auf Ihre Verdauungsfunktion und Ihre Heißhungerattacken hat. Wir werden Ihren durch Stress wie gelähmten Verdauungstrakt wieder in seinen früheren gesunden Zustand versetzen und ein paar einfache Lebensstiländerungen vornehmen, die Ihre Darmflora in ein so harmonisches Gleichgewicht bringen, dass Heißhungerattacken sich leichter im Zaum halten lassen. Das ist ein wichtiges Element meines Stoffwechsel-Powerprogramms.

In Gang gesetzt wird der Suchtprozess durch die Dopaminspitzen und die Aktivierung der HPA-Achse. Lebensmittel verändern die Darmflora, und zwar mehr als alles andere – genau deshalb sind sie meiner Meinung nach auch die süchtig machendsten Substanzen, die es gibt. Ihre Darmbakterienpopulation, die immerhin 90 Prozent Ihrer DNA ausmacht, gerät dadurch aus dem Gleichgewicht und verlangt immer wieder nach diesen Lebensmitteln, von denen Sie anscheinend einfach nicht genug bekommen können. Jetzt sind Sie wirklich abhängig – sowohl in biochemischer als auch in gastrointestinaler Hinsicht. Ihr Gehirn und Ihr Darm haben sich gegen Sie verschworen.

Die Nahrungsergänzungsmittel und Zutaten, die Sie im Rahmen dieses Stoffwechsel-Powerprogramms zu sich nehmen werden, tragen nicht nur zur Abschwächung der Stressreaktion und zur Normalisierung der Anzahl Ihrer Dopaminrezeptoren bei, sondern fördern auch Ihre Verdauung und die Entstehung einer gesünderen Darmflora. (Darüber werde ich im nächsten Kapitel noch ausführlicher sprechen.)

Sie sehen: Wir gehen das Problem von allen Seiten an – und all diese Strategien arbeiten nicht gegen die natürlichen Anpassungsreaktionen Ihres Körpers, sondern mit ihnen. Nur eines werde ich *nicht* tun: Ich werde Ihnen nicht sagen, dass Sie weniger essen und sich mehr bewegen sollen. Denn das werden Sie (falls erforderlich) von allein tun, sobald Ihr Körper bereit ist, diese Lebensstiländerungen zu akzeptieren. Mithilfe dieser und vieler anderer Techniken (die alle sehr einfach sind und auch nicht viel kosten) bringt das Stoffwechsel-Powerprogramm Ihren Körper allmählich wieder in einen Zustand der Homöostase: Es schwächt übermäßige Höhen und Tiefen ab und beruhigt Ihre HPA-Achse, sodass Ihr Körper nicht mehr mit Stresshormonen vollgepumpt wird. Dadurch wird eine tief greifende Veränderung eintreten: Sobald Sie Kontrolle über den Prozess der Neuroadaptation gewinnen, statt dass Ihre Essensgelüste und Heißhungerattacken Sie unter Kontrolle haben, wird es zu echten Veränderungen in Ihrem Körper und Ihrem Gehirn kommen – Sie werden Ihr Verhalten jetzt sehr viel besser kontrollieren können. Und was ist mit den Lebensmitteln, die Sie so sehr lieben? Auch wenn Sie sich das jetzt vielleicht noch nicht vorstellen können: Ihre Essensvorlieben werden sich ändern – und zwar ohne dass Sie diesen Prozess bewusst herbeiführen oder gar erzwingen müssen.

KAPITEL 4

ES LIEGT NICHT AN IHRER ERNÄHRUNG, SONDERN AN IHRER VERDAUUNG

Ihr Gehirn spielt bei Ihrer Esssucht eine sehr wichtige Rolle; aber es gibt auch noch einen anderen Faktor, der Ihre Ernährungsentscheidungen beeinflusst. Dieser Faktor kann sich in jeder Hinsicht negativ auf Ihre Gesundheit auswirken, Ihnen aber auch den Weg zu einem besseren Gesundheitszustand, mehr Selbstkontrolle und positiven Lebensstiländerungen bahnen. Dieser Faktor ist Ihre Verdauung.

Vor Jahrhunderten wussten die Ärzte etwas, was unsere heutigen Mediziner noch nicht einmal ansatzweise begriffen haben: dass nämlich das Verdauungssystem zu den Faktoren gehört, die unseren Gesundheitszustand am allermeisten beeinflussen. Die Verdauung spielt zum Beispiel bei Gewichtsproblemen, chronischen Erkrankungen und Funktionsstörungen des Gehirns eine wichtige Rolle. Diese Erkenntnis hat sich in dem uralten ayurvedischen Spruch »Es liegt nicht an Ihrer Ernährung, sondern an Ihrer Verdauung« niedergeschlagen. Das ist ein wichtiger Grundgedanke der ayurvedischen Medizin und ein ganz entscheidendes Element des Stoffwechsel-Powerprogramms.

Ihre Verdauung beeinflusst so ziemlich alle Vorgänge in Ihrem Organismus. Ein funktionstüchtiger Verdauungstrakt verwertet die Nährstoffe aus dem Essen, versorgt Körper und Gehirn mit der nötigen Energie für Ihre täglichen Aktivitäten und entgiftet und regeneriert Ihren Organismus. Eine schwache Verdauung führt zur Ansammlung von Giftstoffen (Ama) und zu Entzündungsprozessen, und zwar im ganzen Körper – vom Kopf bis zu den Zehenspitzen. Schwache Verdauungsorgane sind eine Vorstufe sämtlicher chronischen Erkrankungen. Gesundheit beginnt mit einer gut funktionierenden Verdauung;

Krankheiten beginnen mit einer gestörten Verdauung. Wenn Sie Ihr Verdauungssystem nicht auf die Resorption von Nährstoffen und auf eine schnelle, gründliche Ausscheidung von Giftstoffen programmieren, können Sie nicht gesund werden – schon gar nicht abnehmen und wieder einen klareren Kopf bekommen.

Weil das so wichtig ist, sollten Sie wissen, wie Ihre Verdauung funktioniert (sowohl auf physischer als auch auf emotionaler Ebene) – denn nur dann können Sie verstehen, wie das Stoffwechsel-Powerprogramm Ihren Körper dazu bringt, das zu tun, was seiner Natur entspricht. Vielleicht kommt es Ihnen seltsam vor, Emotionen und Verdauung miteinander in Verbindung zu bringen; doch das ist eine uralte, ganzheitliche Sichtweise der Prozesse, die in Ihrem Körper ablaufen – haben Sie also ein bisschen Geduld und lesen Sie weiter! Je mehr Sie über diese Sichtweise Ihrer Verdauung erfahren, eine umso klarere Vorstellung werden Sie davon gewinnen, was passiert, wenn der Speisebrei seine lange, spannende Reise durch Ihren Körper antritt.

Die Verdauungsreise

Der Verdauungstrakt ist einer der faszinierendsten Teile unseres Körpers. Im Grunde genommen ist er nichts weiter als ein Schlauch mit zwei Öffnungen: Mund und After. Dieser Schlauch zieht sich durch den ganzen Körper hindurch, ist aber keineswegs hermetisch von seiner Umgebung abgeschlossen, sondern verfügt über genau kontrollierte und sorgfältig geschützte Mechanismen zum Austausch von Materialien zwischen Außenwelt und Körperinnerem. Sie können jedes beliebige Lebensmittel (oder auch eine Flüssigkeit, eine Tablette, ja sogar einen nicht der Ernährung dienenden kleinen Gegenstand, beispielsweise eine Kapsel, die eine Kamera enthält und für bestimmte Untersuchungen eingesetzt wird) am oberen Ende »einwerfen« und (aus hygienischen Gründen am besten mit Handschuhen) auffangen, wenn es am unteren Ende Ihres Körpers wieder herauskommt. Diese Reise durch den Verdauungstrakt dauert eine Weile; und in der Zeit, die der Speisebrei braucht, um diesen etwa neun Meter langen, gewundenen Schlauch zu durchwandern, passiert eine ganze Menge. Wenn dieser Vorgang ordnungsgemäß abläuft, kommt alles, was wir oben eingeführt haben, unten wieder heraus – wenn auch vielleicht in veränderter Form: Möglicherweise fehlen am Schluss ein paar Elemente und/oder es sind ein paar neue hinzugekommen.

Dieser Verdauungsschlauch ist vom oberen bis zum unteren Ende sehr ähnlich aufgebaut. Seine Beschaffenheit verändert sich von oben nach unten zwar ein bisschen, aber nicht sehr. Das Gewebe in Ihrem Mund hat große Ähnlichkeit mit dem Gewebe in anderen Teilen Ihres Verdauungstrakts. Dieses Gewebe schützt das Innere Ihres Körpers, indem es eine Barriere bildet; es sondert verdauungsfördernde Substanzen ab und dient außerdem der Aufnahme von Nährstoffen. Deshalb werden manche Arzneimittel und Vitaminpräparate nicht geschluckt, sondern einfach unter die Zunge gelegt. (Das bezeichnet man als sublinguale Einnahme.)

Nun wollen wir die Verdauungsorgane einmal der Reihe nach unter die Lupe nehmen, uns anschauen, welche Funktionen sie erfüllen, und sie aus ayurvedischer Sicht betrachten.

VERDAUUNG UND GUTER GESCHMACK

Der Geschmack Ihres Essens dient keineswegs nur dem Genuss – auch wenn das auf den ersten Blick vielleicht so scheinen mag. Der Geschmack entscheidet nämlich auch darüber, wie gut Ihr Verdauungssystem funktioniert. Es besteht ein enger Zusammenhang zwischen Mund und Nervensystem – und zwar sowohl dem enterischen (im Darm angesiedelten) als auch dem zentralen Nervensystem in Ihrem Gehirn. Der Geschmack von Essen ist ein wichtiges Signal, das Ihrem Gehirn verrät, welche Verdauungsenzyme Ihre Bauchorgane ausschütten sollen. Der Geschmack eines Lebensmittels sendet Signale an Ihr Gehirn, die Ihre Verdauungsorgane darauf vorbereiten, genau diese Speise aufzunehmen. Deshalb sind bestimmte Kräuter und andere pflanzliche Heilmittel wirksamer, wenn man sie nicht als Tabletten, sondern in flüssiger oder pulverisierter Form einnimmt, weil man sie dann schmecken kann. So signalisiert der Geschmack bestimmter Gewürze (auch derjenigen, die wir im Rahmen des Stoffwechsel-Powerprogramms verwenden) dem Gehirn beispielsweise, dass es Ihre Bauchorgane auf eine bessere Verdauung vorbereiten soll.

DER MUND

Die Verdauung beginnt im Mund. Das ist das obere Ende des Schlauchs – gewissermaßen das Fenster zu Ihren Verdauungsorganen und der erste Punkt, an dem Ihr Körper beginnt, Essen aufzuspalten und ihm Nährstoffe zu entziehen. Dazu haben Sie Zähne, mit denen Sie das Essen zerkleinern. Dabei sondert Ihr Mund gleichzeitig Speichel ab, der Enzyme für diese erste Phase des Verdauungsprozesses enthält – und zwar hauptsächlich zur Aufspaltung von Kohlenhydraten, die in Zucker umgewandelt werden. Je länger Sie kauen, umso besser funktioniert diese Aufspaltung und umso leichter kann Ihr Körper diese Kohlenhydrate verdauen. Außerdem ist Ihre Mundhöhle von vielen Bakterien besiedelt, die nicht nur Enzyme absondern, sondern auch Gerüche erzeugen und Abfallstoffe ausscheiden. Diese Bakterien leben unter anderem auch unter Ihrem Zahnfleisch, und ähnlich wie im Darm gibt es »gute«, aber auch weniger gute Bakterienpopulationen, die einen unangenehmen Geruch erzeugen (zum Beispiel riecht Ihr Atem dann nach Schwefel oder noch schlimmer) und Entzündungsprozesse (sowohl in Ihrem Zahnfleisch als auch im übrigen Körper) verstärken.

Im Mund befindet sich außerdem ein sehr hilfreiches Barometer, das anzeigt, ob Sie eine gesunde Verdauung haben oder nicht: Ihre Zunge. Die Beschaffenheit Ihrer Zunge (vor allem morgens kurz nach dem Aufwachen) verrät eine Menge über die Qualität Ihrer Verdauung, weil Ihr Körper über die Zunge Abfallstoffe ausscheidet. Hat Ihre Zunge einen dicken weißen, grauen oder grünlichen Belag? Oder ist sie rein rosa? In der ayurvedischen Medizin ist ein ständiger Belag auf der Zunge ein Zeichen dafür, dass Ihr Organismus mit Giftstoffen belastet ist. Verschiedene Arten von Belägen, die Farbe der Zunge und das Muster ihrer Kerben und Vertiefungen deuten auf unterschiedliche Verdauungs- und Gesundheitsprobleme hin.

WELCHEN PH-WERT HAT IHRE SPUCKE?

Auch am pH-Wert Ihres Speichels kann man ablesen, wie es um Ihre Verdauung und Ihren allgemeinen Gesundheitszustand steht. Ein neutraler Speichel-pH-Wert bewegt sich zwischen 6,8 und 7,0. Bei einem niedrigeren Wert ist Ihr Speichel zu sauer, was auf einen Entzündungsprozess hindeutet. (Ein höherer pH-Wert deutet auf einen eher basischen Speichel hin, was im Allgemeinen wünschenswerter ist als zu saurer Speichel.) Bevor Sie mit meinem Stoffwechsel-Powerprogramm beginnen, können Sie den pH-Wert Ihres Speichels messen und anschließend beobachten, wie er sich im Lauf des Programms verändert. (pH-Messstreifen gibt es kostengünstig in jeder Apotheke zu kaufen.) Messen Sie den pH-Wert Ihres Speichels vor Beginn meines Programms ein paar Tage lang, damit Sie einen Ausgangswert haben. Spucken Sie dazu einfach auf einen Löffel und stecken Sie den pH-Messstreifen in diese Speichelprobe. (Sie dürfen den Streifen nicht direkt in den Mund stecken, weil er mit Chemikalien beschichtet ist, die man nicht schlucken sollte.) Wenn Sie etwas gegessen oder getrunken haben, sollten Sie mit der pH-Wert-Messung zwei Stunden warten, da Essen und Getränke die Ergebnisse verfälschen können.

Wenn Sie mit dem Stoffwechsel-Powerprogramm beginnen und Ihr Körper anfängt, Giftstoffe auszuscheiden, wird Ihr Speichel zunächst saurer. Wenn Sie den pH-Wert Ihres Speichels regelmäßig messen, werden Sie feststellen, dass er anschließend abnimmt. Das ist völlig normal und ein gutes Zeichen für die Wirksamkeit des Stoffwechsel-Powerprogramms. Gegen Ende des Programms wird Ihr Speichel wahrscheinlich weniger sauer sein als zu Beginn. Das deutet auf eine allgemeine Abnahme der Säure- und Giftstoffbelastung Ihres Körpers hin.

DER MAGEN

Nachdem Sie Ihr Essen gekaut und geschluckt haben, wandert es ziemlich schnell durch die Speiseröhre in Richtung Magen, weil es durch Muskeln nach unten gedrückt wird. Obwohl auch der Magen Verdauungsenzyme enthält, sind die Verdauungsprozesse, die in diesem Organ stattfinden, größtenteils mechanischer Art. Im Magen wird das Essen durchmischt, sodass es von allen Seiten mit dem Magensaft in Berührung kommt – so lange, bis es keine Stücke mehr enthält, sondern nur noch ein weicher Brei ist. (Je gründlicher Sie Ihr Essen vorher gekaut haben, umso weniger Arbeit hat Ihr Magen damit.) Im Magen findet der größte Teil des mechanischen Verdauungsprozesses statt, weil er aufgrund seiner Beutelform am meisten Platz dafür bietet. Daher empfehlen ayurvedische Ärzte, niemals so viel zu essen, bis der Magen ganz voll ist. Hören Sie auf, sobald Ihr Magen zu 80 bis 85 Prozent gefüllt ist, damit noch genügend Platz für den Durchmischungsprozess bleibt.

Der Magen ist in der ayurvedischen Medizin ein sehr wichtiges Organ, das mit Ihren Gefühlen in Zusammenhang steht. Wenn Sie traurig sind oder von anderen intensiven Emotionen erfüllt, fällt Ihrem Magen die Verdauungsarbeit schwerer. Wenn Sie unter »unverdauten« Gefühlen leiden (also solchen, die Ihnen nicht bewusst sind oder die Sie noch nicht verarbeitet haben), wird Ihr Essen wahrscheinlich ebenfalls nicht besonders gut verdaut. Das erlebe ich immer wieder bei Kindern mit unverarbeiteten Emotionen, die oft unter Magenproblemen leiden. Viele Kinder klagen auch über Bauchschmerzen, wenn es ihnen emotional nicht gut geht. Stresssignale aus dem Gehirn können Übelkeit, Verdauungsstörungen und Bauchkrämpfe, ja sogar Geschwüre in der Magenschleimhaut verursachen.[1] In der ayurvedischen Medizin geht man davon aus, dass vor allem emotionaler Stress (im Gegensatz zu geistigem oder physischem Stress) Magenprobleme verursacht;

diese Magenbeschwerden erzeugen wiederum mit großer Wahrscheinlichkeit emotionalen Stress. Es handelt sich dabei also um einen Prozess, der in beide Richtungen abläuft.

DER DÜNNDARM

Nachdem der Magen Ihr Essen verarbeitet hat, wird der Speisebrei nach unten in den Dünndarm gedrückt und von den Enzymen, die von der Darmschleimhaut abgesondert werden, weiter verdaut. Im Dünndarm wird der Speisebrei außerdem weiter vermischt und kommt dabei mit Verdauungsenzymen der Bauchspeicheldrüse in Berührung, die zur Aufspaltung von Kohlenhydraten, Fetten und Eiweißen beitragen. Der Dünndarm ist mit winzig kleinen Ausstülpungen namens *Mikrovilli* ausgekleidet, die eine große Oberfläche für die Resorption wertvoller Nährstoffe bieten, welche Ihre Verdauungsenzyme dem Speisebrei entziehen. Diese Mikrovilli sind in die Schleimhaut des Dünndarms eingebettet. Diese Dünndarmschleimhaut ähnelt einem feinen, engmaschigen Netz, das stabil genug sein sollte, um Giftstoffe und Nahrungspartikel im Verdauungstrakt zu halten und nur vollständig verdaute Mikronährstoffe in den Blutkreislauf übertreten zu lassen. Dieser Teil des Darms enthält darüber hinaus auch ein paar Darmbakterien, aber nicht so viele wie der Dickdarm.

Der Dünndarm spielt für die Verdauung eine extrem wichtige Rolle: Hier werden dem Speisebrei die meisten Nährstoffe entzogen und resorbiert oder als Treibstoff für den Körper »verbrannt«. In der ayurvedischen Medizin gilt der Dünndarm als Hitzezentrum oder Zentrum von *Agni*, dem Verdauungsfeuer. Es ist kein Zufall, dass dieser Teil des Darms besonders anfällig ist für chronische Entzündungen (ein Zeichen von zu viel Hitze).

Agni ist ein sehr wichtiges Konzept der ayurvedischen Medizin: Dabei handelt es sich um die Stoffwechselenergie, die Essen in Brennstoff für unsere täglichen Aktivitäten umwandelt; aber es ist auch das Verdauungsfeuer für Emotionen, Erlebnisse und alles andere, was wir in körperlicher, geistiger und emotionaler Hinsicht »in uns aufnehmen«. Ein starkes Agni bedeutet nichts anderes als eine starke Verdauung. Ein schwaches Verdauungsfeuer hingegen führt dazu, dass sich mehr Ama (also mehr Giftstoffe) im Körper ansammelt. Ein starkes Agni verbrennt das Essen und erhält die Verdauung gesund und kräftig, sodass Ihr Körper den Lebensmitteln, die Sie zu sich nehmen, ihre Nährstoffe entziehen kann. (Dieses Agni ist übrigens auch der Grund, warum man im Ayurveda grundsätzlich nichts Kaltes essen sollte – für die Biotransformation braucht der Körper Wärme.)

Bei Funktionsstörungen oder Erkrankungen des Dünndarms fällt es Ihrem Körper schwer, den Speisebrei in die Nährstoffe umzuwandeln, die der Körper zum Leben braucht. So greift das Immunsystem von Zöliakie-Patienten beispielsweise die der Nährstoffaufnahme dienenden Mikrovilli an und zerstört sie. Aus ayurvedischer Sicht schwächt diese Erkrankung das Verdauungsfeuer und kann auch unsere Fähigkeit beeinträchtigen, Lebensereignisse, die unsere Identität oder unser Selbstbild ins Wanken bringen, zu verarbeiten beziehungsweise zu verdauen. Solche Menschen fühlen sich oft zu »durchlässig«, genau wie ihre Darmwände es sind. Vielleicht spüren sie eine Schwächung ihres Selbstkonzepts, ihrer Identität und ihres persönlichen Machtgefühls. Ein schwaches Agni kann dazu führen, dass es einem schwerfällt, Dinge fertigzustellen und Ziele zu erreichen, oder dass man Pläne und Aufgaben aufgrund von Unsicherheit und Unentschlossenheit immer wieder auf die lange Bank schiebt. Ein solcher Mensch hat das »Feuer« der inneren Überzeugung oder den »Funken« einer starken Persönlichkeit verloren und wird anfälliger für äußere Einflüsse.

DER DICKDARM (KOLON)

Wenn Ihre Verdauung gut funktioniert, ist der Speisebrei, sobald er aus dem Dünndarm in den Dickdarm gelangt, schon fast völlig verdaut. Bis zu diesem Zeitpunkt sind die wichtigsten Verdauungsprozesse abgeschlossen und die meisten Nährstoffe aufgenommen. Im Dickdarm werden zwar immer noch Wasser und ein paar Nährstoffe resorbiert; doch ansonsten besteht die Aufgabe dieses Darmabschnitts darin, die übrig gebliebenen Abfallstoffe in Stuhl zu verwandeln und auszuscheiden. Von allen Organen des Verdauungstrakts enthält der Dickdarm die meisten Bakterien. Diese Bakterien formen den Stuhl, stehen aber (wie Sie im nächsten Kapitel noch erfahren werden) auch in enger Verbindung mit unserem Nervensystem. Der Prozess, durch den Abfallstoffe »inaktiv« gemacht werden, hängt großenteils von einer gesunden Darmflora im Dickdarm ab.

Aus ayurvedischer Sicht ist der Dickdarm der Ort, wo Ihr Stabilitätsgefühl lokalisiert ist. Im Idealfall sollten Sie sich stets geerdet, sicher und geborgen fühlen; wenn nicht, hängt das damit zusammen, dass Ihr Dickdarm in seiner Funktion gestört ist und Sie keine gesunde Dickdarmflora haben. Während Magenverstimmungen auf emotionale Belastungen zurückzuführen sind, steht ein aus dem Gleichgewicht geratener Dickdarm eher mit Funktionsstörungen oder Erkrankungen des Gehirns in Zusammenhang. In der ayurvedischen Medizin werden viele psychische und neurologische Probleme mit dem

Gesundheitszustand des Dickdarms in Verbindung gebracht, und die Wissenschaft ist gerade erst dabei, die biochemischen Grundlagen dieser Zusammenhänge aufzudecken. (Deshalb spielen Einläufe in der ayurvedischen Behandlung neurologischer Erkrankungen eine so wichtige Rolle.)

Früher war es für das westliche Denken schwer zu verstehen, warum ein Zusammenhang zwischen so weit auseinanderliegenden Organen wie Dickdarm und Gehirn bestehen sollte; doch durch die Ergebnisse neuerer Untersuchungen, die zeigen, wie die Bakterienflora im Dickdarm über den Vagusnerv unsere Stimmung und unsere Psyche beeinflusst, ja sogar bestimmt, verändert sich diese Sichtweise jetzt allmählich.[2] Endlich wird uns klar, dass der Zustand unserer Dickdarmflora auf das neurochemische Gleichgewicht in unserem Gehirn Einfluss hat; und wenn die Darmwände geschädigt sind, wirkt sich das übermäßige Wachstum schädlicher Darmbakterien besonders negativ auf die Blut-Hirn-Schranke aus.

Periphere Verdauungsorgane und -systeme

Einige Organe und Körpersysteme üben einen direkten Einfluss auf unsere Verdauungsfunktion aus, obwohl sie strenggenommen eigentlich nicht zum »Verdauungsschlauch« gehören. Leber und Lymphsystem (beide sehr wichtig für die Entgiftung) sorgen in Kooperation mit dem Verdauungstrakt dafür, dass Ihr Körper Nährstoffe aufnimmt und Abfallstoffe ausscheidet; die Bauchspeicheldrüse bildet wichtige Verdauungsenzyme, die Ihnen helfen, Ihr Essen zu verdauen und ihm Nährstoffe zu entziehen.

DIE LEBER

Eine der wichtigsten Aufgaben der Leber besteht darin, alles, was Sie essen, trinken oder einnehmen, auf toxische Substanzen hin zu untersuchen. Immer wenn sie einen Giftstoff entdeckt, neutralisiert sie ihn, damit er Ihnen nicht mehr schaden kann, und zwar entweder, indem sie ihn wasserlöslich macht (sodass er über die Nieren ausgeschieden werden kann) oder indem sie ihn fettlöslich macht (damit er entweder über den Dickdarm ausgeschieden oder im Körper gespeichert werden kann). Kann die Leber den Giftstoff auf diese Weise nicht unschädlich machen, bindet sie ihn an Gallensekret und schickt ihn wieder in den Dünndarm zurück, wo er die Reise durch Ihren Verdauungstrakt aufs Neue antritt. Deshalb nimmt die Toxizität von Giftstoffen bei jeder Reabsorption zu: weil sie von Mal zu Mal stärker konzentriert werden. Wenn die Leber mit zu vielen Giftstoffen überschwemmt wird, werden diese Toxine normalerweise in Fettzellen gespeichert und/oder immer wieder durch das Verdauungssystem geschleust. Das kann zu einer chronischen Entzündung der Schleimhaut führen, die den Verdauungstrakt auskleidet, und diese früher oder später schädigen.

Doch damit hat sich die segensreiche Tätigkeit Ihrer Leber noch nicht erschöpft. Sie ist eines der fleißigsten Entgiftungsorgane Ihres Körpers und erfüllt die verschiedensten Aufgaben:

- Sie entfernt schädliche Toxine aus Ihrem Blut,
- verstoffwechselt Cholesterin,
- bekämpft Infektionen,
- trägt zur Fettverdauung bei, indem sie Galle bildet und in die Gallenblase abgibt, von wo aus dieses Sekret wiederum in den Dünndarm weitertransportiert wird,
- speichert Nährstoffe und Vitamine
- und speichert Energie in Form von Glykogen.

In der ayurvedischen Medizin gilt die Leber nicht nur als chemische, sondern auch als emotionale Entgiftungsfabrik, die zum Abbau schädlicher Emotionen beiträgt. Ärzte beobachten immer wieder, dass Patienten mit Lebererkrankungen gleichzeitig auch unter Depressionen, vor allem aber unter Wut und Frustration leiden. Früher bezeichnete man Wut sogar als Galle. (Das ist das Sekret, das die Leber absondert, um Abfallstoffe aus dem Körper zu entfernen.) Das erinnert mich immer an die Klischeevorstellung vom wütenden oder emotional instabilen Alkoholiker; und aus ayurvedischer Sicht ergibt das auch durchaus einen Sinn, denn Alkohol ist ein starkes Lebergift (Hepatotoxin), das die Leber daran hindert, chemische ebenso wie emotionale Toxine abzubauen – bis man irgendwann voller »Gift und Galle« steckt; Zorn, der nicht »verstoffwechselt« wird, sondern sich nach innen wendet, verwandelt sich häufig in eine Depression.

Viele meiner Patienten mit Leberproblemen leiden unter schweren Depressionen; und wenn sie dann mit meinem Stoffwechsel-Powerprogramm beginnen, schlägt ihre Depression plötzlich in Wut um. Darüber wundern sie sich oft sehr: Woher kommt dieser ganze Zorn so plötzlich? Doch für mich ist das ein ganz logischer Vorgang: Dadurch, dass der Leberstoffwechsel jetzt wieder besser funktioniert, baut die Leber nicht nur die physischen Toxine ab, die sich im Körper angesammelt haben, sondern auch die emotionalen

Giftstoffe, die sich zu einem so großen Berg angestaut hatten, dass sie eine Depression erzeugten. Diese emotionale Belastung wird nun allmählich abgebaut, und der unverdaute, zur Depression gewordene Zorn verwandelt sich mit seiner Ausscheidung aus dem Körper wieder in Wut zurück. Dieses Phänomen fasziniert mich immer wieder: Viele dieser Menschen haben ein Leben lang an ihrem Zorn festgehalten (und ihrer Leber dadurch geschadet). Sie sind es nicht gewohnt, diese Wut abreagieren zu können; wenn das nun ganz spontan passiert, verstehen sie die Welt nicht mehr. Oft haben sie auch sehr lebhafte, manchmal von Gewalt geprägte Träume. Das kommt daher, dass ihr Gehirn den aus dem Körper freigesetzten Zorn irgendwie zu verarbeiten versucht: Das Unterbewusstsein bemüht sich, zur »Verdauung« ihrer angestauten Wut beizutragen.

DIE BAUCHSPEICHELDRÜSE

Die Bauchspeicheldrüse spielt eine wichtige Rolle für den Verdauungsprozess. Sicherlich kennen Sie diese Drüse als das Organ, das Insulin herstellt. Tatsächlich ist ein Teil der Bauchspeicheldrüse für die Kontrolle des Blutzuckerspiegels zuständig (weil Insulin Zucker aus dem Blut in die Zellen transportiert). Doch die Bauchspeicheldrüse stellt auch das Hormon Glukagon her, das die Leber dazu anregt, gespeicherten Zucker abzubauen und bei Bedarf ans Blut abzugeben. In ihrem Zusammenwirken erzeugen Insulin und Glukagon ein fein austariertes Gleichgewicht und halten den Blutzuckerspiegel stabil.

Es gibt aber auch noch einen anderen Teil der Bauchspeicheldrüse, der ebenfalls eine wichtige Verdauungsaufgabe erfüllt. Dieser Teil produziert drei verschiedene Enzyme, die für die Aufspaltung von Lebensmitteln zuständig sind: Die Amylase spaltet Kohlenhydrate, die Lipase Fette und die Protease Eiweiße. Wenn die Bauchspeicheldrüse nicht genug von diesen Enzymen ausschüttet, muss der Dickdarm diesen unverdauten Speisebrei bewältigen, was eine große Belastung für ihn darstellt. Dadurch können die verschiedensten Verdauungsprobleme entstehen:

- Bei einem Amylasemangel gelangen mehr unverdaute Kohlenhydrate in den Dickdarm, was zu Gasbildung und Blähungen (aber ohne unangenehme Gerüche) führt.
- Bei einem Lipasemangel können Fettstühle auftreten.
- Bei einem Proteasemangel gelangen mehr unverdaute Eiweiße in den Dickdarm, was zu Gasbildung und ziemlich heftig stinkenden Blähungen führt.

Wenn Sie Ihre Bauchspeicheldrüse in guter Funktion erhalten, wird auch Ihre Verdauung gut funktionieren, und Ihr Blutzucker- und Insulinspiegel wird relativ stabil bleiben.

CYTOCHROM-P450-ENZYME: DIE ENTGIFTUNGSZENTRALE IHRES KÖRPERS

Ihre Leber verfügt über ein wichtiges System zur Verarbeitung von Giftstoffen. Dieses System besteht aus den sogenannten *Cytochrom-P450-Enzymen.* Diese Enzyme spielen für die Verstoffwechselung von Substanzen, die Toxine enthalten (beispielsweise Arzneimitteln, Drogen, Alkohol und andere Chemikalien), eine wichtige Rolle. Während meines Medizinstudiums hielt ich die Cytochrom-P450-Enzyme für langweilig, weil wir lernen mussten, welche Medikamente über diesen Weg und welche auf andere Weise abgebaut werden. Es war wirklich nur ein stures Auswendiglernen. Damals war mir noch nicht klar, was für ein faszinierendes System das ist: Es baut nicht nur Medikamente, sondern auch Umweltgifte, Alkohol, Partydrogen und die toxischen Nebenprodukte von Lebensmitteln ab, dazu außerdem die giftigen Nebenprodukte Ihres eigenen Stoffwechsels. Durch den Prozess der Biotransformation wandeln die Enzyme diese toxischen Substanzen in wasser- oder fettlösliche Formen um, sodass sie gefahrlos ausgeschieden oder im Körper gespeichert werden können.

Das Problem ist nur: Mit je mehr Toxinen Ihr Organismus in Berührung kommt, umso stärker wird dieses Enzymsystem überlastet. Stellen Sie sich eine gute Autowaschanlage vor, aus der die Autos blitzsauber wieder herauskommen. Diese Anlage hat vier Waschplätze. Solange nur vier Autos gleichzeitig gewaschen werden müssen, läuft der Betrieb reibungslos; doch wenn 12, 24 oder gar 50 Autos auf einmal in die Waschanlage fahren, wird es eng: Dann müssen die Autofahrer ziemlich lange warten, bis sie drankommen. Manche wollen vielleicht nicht so lange ausharren; also fahren sie wieder aus der Waschanlage heraus, und ihre Autos bleiben dreckig, vielleicht hoffen sie, dass es regnet, oder versuchen, ihr Auto zu Hause selbst zu waschen; doch keine dieser anderen Methoden ist so effektiv wie die Autoreinigung in der Waschstraße.

Die Cytochrom-P450-Enzyme sind so etwas Ähnliches wie diese Autowaschanlage: Wenn sie überlastet werden, entsteht ein Stau. Wenn Sie das vermeiden möchten, haben Sie zwei Möglichkeiten, dagegen vorzugehen:

- Engagieren Sie gutes Personal für die Waschstraße – das heißt im übertragenen Sinn: Liefern Sie Ihrem Körper die Nährstoffe, die er braucht, um diese Enzyme in ihrer Wirkung zu unterstützen. Die Nährstoffe, welche die Cytochrom-P450-Signalwege unterstützen, fungieren als Kofaktoren: Das heißt, sie machen das System funktionstüchtiger – genau wie die Mitarbeiter, die die Autowaschanlage betreuen und warten, das Geld der Kunden in Empfang nehmen und mehr Plätze einrichten, um noch mehr Autos durchschleusen zu können. Ohne dieses Personal wäre die Waschanlage schon nach kürzester Zeit funktionsunfähig – genauso, wie auch Ihre Entgiftungssysteme ohne Nährstoffe nicht funktionieren. Deshalb werden Sie Ihren Körper im Rahmen des Stoffwechsel-Powerprogramms förmlich mit Nährstoffen überschwemmen und außerdem Guggul einnehmen. Guggul reguliert die Expression dieser Entgiftungsenzyme hoch und versetzt Ihre Leber in einen Hochleistungs-Entgiftungsmodus. Doch vorher müssen wir Ihre Leber erst einmal richtig ernähren, und zwar mit dem Stoffwechsel-Powersaft und der Stoffwechsel-Powerbrühe. Ohne diese Vorbereitung würden Sie unter zu starken Entgiftungssymptomen leiden.

- Lassen Sie weniger Autos in die Waschanlage hineinfahren – mit anderen Worten: Senken Sie Ihre Giftstoffbelastung. Dank des Stoffwechsel-Powerprogramms wird Ihnen das leichtfallen, denn dieses Programm erhöht Ihre Sensibilität gegenüber Substanzen, die zu der Toxinbelastung beitragen. Viele meiner Patienten erzählen mir, dass sie während des Stoffwechsel-Powerprogramms spontan mit dem Rauchen oder Trinken oder der Einnahme von Partydrogen aufgehört haben. »Ich weiß auch nicht, warum – ich habe einfach plötzlich das Rauchen aufgegeben«, sagen sie. So eine wirksame Entgiftung erreicht man mit dem Stoffwechsel-Powerprogramm!

DAS LYMPHSYSTEM

Das Lymphsystem ist ein Netzwerk aus Knoten, Gefäßen und Klappen, die direkt unter der Haut liegen und Lymphe durch den Körper transportieren – eine durchsichtige Flüssigkeit, die weiße Blutkörperchen und Abfallstoffe enthält. Auch dieses System ist eine wichtige Entgiftungszentrale Ihres Körpers: Es trägt zum Abtransport von Flüssigkeit aus den Zellzwischenräumen bei und sorgt dafür, dass weiße Blutkörperchen im Körper zirkulieren, um Infektionen abzuwehren. Außerdem beseitigt es Abfallstoffe (zum Beispiel fettlösliche Toxine) aus dem Verdauungstrakt, die anschließend zu den Lymphknoten transportiert werden. In diesen Lymphknoten sitzen Immunzellen, die schädliche Organismen wie beispielsweise Viren und Bakterien abtöten und Abfallstoffe über den Blutstrom in Leber und Nieren befördern, damit sie ausgeschieden werden können.

Das ist ein ziemlich komplizierter Prozess; doch der Einfachheit halber vergleiche ich das Lymphsystem gern mit einer Art Müllwagen, der Abfälle aus Ihren Organen und Zellzwischenräumen beseitigt und in die Lymphbahnen (Landstraßen) hineinschleust, damit Ihre Zellen nicht im Müll ersticken. Diese Abfallstoffe durchlaufen Ihre Lymphknoten und werden schließlich über die Nieren und die Harnblase ausgeschieden oder gelangen ins Venensystem, um anschließend von der Leber gefiltert zu werden.

WAS HAT DIE LYMPHE MIT DEM VERDAUUNGSSYSTEM ZU TUN?

In der Schulmedizin gilt das Lymphsystem als Teil der Immunabwehr; doch zwei Drittel Ihres Immunsystems liegen im Verdauungstrakt, und zwar in zwei verschiedenen Formen: als Lymphgewebe in den Därmen, das in der medizinischen Fachsprache als GALT (*Gut-Associated Lymphoid Tissue* = darmassoziiertes lymphatisches Gewebe) bezeichnet wird, und in Form von Darmbakterien, die mit diesem Gewebe interagieren. Traditionell wurde das Lymphsystem schon immer als Teil des Kreislaufsystems betrachtet, obwohl es nicht mit dem Herzen in Verbindung steht und die Lymphe auch nicht vom Herzen durch den Körper gepumpt wird. Meiner Meinung nach ist es daher zutreffender, das Lymphsystem als Abfallbeseitigungssystem zu klassifizieren. Deshalb bespreche ich es auch in diesem Kapitel; denn die Beseitigung von Abfallstoffen ist eine der wichtigsten Aufgaben Ihres Verdauungssystems.

Da unsere Lymphe ein »Einzelkämpfer« ist – also weder vom Herzen angetrieben noch über die Aktivität glatter Muskeln durch den Körper transportiert wird (so wie der Speisebrei im Verdauungstrakt) –, kann es leicht passieren, dass sie zu langsam fließt und es zu Lymphstauungen kommt. Dann kann die Lymphe das Verdauungssystem nicht mehr von seinen Giftstoffen befreien; so entsteht auch in Ihren Verdauungsorganen ein Stau, da Ihr Körper immer weniger Abfallstoffe aus dem Verdauungstrakt abtransportieren kann. Zu langsam fließende Lymphe führt außerdem zu Flüssigkeitsansammlungen im Körper, sodass Sie aufgedunsen und irgendwie »dicklich« wirken, was aber nicht an zu viel Fett liegt, auch wenn Sie das vielleicht denken. (Deshalb spreche ich in diesem Zusammenhang von »Lymphstauungs-Pseudofett«.)

Die Lymphe hat es deshalb so schwer, weil sie entgegen der Schwerkraft nach oben fließen muss, ohne dass es irgendeinen inneren Mechanismus gibt, der sie dabei unterstützt. Die Lymphe muss in die Lymphknoten gelangen, damit die darin enthaltenen Giftstoffe von den Immunzellen der Lymphknoten herausgefiltert werden können; und doch gibt es mit Ausnahme von körperlicher Bewegung keine Kraft, die die Lymphe nach oben drückt. Deshalb sammelt und staut Lymphe sich besonders leicht im unteren Teil des Körpers an. Aus diesem Grund haben viele Menschen geschwollene Füße und Knöchel, vor allem, wenn sie sich zu wenig bewegen. Manche Menschen (beispielsweise ich) besitzen von Geburt an weniger Lymphknoten und leiden daher bei Entzündungen noch stärker unter übermäßigen Wasseransammlungen und Lymphstauungen im Körper.

Die einzige Möglichkeit, Lymphe in Bewegung zu versetzen, besteht – wie gesagt – in körperlicher Aktivität. Sie können zum Beispiel Sport treiben, Gymnastikübungen machen oder sich ganz einfach intensiv bewegen: Durch periphere Muskelaktivität wird Druck auf das haarfeine Lymphgefäßsystem ausgeübt. Die wirksamsten Übungen hierzu sind Seilhüpfen und Trampolinspringen (was man neuerdings *Rebounding* nennt); Sie können aber auch einfach nur auf dem Boden auf und ab hüpfen (wobei das Springen auf einem Trampolin die Gelenke allerdings weniger belastet). Meine Lieblingsmethode, die Lymphe zum Fließen zu bringen, sind Lymphdrainagen, die man sich entweder von einem hierfür ausgebildeten Therapeuten geben oder auch selbst durchführen kann. Wenn Sie Probleme mit Lymphstauungen und Pseudofett haben, empfehle ich Ihnen, sich täglich eine »Do it yourself«-Lymphmassage zu gönnen. (In Kapitel 6 erfahren Sie, wie das geht.)

Sie können Ihre Neigung zu Schwellungen und Lymphstauungen aber auch bekämpfen, indem Sie dafür sorgen, dass Ihr Lymphsystem besser funktioniert. Einige Aspekte des Stoffwechsel-Powerprogramms wirken sich unmittelbar auf die Lymphgefäße aus: zum Beispiel die Lymphmassage und bestimmte pflanzliche Heilmittel wie Manjistha und Guggul.

Leiden Sie unter Pseudofett?

Da so viele Menschen zu Lymphstauungen neigen, möchte ich ein bisschen näher auf dieses sogenannte Pseudofett eingehen. Bei den meisten Menschen, die glauben, zu viel Fettgewebe zu haben, stecken in Wirklichkeit Lymphstauungen dahinter. Solche Stauungen sehen genauso aus wie Fett und fühlen sich auch so an (sehr weich, wie ein mit Wasser gefüllter Ballon); aber sie verändern sich im Lauf des Tages und während des Menstruationszyklus. Wenn Sie zu den Menschen gehören, die über Nacht zweieinhalb Kilo zunehmen (oder innerhalb einer Woche zweieinhalb Kilo abnehmen) können, leiden Sie wahrscheinlich unter Pseudofett.

Das können Sie leicht herausfinden; Sie brauchen dazu nur die folgenden Fragen zu beantworten. Mein Programm enthält ein paar spezielle Informationen und Empfehlungen für Menschen, die unter Lymphstauungen leiden.

Echtes Fettgewebe oder Pseudofett?

1. Ändert sich Ihr Körpergewicht innerhalb von 24 Stunden häufig um mehr als 2 bis 2,5 Kilo?

2. Kommen Sie nur schwer ins Schwitzen, auch beim Sport?

3. Bekommen Sie Ihre Ringe abends nur schwer ab, weil Ihre Finger geschwollen sind?

4. Bilden sich an Ihren Füßen Druckstellen von den Schuhen, oder schneidet das Bündchen Ihrer Socken so in Ihre Fußknöchel ein, dass ringförmige Kerben entstehen?

5. Leiden Sie unter Gelenkschmerzen? Fühlen Sie sich oft steif, vor allem, nachdem Sie eine Zeit lang gesessen haben?

6. Leiden Sie unter starker Zellulitis? (Ein bisschen Zellulitis hat jeder Mensch; aber haben Sie sehr viele Dellen und sind diese bei Ihnen besonders deutlich sichtbar?)

7. Für Frauen: Nehmen Sie um die Zeit Ihrer Menstruation mehr als zweieinhalb Kilo zu?

Wenn Sie mindestens zwei dieser Fragen mit Ja beantwortet haben, leiden Sie wahrscheinlich unter Pseudofett und sollten in Phase eins des Stoffwechsel-Powerprogramms Manjistha-Pulver in Ihren Tee geben. Dieses pflanzliche Heilmittel unterstützt Ihren Körper beim Lymphtransport und trägt zum Abbau von Pseudofett bei.

WURDEN BEI IHNEN LYMPHKNOTEN ENTFERNT?

Menschen, bei denen – oft im Rahmen einer Krebstherapie (vor allem bei Brustkrebs) – Lymphknoten operativ entfernt werden mussten, haben besonders große Probleme mit Lymphstauungen. Das kann zu starken Schwellungen führen (beispielsweise im Arm, falls Lymphknoten aus der Achselhöhle entfernt wurden) – ein gefährlicher Zustand, den man als Lymphödem bezeichnet. Für solche Menschen ist es besonders wichtig, sich täglich eine Lymphmassage zu verabreichen. Außerdem sollten sie den Tee, den sie in Phase eins des Stoffwechsel-Powerprogramms zu trinken beginnen, mit Manjistha-Pulver anreichern. Manjistha-Pulver wird aus der

Krappwurzel oder Färberwurzel gewonnen, die zur Familie der Rötegewächse gehört und eine stark anregende Wirkung auf das Lymphsystem hat. Vielleicht sollten Sie auch regelmäßig professionelle Lymphdrainagen durchführen lassen. Diese schmerzlose, angenehme Behandlung sollte von einem Masseur oder Physiotherapeuten durchgeführt werden, der eine spezielle Ausbildung darin absolviert hat. Ihr Arzt müsste in der Lage sein, Ihnen einen Therapeuten hierfür zu empfehlen; viele dieser Physiotherapeuten arbeiten in Krankenhäusern und sind auf die Behandlung von Patienten spezialisiert, die eine operative Lymphknotenentfernung hinter sich haben. Doch selbst wenn Sie sich regelmäßig eine professionelle Lymphdrainage verabreichen lassen, sollten Sie die Wirkung der täglichen Selbstmassage nicht unterschätzen.

Wenn die Verdauung aus dem Ruder läuft

Eigentlich sollte Ihr Verdauungssystem so gut funktionieren, dass es in der Lage ist, die Nährstoffe aufzunehmen, die Ihr Körper für seine täglichen Aktivitäten braucht, und genügend körpereigene und aus der Außenwelt stammende Abfall- und Giftstoffe auszuscheiden. Doch leider kann im menschlichen Verdauungstrakt eine Menge schiefgehen. Zum Beispiel:

- Die Giftstoffbelastung kann so groß werden, dass Ihr Organismus nicht mehr damit fertig wird. (Das kommt leider immer häufiger vor, da unsere Lebensmittel immer stärker industriell verarbeitet werden und auch die Umweltverschmutzung immer mehr zunimmt.) Die Giftstoffe, die in den Verdauungstrakt gelangen, können die Darmschleimhaut schädigen und zu Entzündungen führen.

- »Gute« Darmbakterien können von gesundheitsschädigenden Bakterien verdrängt werden. Außerdem kann es zu übermäßigem Bakterienwachstum im Darm kommen. Diese Bakterien können Endotoxine, sogenannte LPS (Lipopolysaccharide), freisetzen. Diese Toxine fördern Entzündungsprozesse, wodurch die Darmschleimhaut noch mehr geschädigt wird. LPS wurden übrigens nicht nur mit Funktionsstörungen des Darms, sondern auch mit Erkrankungen der Psyche und des Gehirns wie beispielsweise Depressionen, Schizophrenie (und in noch nicht veröffentlichten Untersuchungen, die gerade durchgeführt werden, auch mit der Parkinson-Krankheit) in Verbindung gebracht.[3] Man kann diese Endotoxine nur loswerden, indem man die Entzündung der Darmschleimhaut zum Abklingen bringt und die Darmflora wieder normalisiert.

- Eine geschädigte Darmschleimhaut kann Nährstoffe nicht mehr so gut aufnehmen: Das heißt, Ihr Körper kann die Lebensmittel, die Sie essen, nicht mehr richtig verarbeiten. Dadurch entsteht Ama. Die Entgiftungsorgane (beispielsweise die Leber) werden überlastet und unterernährt. Außerdem können durch eine geschädigte Darmschleimhaut Nahrungspartikel aus dem Verdauungstrakt in den Blutstrom gelangen und das Immunsystem überstimulieren. (Dieses Phänomen wird manchmal als »*Leaky-Gut*-Syndrom« bezeichnet.)

All diese Probleme können zu durchlässigen Darmwänden, Verstopfung, Lymphstauungen, Leberfunktionsstörungen oder Insulinresistenz führen. Dadurch kann es zu Entzündungsprozessen im ganzen Körper kommen, die wiederum häufig zu Gewichtszunahme, »*Brain Fog*« (dem bereits erwähnten Gefühl, geistig wie benebelt zu sein), Fatigue und chronischen Erkrankungen führen.

Wie das Stoffwechsel-Powerprogramm Ihre Verdauung wieder in Ordnung bringt und die Entgiftung optimiert

Fast alle Aspekte des Stoffwechsel-Powerprogramms haben eine positive und heilsame Wirkung auf die Verdauung:

- *Das Programm bringt Entzündungsprozesse zum Abklingen.* Die Gewürze in Ihrem Stoffwechsel-Powertee und Ihrem Stoffwechsel-Powercurrypulver (vor allem Kurkuma, Kreuzkümmel, Koriander, Fenchel und Amla) wirken sich besonders positiv auf Entzündungsprozesse im Darm aus. Das Currypulver hat eine starke antioxidative Wirkung, das heißt, es wirkt den zerstörerischen Effekten freier Radikale entgegen und reduziert oxidativen Stress auf ein Minimum. Außerdem befeuern die Gewürze Ihr Agni, sodass Ihr Verdauungssystem Ama im Darm besser verbrennen kann.

- *Es repariert durchlässige Darmwände.* Die Stoffwechsel-Powerbrühe hat aufgrund des darin enthaltenden Glutamins eine heilende Wirkung auf den Darm. Sie wird häufig zur Heilung eines *Leaky-Gut*-Syndroms verordnet. Triphala trägt ebenfalls zur Reparatur der Darmschleimhaut bei.

- *Es reinigt das Blut.* Guggul fischt die Makromoleküle, die aus dem Darm in den Blutkreislauf gelangen, besonders wirksam wieder aus dem Blut heraus, sodass die fehlgeleitete Immunreaktion Ihres Körpers wieder abklingen kann. Das ist teilweise darauf zurückzuführen, dass Guggul die Leberfunktion verbessert und auf diese Weise die natürlichen Entgiftungsmechanismen Ihres Körpers beschleunigt.

- *Es normalisiert die Darmflora.* Die Ballaststoffe, die Sie im Rahmen dieses Programms zu sich nehmen werden, sind eine hervorragende Nahrungsquelle für gesunde Darmbakterien, sodass diese die schädliche Darmflora besser verdrängen können.

LEAKY-GUT-SYNDROM

Das *Leaky-Gut*-Syndrom ist ein umstrittenes Phänomen. Anfangs taten die meisten Ärzte dieses Syndrom als Humbug ab; doch inzwischen gibt es viele wissenschaftliche Beweise dafür, dass es tatsächlich existiert, und auch immer mehr Ärzte sind mittlerweile dieser Ansicht – selbst wenn sie das Phänomen noch nicht richtig verstanden haben.[4] Hier mein Verständnis dieses Syndroms, das ich aufgrund von wissenschaftlichen Untersuchungen, medizinischen Tests und den Erfahrungen meiner Patienten gewonnen habe: Ein *Leaky-Gut*-Syndrom entsteht, wenn das dichte Netz der Dünndarmwandzellen, auf dem die zur Aufnahme von Nährstoffen aus der Nahrung dienenden Mikrovilli sitzen, Schaden nimmt und seine Filterfunktion verliert. Das kann zum Beispiel passieren, wenn der Dünndarm durch Entzündungsprozesse und Giftstoffe geschädigt wird. Aber auch bestimmte Medikamente – zum Beispiel nichtsteroidale Antirheumatika (NSAR), Aspirin, Immunsuppressiva, Chemotherapeutika – und Behandlungsverfahren wie beispielsweise eine Strahlentherapie können eine solche Schädigung verursachen. Wenn man immer wieder toxische Nahrungsmittel zu sich nimmt, die zu Entzündungen im Darm führen, kann ebenfalls ein *Leaky-Gut*-Syndrom entstehen. Dieser Schädigungsprozess kann schon lange vor dem Auftreten erster Symptome und vor der Entstehung einer diagnostizierbaren chronischen Erkrankung beginnen.

Für die Regulation der *Tight Junctions* (englisch für »dichte Verbindungen«; dies sind sogenannte Schlussleisten, welche die Zwischenräume zwischen den Zellen der Darmwand abdichten) ist ein Eiweiß namens Zonulin zuständig; doch bei Menschen, die aufgrund ihrer erblichen Veranlagung hierfür anfällig sind, werden die Zonulin-Signalwege dereguliert; so können Lecks im Netzwerk der Darmepithelzellen entstehen.[5] Meiner Meinung nach kommt es dazu meist durch eine leichte chronische Entzündung der Dünndarmschleimhaut, die wiederum auf verschiedene Ernährungsfaktoren (Glutensensitivität, übermäßigen Zuckerkonsum) und Umweltfaktoren (Lebensmittelzusatzstoffe/Konservierungsstoffe) zurückzuführen ist: Diese negativen Einflüsse fügen dem Gewebe permanent

Schaden zu – so lange, bis kleine Risse in dem Netz entstehen. Doch egal, aus welchen Gründen die Darmschleimhaut durchlässig wird – das hauptsächliche Problem besteht darin, dass Substanzen, die eigentlich innerhalb des Verdauungstrakts bleiben sollten, durch diese Risse in den Blutstrom gelangen – und zwar nicht nur Giftstoffe, sondern auch Nahrungspartikel, die völlig harmlos sind, solange sie sich im Verdauungstrakt befinden, im Blutkreislauf aber großen Schaden anrichten können.[6] Viele Nahrungspartikel (zum Beispiel Eiweiße) ähneln körpereigenen Geweben. So hat das in vielen Getreidearten enthaltene Gluten beispielsweise Ähnlichkeit mit Schilddrüsenzellen. Wenn dieses Gluten durch eine zu durchlässige Darmschleimhaut aus dem Verdauungstrakt in den Blutstrom gelangt, nimmt der Körper es als unerwünschten Eindringling wahr und beginnt die Gluteneiweiße anzugreifen. Gleichzeitig attackiert er aber auch die den Gluteneiweißen ähnelnden Schilddrüsenzellen. Deshalb scheint es einen Zusammenhang zwischen Glutenunverträglichkeit (Zöliakie) und bestimmten Autoimmunerkrankungen der Schilddrüse wie beispielsweise der Hashimoto-Thyreoiditis und der Basedow'schen Krankheit,[7] aber auch anderen Autoimmunkrankheiten zu geben.[8] In den letzten Jahren sind Autoimmunerkrankungen sehr viel häufiger geworden,[9] vor allem bei Frauen – vielleicht weil viele Umweltgifte Ähnlichkeit mit Östrogen haben sowie auch eine ähnliche Wirkung entfalten und weil Frauen mehr Östrogenrezeptoren besitzen. Glücklicherweise werden zurzeit einige Tests entwickelt, mit deren Hilfe man diesen Prozess erkennen kann, bevor er sich zu einer richtigen Autoimmunkrankheit entwickelt.[10]

Bis es so weit ist, dass diese Tests auf den Markt kommen, sollten wir uns bemühen, Lecks in der Darmschleimhaut zu reparieren; denn dadurch kann man gleichzeitig auch einen wichtigen Beitrag zur Heilung von Autoimmunprozessen im Körper leisten. Wenn eine Autoimmunkrankheit jedoch erst einmal entstanden ist, kann es einige Zeit dauern, diesen Prozess wieder rückgängig zu machen. Die Abheilung einer zu durchlässigen Darmschleimhaut kann drei bis sechs Monate dauern; die positiven Auswirkungen dieses Heilungsprozesses zeigen sich aber erst dann, *wenn die Entzündung vollkommen abgeklungen und der schädliche Einfluss restlos beseitigt ist.* Zunächst einmal muss man den Verdauungstrakt beruhigen, die Entzündung lindern und die Verdauung wieder in normale Bahnen lenken. Insgesamt kann es also ein bis zwei Jahre dauern, bis so eine Autoimmunerkrankung richtig abgeheilt ist.

- *Es sorgt für eine schnellere Beseitigung von Giftstoffen aus dem Körper.* Der Stoffwechsel-Powertee entfernt Toxine aus dem Verdauungstrakt und schwemmt wasserlösliche Giftstoffe aus den Nieren heraus. Flohsamenschalen und Leinsamen binden Toxine im Verdauungstrakt – Umweltgifte wie beispielsweise Schwermetalle ebenso wie unverdaute Nahrungspartikel und andere Abfallstoffe. Guggul verstärkt die Expression der für die Entgiftung zuständigen Leberenzyme, sodass die Leber ihre Entgiftungsfunktion besser erfüllen kann. Außerdem baut Guggul Fette ab und trägt zur Freisetzung und Beseitigung fettlöslicher Giftstoffe bei.

- *Es ermöglicht eine bessere Entgiftung über Haut und Lymphsystem.* Durch Trockenmassagen mit Seidenhandschuhen (Lymphmassagen) werden im Lymphsystem gespeicherte Giftstoffe ins Venensystem transportiert, damit die Leber sie abbauen kann (Pseudofett). Außerdem wird das Lymphsystem durch Guggul und den Stoffwechsel-Powertee besser durchgespült.

- *Es versorgt die Entgiftungsorgane mit Nährstoffen.* Die Entgiftungskanäle unseres Körpers brauchen Nährstoffe und Energie. Der Stoffwechsel-Powersaft und die Stoffwechsel-Powerbrühe liefern Ihren Entgiftungsorganen alles, was sie für eine optimale Leistungsfähigkeit benötigen. Außerdem lindern diese Nahrungszusätze Entgiftungssymptome, die auftreten können, wenn man mit dem Essen nicht genügend Nährstoffe und Energie aufnimmt.

- *Es beruhigt das Gehirn.* Ihr Darm und Ihr Gehirn stehen eng miteinander in Verbindung. Ashwagandha und Brahmi wirken auf verschiedene Gehirnregionen ein und mildern sowohl Stressreaktionen als auch Heißhungerattacken ab, sodass Sie innerlich weniger angespannt sind und sich besser darauf konzentrieren können, wie Ihr Körper sich während seines Heilungsprozesses fühlt. Außerdem tragen diese beiden pflanzlichen Heilmittel zur Heilung des gesamten enterischen Nervensystems (also des Nervensystems in Ihrem Darm) bei.

- *Es verarbeitet Emotionen.* Meditation hilft Ihnen bei der »Verdauung« von unverarbeitetem geistigem/psychischem und emotionalem Ama, das selbst die besten Entgiftungsprogramme sabotieren kann, wenn es nicht abgebaut wird.

Um dieses wichtige Prinzip der ayurvedischen Medizin noch einmal hervorzuheben: Es liegt nicht an Ihrer Ernährung, sondern an Ihrer Verdauung. Ich kann gar nicht oft genug betonen, wie wichtig ein funktionstüchtiger Verdauungstrakt für Ihre Gesundheit und für die optimale Funktion der Entgiftungssysteme Ihres Körpers ist. Alles beginnt im Darm – auch der Heilungsprozess. Deshalb werden wir uns im Rahmen des Stoffwechsel-Powerprogramms auf dieses so wichtige Organ konzentrieren, um Ihren Körper und Ihr Gehirn wieder in einen optimalen Gesundheitszustand zu bringen.

KAPITEL 5

LEAKY BRAIN: WAS HAT DAS GEHIRN MIT DEM DARM ZU TUN?

Nun, da wir uns über das Gehirn und den Darm unterhalten haben, ist es an der Zeit, beides miteinander in Verbindung zu bringen. Die Zusammenhänge zwischen Darm und Gehirn sind wirklich verblüffend. Wenn ich sie meinen Patienten erkläre, sind sie oft sehr erstaunt und empfinden das als Anreiz, ihre Lebensweise zu ändern und intensiver über ihren Körper und ihre Ernährung nachzudenken als bisher.

Sobald Ihnen klar wird, dass in Ihrem Organismus alles mit allem zusammenhängt und dass es eine wichtige Bewusstseins- und Gesundheitsachse gibt, die mitten durch Ihren Körper hindurchläuft und Darm und Gehirn miteinander verbindet wie eine Autobahn, werden Sie diesen Körper mit ganz neuen Augen sehen. Dieses Umdenken eröffnet Ihnen eine Chance für echte Veränderungen, die Sie aus eigener Kraft bewerkstelligen können.

In diesem Kapitel wollen wir uns zunächst einmal mit dem Gehirn beschäftigen – aber nicht mit dem Gehirn in Ihrem Kopf, sondern mit dem zweiten Gehirn, das sich im Darm befindet.

Das Gehirn in Ihrem Darm

Ja, der Darm hat tatsächlich ein eigenes Gehirn: das sogenannte *enterische Nervensystem (ENS)*. Dabei handelt es sich um ein Netz aus Nervenzellen, Neurotransmittern, Eiweißen und Nervenknoten namens Ganglien – ganz ähnlich wie im Gehirn. Dieses Nervensystem liegt direkt unterhalb der Darmschleimhaut in einer dünnen Bindegewebsschicht namens Submukosa, aber auch im glatten Muskelgewebe des Verdauungstrakts. Es erstreckt sich über den gesamten Verdauungsschlauch; also handelt es sich dabei im Gegensatz zu dem kompakten, rundlichen Gehirn in unserem Schädel um ein sehr lang gezogenes, schmales Denkorgan.

Das ENS hat ungefähr genauso viele Nervenzellen wie das gesamte Rückenmark (200 bis 600 Millionen); und genau wie das Gehirn versendet und empfängt auch der Darm Nervenimpulse, speichert Erfahrungen ab und reagiert auf Emotionen. Seine Nervenzellen schütten die gleichen Nervenbotenstoffe (Neurotransmitter) aus und werden auch wiederum von den gleichen Neurotransmittern beeinflusst wie jene im Gehirn. Die meisten Menschen können sich nicht vorstellen, dass ihr Darm so etwas wie Intelligenz besitzt; aber es ist tatsächlich so. Die Neuronen im Darm senden über den Vagusnerv – einen langen Nerv, der sich vom Hirnstamm bis ans unterste Ende des Verdauungstrakts zieht – Signale ans Gehirn, die dieses in Wahrnehmungen, Gedanken oder Gefühle übersetzt. ENS und Gehirn kommunizieren ständig miteinander; doch diese Kommunikation ist keine Einbahnstraße. Früher glaubte man, dass das ENS dem Gehirn lediglich zuarbeitet und seine Befehle ausführt; doch inzwischen wissen wir, dass dem Gehirn bei diesem Informationsaustausch eher eine Zuhörerrolle zukommt. Die Kommunikation geht zu 90 Prozent vom ENS aus: Der Darm hört gewissermaßen »in sich hinein« und erteilt dem Gehirn dann aufgrund der Erkenntnisse, die er aus dieser Introspektion gewinnt, seine Anweisungen.

Außerdem war man früher der Ansicht, dass das ENS in seiner Arbeit vom Gehirn abhängt; doch mittlerweile weiß man, dass das nicht stimmt: Das ENS agiert völlig autonom. Es kommuniziert zwar mit dem Gehirn, kann seine Funktion aber unabhängig von diesem erfüllen – selbst wenn man den Vagusnerv durchtrennt. Ohne Input vom Gehirn funktioniert es zwar nicht mehr ganz so gut, stirbt aber keineswegs ab. Außerdem arbeitet Ihr ENS nicht nur selbstständig, sondern ist auch in der Lage, zu lernen und sich zu erinnern. Sie können Ihrem Darm also (absichtlich oder unabsichtlich) Verhaltensweisen beibringen: zum Beispiel bestimmte Mahlzeiten mit Stress (und Verdauungsstörungen) zu assoziieren oder zu einer bestimmten Tageszeit Heißhunger auf ein bestimmtes Lebensmittel zu bekommen.

Das ENS erfüllt aber auch noch andere Aufgaben: Es steuert die Muskelaktivität des Verdauungstrakts, die sogenannte *Peristaltik* (jene wellenähnlichen Bewegungen, die den Speisebrei durch das Verdauungssystem schieben), und die Ausschüttung von Verdauungsenzymen, die Ihre Nahrung aufspalten. Wenn das ENS geschädigt wird, wirkt sich diese Schädigung auch negativ auf die Ausschüttung von Enzymen aus; und das wiederum kann die Fähigkeit Ihres Körpers, den Lebensmitteln, die Sie zu sich nehmen, Nährstoffe zu entziehen, stark beeinträchtigen. Enzympräparate können diesen Mangel zwar bis zu einem gewissen Grad ausgleichen, sind aber kein vollständiger Ersatz für die Qualität und Vielfalt der Verdauungsenzyme, die Ihr Körper produziert. Da ist es schon besser, das ENS wieder in Ordnung zu bringen!

Was mich als Neurologin am meisten fasziniert, ist die Art und Weise, wie Funktionsstörungen im Darm Funktionsstörungen des Gehirns beeinflussen und umgekehrt. Verdauungsprobleme, Entzündungen im Darm, zu durchlässige Darmwände und die Zusammensetzung der Darmflora können sich auf die Gesundheit und Funktionstüchtigkeit des Gehirns auswirken; andererseits können emotionaler Aufruhr, Stress und bestimmte Neuroadaptationsvorgänge wiederum die Verdauung, die Darmflora und die Wirksamkeit unserer körpereigenen Entgiftungssysteme verändern. Hier ein paar besonders wichtige Zusammenhänge zwischen diesen beiden Systemen:

- Das Nervensystem im Darm und die Darmbakterien bilden 95 Prozent des Serotonins in Ihrem Körper und genauso viel Dopamin wie Ihr Gehirn![1] Diese chemischen Substanzen haben einen starken Einfluss auf Ihre Stimmung, ja sogar auf Ihre Persönlichkeit.

- Ihr Verdauungstrakt enthält 200 bis 600 Millionen Nervenzellen, und 90 Prozent der Signale werden über den Vagusnerv vom ENS ans Gehirn gesendet (und nicht umgekehrt). Das heißt: Ihr Darm und Ihre Verdauungsprozesse haben Einfluss darauf, was Sie denken und wie Sie sich fühlen.

- Neue wissenschaftliche Untersuchungen zeigen, dass man therapieresistente chronische Depressionen durch eine Stimulation des Vagusnervs, der Darm und Gehirn miteinander verbindet, wirksam behandeln kann.[2] Das deutet darauf hin, dass Depressionen zumindest in manchen Fällen durch ein zu langsames oder gestörtes Kommunikationssystem zwischen Darm und Gehirn verursacht oder verschlimmert werden könnten.

- Die Darmbakterien üben direkten Einfluss auf unser Gehirn aus; Untersuchungen deuten sogar darauf hin, dass Bakterien Verhalten, Persönlichkeit, Heißhungerattacken,[3] Essgewohnheiten und Krankheitsprozesse steuern könnten. Diese Zusammenhänge (und die vielen Wege, auf denen unsere Darmflora uns möglicherweise beeinflusst) werden derzeit erforscht.

- Viele Krankheiten kündigen sich zunächst durch Funktionsstörungen des Darms an. So treten Reizdarmsyndrom, Verstopfung und andere chronische Verdauungsstörungen zum Beispiel oft bei Patienten auf, bei denen sich später Erkrankungen wie multiple Sklerose, Parkinson oder diverse psychiatrische Krankheitsbilder manifestieren.[4] Die Forschung ist gerade dabei, diesen Zusammenhängen auf den Grund zu gehen. Zum Beispiel hat Heiko Braak von der Universität Frankfurt/Main herausgefunden, dass Lewy-Körperchen (die Eiweißablagerungen im Gehirn von Parkinson-Patienten) auch im Darm von Patienten vorhanden waren, die an Parkinson starben.[5] Braak stellte daraufhin die Theorie auf, dass Parkinson als Folge eines Umweltauslösers (beispielsweise eines Virus) zunächst im Darm entsteht und sich dann aufs Gehirn ausbreitet.[6] Auch die Plaques und Fibrillen im Gehirn von Alzheimer-Patienten sind in deren enterischem Nervensystem ebenfalls zu finden. Fast alle meine Parkinson- und Alzheimer-Patienten sagen, dass sie vor dem Ausbruch ihrer Erkrankung jahrzehntelang unter Verdauungsproblemen gelitten haben; und die meisten Patienten mit Parkinson, Alzheimer und multipler Sklerose klagen über Verstopfung. Viele nehmen ständig Abführmittel oder Stuhlweichmacher ein.

- Patienten mit Reizdarmsyndrom leiden häufiger unter Ängsten und Depressionen als andere Menschen; und von Autisten weiß man, dass sie oft einen abnorm hohen Anteil an ungesunden Darmbakterien haben.[7]

- Die Lebensmittel, mit denen unser Darm in Berührung kommt, haben großen Einfluss auf unsere Stimmung. Auch das ist ein interessantes neues Forschungsgebiet. Eine vor Kurzem durchgeführte wissenschaftliche Untersuchung zeigt, wie Fett, das man Versuchspersonen direkt in den Darm verabreichte, sich auf deren Gehirnscans auswirkte, als man sie mit traurig machenden Bildern und Musikstücken konfrontierte: Diejenigen, denen man gleichzeitig Fettsäuren in den Darm injizierte, reagierten darauf sehr viel weniger traurig als diejenigen, denen eine Salzlösung injiziert wurde.[8]

- Es gibt auch recht viele Hinweise darauf, dass Verdauungsstörungen wie Übelkeit, Bauchschmerzen, Durchfall und andere Beschwerden im Verdauungstrakt mit Migräne zusammenhängen, wobei die Verdauungsprobleme häufig zwischen den Migräneattacken auftreten.

Der Darm wird manchmal als unser »zweites Gehirn« bezeichnet; doch meiner Meinung nach sind beide Gehirne untrennbar miteinander verbunden. Beim ungeborenen Kind hat das Gewebe, das sich später zum enterischen Nervensystem entwickelt, sogar denselben Ursprung wie das Gewebe, das zum Gehirn wird: Beide entstehen aus Neuralleistenzellen. Deshalb sollte man sie nicht als zwei voneinander getrennte Systeme betrachten.

Wie kann ein *Leaky Gut* zum *Leaky Brain* führen?

Jetzt wird es ein bisschen kompliziert – aber legen Sie dieses Buch bitte trotzdem nicht beiseite, vor allem, wenn Sie die wissenschaftlichen Hintergründe verstehen möchten, warum etwas scheinbar so Harmloses wie Verdauungsstörungen im Lauf der Zeit zu schwerwiegenden Funktionsstörungen des Gehirns führen kann! Mich als Neurologin faszinieren solche Zusammenhänge; doch für medizinische Laien sind sie nicht immer leicht zu verstehen. Aber keine Sorge: Ich werde mein Bestes tun, um sie Ihnen auf möglichst einfache Art und Weise zu erklären. Letzten Endes hängt alles mit den körpereigenen Systemen zum Schutz Ihres Kopf- und Ihres Bauchhirns zusammen. Ich möchte, dass Ihnen klar wird, wie diese Schutzmechanismen funktionieren und in welchen Bereichen sie naturgemäß störanfällig sind.

Vielleicht haben Sie schon einmal von der *Blut-Hirn-Schranke* (kurz: *BHS*) gehört: Das ist die Barriere, die dafür sorgt, dass der ganze Müll, der in Ihrem Körper herumschwimmt, nicht in Ihr zentrales Nervensystem (ZNS) eindringen und dort schwere Schäden anrichten kann. Die BHS liegt größtenteils im Gehirn und Rückenmark (Ihrem ZNS) und besteht hauptsächlich aus Endothelzellen. Diese Zellen bilden eine physische Barriere entlang der Kanäle, die zum Gehirn und Rückenmark führen. Somit sind diese Kanäle ziemlich undurchdringlich und für Eiweiße und nicht-fettlösliche Moleküle unpassierbar. Dadurch wird das Eindringen neurotoxischer Substanzen ins Gehirn verhindert.

DIE HIRNCHEMIE IN IHREM DARM

Das enterische Nervensystem schüttet über 30 verschiedene Neurotransmitter aus: zum Beispiel Serotonin, Dopamin, Glutamat, Noradrenalin und Stickoxid. Genau mit den gleichen chemischen Substanzen kommuniziert auch Ihr Kopfhirn Gedanken, Ideen und Stimmungen und speichert Erinnerungen. Zwei vom ENS gebildete Neurotransmitter spielen dabei eine besonders wichtige Rolle, deshalb möchte ich an dieser Stelle näher auf sie eingehen: Acetylcholin und Noradrenalin.

- **Acetylcholin** regt im Darm die glatte Muskulatur dazu an, sich zusammenzuziehen, verstärkt die Ausschüttung von Verdauungssäften, führt zur Freisetzung von Hormonen und zur Erweiterung der Blutgefäße. (Für eine funktionierende Verdauung braucht man eine gute Durchblutung.) Diese Reaktion des parasympathischen Nervensystems im Vagusnerv signalisiert sowohl Ihrem Gehirn als auch Ihrem Darm, sich zu entspannen: »Keine Sorge! Es ist alles okay. Lehn dich zurück und verdau dein Essen.«
- **Noradrenalin**, der Gegenspieler des Acetylcholins, bewirkt genau das Gegenteil. Dieser Neurotransmitter ist eine Reaktion des sympathischen Nervensystems: Er gibt unserem Gehirn und unserem Darm das »Kampf oder Flucht«-Signal, wenn wir eine Gefahr erkennen. Durch diese Überlebensreaktion kommt die Verdauung zum Stillstand; denn wenn man in großen Schwierigkeiten steckt, sollte man auf gar keinen Fall wertvolle Energie für die Verdauung von Lebensmitteln verschwenden. Dank chronischem Stress – einem weitverbreiteten Phänomen unseres modernen Lebens – zirkuliert dieses Noradrenalin öfter in unserem Körper, als eigentlich notwendig wäre, und stellt ein chronisches Hindernis für unsere Verdauung dar.

Allerdings ist die Blut-Hirn-Schranke nicht völlig undurchdringlich. Bestimmte Substanzen müssen ins Gehirn übertreten können, weil sie für seine Ernährung und seine gesunde Funktion unerlässlich sind – zum Beispiel Zucker (Glukose), Aminosäuren, Purinbasen, Nukleoside und Cholin. Auch einige Arzneimittelsubstanzen können die Blut-Hirn-Schranke durchdringen. Diese Substanzen, die das Gehirn dringend braucht, verfügen über eine Art »Passwort«, das sie zum Passieren der Barriere befähigt. Dieser »Eintritt per Passwort« wird von den Gliazellen (gewissermaßen den Türstehern der Blut-Hirn-Schranke) kontrolliert. Die Gliazellen halten nicht nur die Endothelzellen zusammen (und riegeln dadurch die Türen ab), sondern erzeugen gleichzeitig auch antientzündliche Faktoren. Werden die Gliazellen jedoch verletzt, produzieren sie Entzündungsmoleküle. Diese Moleküle lockern die *Tight Junctions,* die normalerweise dafür sorgen, dass sich keine unerwünschten Substanzen zwischen den Endothelzellen hindurchquetschen können. So entstehen Risse in der

Barriere, welche die Blut-Hirn-Schranke durchlässiger machen.[9] Das ist schlecht für das Gehirn, denn jetzt kann alles Mögliche hereinkommen: zum Beispiel Reizstoffe, die Entzündungen im Gehirn auslösen können, und weiße Blutkörperchen, welche die Strukturen im Gehirn angreifen und verletzen können, wie es beispielsweise bei Krankheiten wie der multiplen Sklerose geschieht.

Doch solange die BHS richtig funktioniert, ist sie ziemlich effektiv: Nur »gute« Substanzen dürfen herein; und die Schranke lässt auch bestimmte Stoffe heraus. Denn auch das Gehirn erzeugt Müll, der abtransportiert werden muss: Überschüssige Neurotransmitter, Hormone, Abfallstoffe und andere Substanzen, die das Gehirn loswerden muss, dürfen die Blut-Hirn-Schranke in entgegengesetzter Richtung passieren und werden entsorgt. Doch ansonsten trennt diese Barriere das Gehirn ziemlich rigoros von dem Blut ab, das durch Ihren Körper zirkuliert.

Für die meisten Ärzte ist das nichts Neues. Aber diese Geschichte hat noch eine weitere interessante Pointe: Ihr Darmhirn (das enterische Nervensystem) verfügt nämlich über einen ähnlichen Schutzmechanismus – die *Darm-Blut-Hirn-Schranke (DBHS)*. Während die Blut-Hirn-Schranke mittlerweile gut untersucht ist, weiß man über die Darm-Blut-Hirn-Schranke bisher noch nicht viel. Die meisten Neurologen wissen nicht einmal, dass sie existiert, und deshalb ist ihnen auch nicht klar, dass Faktoren, welche die DBHS in ihrer Funktion stören, sich auch negativ auf die BHS auswirken können. Denn diese Informationen sind meist in gastroenterologischen Fachzeitschriften zu finden, die Neurologen normalerweise nicht lesen – es sei denn, sie interessieren sich für die Zusammenhänge zwischen Darm und Gehirn, so wie ich.

Die DBHS ist ähnlich aufgebaut wie die BHS: aus Endothelzellen, die den Verdauungstrakt auskleiden – vor allem jene Bereiche, in denen sich die Nerven des enterischen Nervensystems befinden. Rund um dieses ENS sind die Endothelzellen viel enger miteinander verwoben als in anderen Teilen des Verdauungstrakts. So wie die Kapillaren im zentralen Nervensystem, die zur Blut-Hirn-Schranke führen, enthält auch die DBHS Gliazellen, welche die Endothelzellen zusammenhalten, indem sie sie zur Bildung von *Tight Junctions* anregen, um die Nerven von Toxinen, Abfallstoffen und anderen Substanzen abzuriegeln, die das ENS schädigen könnten. Sie erfüllen also die gleiche »Türsteherfunktion« wie im Gehirn.[10]

Das Problem mit der DBHS ist allerdings, dass sie viel leichter passiert werden kann als die BHS; denn Ihr Verdauungstrakt muss schließlich Nährstoffe in den Blutkreislauf austreten lassen. Der größte Teil des Darms muss semipermeabel (halbdurchlässig) sein, um die notwendige Diffusion von Nährstoffen zwischen Darm und Blut zu ermöglichen. Große Nahrungsmoleküle (beispielsweise Gluten) sollte er nicht ins Blut übertreten lassen; doch er muss Ihren Körper mit Nährstoffen aus den Lebensmitteln versorgen, die Sie zu sich nehmen. Folglich muss die DBHS gleichzeitig das Gewebe Ihres enterischen Nervensystems schützen *und* Nährstoffe aus dem Speisebrei in den Blutkreislauf übertreten lassen, um Ihren Körper zu ernähren. Dieser Türsteher muss also viel mehr Leute herauslassen, ohne jemanden hereinzulassen. Das erfordert ein schwieriges Multitasking und ein sehr selektives Sicherheitssystem.

Bei der DBHS kommt die Bedrohung im Gegensatz zur BHS aber nicht von außen, sondern von innen: Alles, was Sie essen, und sämtliche Substanzen, die sonst noch durch den Mund in Ihren Körper hereinkommen (beispielsweise Drogen, Arzneimittel oder Chemikalien), gelangen in Ihren Verdauungstrakt. Gegen das, was Sie in Ihren Mund stecken, können die Türsteher nichts tun. Daher ist die DBHS von innen her sehr viel angreifbarer als Ihre Blut-Hirn-Schranke. Wenn Ihr Darm ständig mit Toxinen und »unnatürlichen« Substanzen wie chemischen Konservierungsstoffen, Farbstoffen, zu stark verarbeiteten Lebensmitteln, Limonaden und Substanzen bombardiert wird, die Entzündungen verursachen (wie beispielsweise Gluten und raffinierter Zucker), kommt es zu einem chronischen Entzündungsprozess in der Darmschleimhaut. Dadurch lockern sich die *Tight Junctions* der DBHS im ganzen Darm und werden durchlässig: Das heißt, sie können Ihr ENS nicht mehr schützen.

Wenn Ihre Darmschleimhaut zu durchlässig wird, haben Sie ein Problem: Denn dann lässt sie nicht nur große, unverdaute Nahrungspartikel in den Blutkreislauf übertreten – was zu einer Überreaktion des Immunsystems führt –, sondern es dringen auch Giftstoffe wie beispielweise LPS (Lipopolysaccharide, ein entzündlich wirkendes Endotoxin, das als Nebenprodukt beim Absterben von Darmbakterien entsteht) in die Submukosa ein und schädigen die zum Schutz des ENS dienenden Gliazellen; und wenn diese Gliazellen verletzt werden, verliert das ENS seinen Schutz. Das führt wiederum zu einer Schädigung der Nerven Ihres Darmhirns, das alle für eine normale Verdauung notwendigen Prozesse koordiniert;[11] jetzt haben Sie zusätzlich zu einem zu durchlässigen Darm also auch noch eine Schädigung und Dysfunktion Ihres enterischen Nervensystems. Das ist im Grunde nichts anderes als ein »Gehirnschaden« Ihres Darms. Eine solche Schädigung ist für den Darm (und alle in ihm ablaufenden Prozesse, einschließlich Verdauung und Nährstoffaufnahme) nicht weniger katastrophal, als eine Rückenmarksverletzung es für Ihre Arme und Beine wäre.

Nun kommen wir zu der Verbindung zu Ihrem Gehirn: Wenn Sie ein *Leaky-Gut*-Syndrom und ein geschädigtes ENS haben, ist auch Ihr »Kopfhirn« in Gefahr. Denn die entzündlich wirkenden Partikel, welche die DBHS schädigen, können, wenn sie aus dem Darm heraustreten und über den Blutstrom ins Gehirn gelangen, eine ähnlich negative Auswirkung auf Ihre Blut-Hirn-Schranke haben: Sie können diese Barriere durchbrechen und ins Gehirn eindringen. Eigentlich sollten diese Störenfriede sich gar nicht in Ihrem Blutkreislauf herumtreiben; aber wenn sie trotzdem dorthin gelangt sind, können sie überall hinkommen; und oft greifen sie dann eben leider das Gehirn an. Deshalb predige ich immer wieder, dass ein »*Leaky Gut*« zu einem »*Leaky Brain*« führt: Wenn das Tor zum Gehirn erst einmal geöffnet ist, können dort alle möglichen Funktionsstörungen und degenerativen Erkrankungen entstehen.

Im Grunde ist Ihr Darm also ein Spiegel Ihres Gehirns: Funktionsstörungen des Darms können zu Funktionsstörungen im Gehirn führen – und jetzt wissen Sie auch, warum. Für mich sind die Nerven im Darm eine Art Frühwarnsystem: Das, was mit Ihrem enterischen Nervensystem passiert, kann auch mit den Nerven in Ihrem Gehirn passieren – nur eben mit einer gewissen zeitlichen Verzögerung. Deshalb kann ich den Krankheitsprozess bei einem Parkinson-Patienten wieder rückgängig machen, indem ich seine Verdauung verbessere. Erst wenn man den Schaden im Darm repariert, können die krankhaften Veränderungen im Gehirn abheilen. Man muss also zunächst den Darm sanieren und den Schädigungsprozess des enterischen Nervensystems zum Stillstand bringen; erst dann hat auch das Kopfhirn eine Chance, sich zu erholen.

WAS HAT DIE LYMPHE MIT DEM GEHIRN ZU TUN?

Ihr ganzer Körper ist von Lymphgefäßen durchzogen, die an der Immunabwehr und Abfallentsorgung beteiligt sind. Bisher ging die westliche Schulmedizin davon aus, dass es diese für unsere Gesundheit so wichtigen Gefäße im Gehirn nicht gibt – doch jetzt ist Umdenken angesagt: In einer neuen wissenschaftlichen Untersuchung, die das neurowissenschaftliche Verständnis der Gehirnfunktion drastisch verändern könnte,[12] wurden nämlich im Gehirn funktionsfähige Lymphgefäße entdeckt, welche die duralen Sinusse auskleiden. Dass es auch im Gehirn Immunzellen gibt, war schon früher bekannt; doch man wusste nie so genau, wie sie dort hinkommen. Nun, da wir wissen, dass tatsächlich ein Lymphsystem im zentralen Nervensystem existiert, verstehen wir die Fähigkeit des Gehirns, Immunzellen hineinzuschleusen und Abfallstoffe abzutransportieren, sehr viel besser.

Für die westlichen Neurowissenschaften war diese Erkenntnis ein enormer Fortschritt; doch in der ayurvedischen Medizin ist diese Tatsache schon seit Längerem bekannt. Von ayurvedischen Ärzten hört man immer wieder, dass viele neurologische Probleme mit der Unfähigkeit des Gehirns zusammenhängen, sich richtig zu entgiften. Vor meiner Ayurveda-Ausbildung, als ich meine Patienten noch zu ayurvedischen Ärzten mitnahm, erklärten diese Ärzte etwa einem Drittel meiner Patienten, das Problem liege darin, dass Abfallstoffe nicht richtig aus ihrem Gehirn abfließen könnten. Davon hatte ich (genau wie alle anderen westlichen Ärzte) bis dahin noch nie etwas gehört und verstand daher auch nicht, was diese Ärzte damit meinten. Inzwischen ist es mir klargeworden: Viele pflanzliche Heilmittel, die diese Ärzte normalerweise gegen neurologische Erkrankungen verschreiben (vor allem das Manjistha-Pulver), verstärken den Lymphfluss. Inzwischen ergibt das für mich durchaus einen Sinn. Dies ist nur ein Beispiel dafür, dass wir erst jetzt allmählich hinter Zusammenhänge kommen, die in der ayurvedischen Medizin schon seit Langem bekannt sind.

Das Mikrobiom: Ihr Partner beim Stoffwechsel-Powerprogramm

In diesem Szenario gibt es noch einen weiteren Akteur, der eine ziemlich wichtige Rolle spielt und ein Partner Ihres enterischen und zentralen Nervensystems sein, das Zusammenspiel dieser beiden Gehirne aber auch empfindlich stören kann. Dieser Akteur übt einen sehr großen Einfluss auf alles aus, was Sie tun – obwohl er aus lauter kleinen Aliens besteht, die eigentlich (oder zumindest ursprünglich) gar nicht zu Ihrem Körper gehören: Ihr Mikrobiom.

Das *Mikrobiom* ist eine Bakteriengemeinschaft, die in Ihrem Verdauungstrakt (vor allem in Ihrem Dickdarm oder Kolon) lebt. Jeder Mensch hat zwei bis drei Pfund Bakterien in seinen Verdauungsorganen – Bakterien, die nicht aus unserem Körper stammen und strenggenommen auch kein Teil davon sind. Laut Angaben des Institute of Functional Medicine haben wir in einem Gramm Stuhl mehr Bakterien, als es Sterne im bisher bekannten Universum gibt.[13] Auch wenn das mathematisch gesehen vielleicht nicht hundertprozentig korrekt ist, kommt es der Wahrheit doch erstaunlich nahe; zumindest gibt es uns eine Vorstellung davon, wie viele Bakterien in unserem Körper leben: Es ist eine Riesenmenge! Da jedes dieser Bakterien seine eigene DNA hat, befindet sich in unserem

Körper eine Menge nicht-menschlichen, mikrobiellen Erbguts, das uns ständig beeinflusst. Interessanterweise sitzen diese Bakterien nicht einfach nur in unserem Darm und helfen uns bei der Verdauung unserer Nahrung: Sie üben einen großen Einfluss aus auf die Funktion unseres Darms – und damit auch auf die Funktion unseres Gehirns.

Dieses Mikrobiom (manchmal auch als *Darmflora* oder *Darmbakterien* bezeichnet) taucht neuerdings immer wieder in der medizinischen Fachliteratur auf, weil Wissenschaftler es mit wachsender Begeisterung erforschen und immer genauer erkennen, einen wie allgegenwärtigen Einfluss es auf fast alle Aspekte unserer Gesundheit ausübt. Wir wissen, dass das Mikrobiom ziemlich aktiv ist – sowohl in positiver als auch in negativer Hinsicht. Vielleicht haben Sie schon einmal etwas von »schlechten« und »guten« Darmbakterien gehört. In Wirklichkeit gibt es aber drei verschiedene Arten von Bakterien: »gute«, »schlechte« und »neutrale« – oder um es in der medizinischen Fachsprache auszudrücken: »symbiotische«, »parasitäre« und »kommensale«. Das bedeutet, dass bestimmte Bakterien (die sogenannten »guten« Darmbakterien) eine symbiotische Beziehung mit dem menschlichen Körper eingegangen sind: Was gut für sie ist, das ist auch gut für uns und umgekehrt. Sie helfen uns bei der Herstellung von Vitaminen, Verdauungsenzymen, Hormonen und anderen Substanzen, welche die Verdauung und Nährstoffaufnahme fördern und unsere Organe (ja sogar unser Gehirn) in ihrer Funktion unterstützen.

Andere Darmbakterien sind neutral: Es gibt sie zwar, aber sie nützen uns nicht viel und schaden uns (zumindest nach bisherigem Wissen) auch nicht. Diese Bakterien leben quasi als harmlose kostenlose Untermieter in unserem Darm. Zu guter Letzt gibt es auch noch Bakterien, die sich nicht synergistisch mit unserem Organismus mitentwickelt haben. Diese bezeichnen wir als »schlechte« Bakterien; und obwohl sie im streng medizinischen Sinn keine Parasiten (wie beispielsweise Bandwürmer oder Egel) sind, passt diese Beschreibung dennoch gut auf sie, weil sie in unserem Körper und auf unsere Kosten leben. Die parasitären Bakterien sind opportunistisch; was für sie gut ist, das ist für uns schlecht. Zufälligerweise ernähren sich diese Bakterien von Stoffen, die unserer Gesundheit schaden, zum Beispiel von Zucker oder Fetten. Bei der Verdauung dieser Nährstoffe erzeugen sie Nebenprodukte, die uns schaden oder uns (auf biochemischem Weg) sogar dazu »überreden«, noch mehr Zucker und Fett zu uns zu nehmen – vor allem stark verarbeitete Zucker und Fette, die diese Bakterien besonders leicht aufspalten können.

In letzter Zeit wurden viele Untersuchungen zu der Hypothese angestellt, dass unsere Gelüste nach bestimmten Lebensmitteln, unser Körpergewicht, ja sogar unsere Persönlichkeit bis zu einem gewissen Grad der Kontrolle unserer Darmbakterien unterstehen:

Die schlechten Darmbakterien, welche die gute Darmflora verdrängen, haben im Interesse ihres Überlebens einen Weg gefunden, ihren Wirt (also Sie) zu manipulieren, indem sie Signale an sein Gehirn senden – zum Beispiel: »Iss jetzt Zucker!« oder »Wir brauchen unbedingt Pommes frites!«

Diese Bakterien können sogar dafür sorgen, dass Sie sich hundeelend fühlen, wenn Sie ihre Kommandos nicht befolgen. Das erreichen sie mithilfe von Neurotransmittern, die sie erzeugen und ans Gehirn senden. Diese Neurotransmitter können dazu führen, dass Sie deprimiert oder nervös sind oder plötzlich einen Heißhunger auf bestimmte Lebensmittel bekommen, der sich beim besten Willen nicht ignorieren lässt. Ich weiß, das klingt wie Science-Fiction, aber wissenschaftliche Untersuchungen beweisen es;[14] und jeder esssüchtige Mensch weiß, dass sein Gehirn einfach nicht gegen diese Gelüste anzukommen scheint. Solche Menschen haben das Gefühl, dass ihr Essverhalten sich ihrer Kontrolle entzieht – und das stimmt auch tatsächlich: Nicht sie selbst, sondern ihre Darmbakterien halten das Ruder in der Hand. Dieses Phänomen ist ein Teil des Prozesses, bei dem Menschen durch Neuroadaptation nach bestimmten Lebensmitteln süchtig werden – denn diese veränderten Signale aus dem Darm tragen zu ihren Heißhungerattacken und ihrem Gefühl der Lebensmittelabhängigkeit bei. Wenn Ihre Darmbakterien etwas wollen, haben *Sie* das Gefühl, es zu brauchen.

Eine interessante neue Untersuchung zeigt zum Beispiel, dass das Verhalten von Mäusen sich verändert, wenn man ihre Darmflora mithilfe einer Stuhltransplantation verändert. Stuhltransplantationen sind eines der neuesten Forschungsgebiete, die es gibt. Vielleicht kommt Ihnen diese Vorstellung (Darmbakterien, die von einem Organismus in einen anderen transplantiert werden) sehr unappetitlich vor; doch dabei handelt es sich um eine sinnvolle Methode der direkten, sofortigen Einflussnahme auf die Zusammensetzung der Darmflora. Durch solche Stuhltransplantationen verändert sich, wie die Studie gezeigt hat, nicht nur das Mikrobiom, sondern auch das Verhalten des Wirts drastisch: Mäusen mit eher aktivem, neugierigem Verhalten hat man Darmbakterien von ängstlicheren Mäusen transplantiert; daraufhin wurden auch diese Nagetiere ängstlicher und erkundeten ihr Lebensumfeld nicht mehr so unbekümmert. Als man ängstlichen Mäusen Darmbakterien von unternehmungslustigeren Tieren transplantierte, wurden diese mutiger: Sie versteckten sich nicht mehr im Dunkeln, sondern wagten sich in neue Bereiche ihres Geheges vor, um diese zu erforschen.[15]

Was noch faszinierender ist: Auch die Gehirnchemie der Mäuse veränderte sich nach den Stuhltransplantationen. Die unternehmungslustigen Mäuse hatten mehr von dem

Wachstumsfaktor BDNF (*Brain-derived neurotrophic factor*) in ihrem Gehirn – egal, ob sie von Anfang an oder erst nach den Stuhltransplantationen unternehmungslustig gewesen waren. Ängstliche Mäuse dagegen hatten weniger von dieser vorteilhaften chemischen Substanz im Gehirn – und zwar ebenfalls unabhängig davon, ob sie sich zu Beginn oder erst nach den Stuhltransplantationen scheu und ängstlich verhalten hatten.[16] Darmbakterien wirken sich also eindeutig auf die Gehirnchemie aus, und diese beeinflusst wiederum das Verhalten. Im Idealfall sollte Ihr ENS diese Entscheidungen unter Kontrolle haben, und zwar mit Unterstützung der guten Darmbakterien und nicht der schlechten.

Es gibt übrigens auch eine interessante Fallstudie, die einen Zusammenhang zwischen Körpergewicht und Darmflora zeigt. Im Jahr 2015 berichtete die Infectious Disease Society of America im Online-Magazin *Science Daily*, dass eine Frau durch eine Stuhltransplantation von einem übergewichtigen Spender ihre gefährliche *Clostridium-difficile*-Darminfektion überwinden konnte. Die Transplantation rettete ihr das Leben; doch danach nahm sie blitzschnell 15 Kilo zu. Das Essverhalten und das Körpergewicht dieser Frau hatten sich zusammen mit ihrer Darmflora verändert, die in ihrer Zusammensetzung jetzt eher der Darmflora des Spenders ähnelte.[17]

Ich staune immer wieder darüber, wie selbst grundlegende Charaktereigenschaften sich wandeln können, wenn sich die Darmflora der betreffenden Person verändert. Persönlichkeitszüge, von denen wir glauben, dass sie sich unserer Kontrolle entziehen – negative Charaktereigenschaften, die wir schlicht und einfach für einen Teil unseres Wesens halten –, hängen in Wirklichkeit oft mit einem aus dem Gleichgewicht geratenen Verdauungssystem zusammen. Einer meiner Patienten leitete ein Unternehmen. Dieser Mann war über 60 Jahre alt, aggressiv und konkurrenzorientiert und litt unter Konzentrationsstörungen. Bei seinem ersten Besuch in meiner Praxis erklärte er mir ganz offen, ein Teil seines Problems bestehe darin, dass er – bitte verzeihen Sie seine drastische Ausdrucksweise – »ein Arschloch« sei.

»Wirklich?«, fragte ich. »Nun ja, vielleicht halten Sie sich dafür; aber das kann auch an einer gestörten Verdauung liegen.« Natürlich ist ein unsympathisches Wesen keine Krankheit; aber vielleicht war sein Verhalten tatsächlich darauf zurückzuführen, dass er Probleme mit seinem Darm hatte? Ich hielt das für sehr wahrscheinlich.

Tatsächlich kam er, nachdem ich ihm mein Stoffwechsel-Powerprogramm verordnet hatte, eines Tages ganz erleichtert in meine Praxis und sagte: »Eigentlich bin ich gar nicht so ein schlimmer Mensch. Ich war einfach nur aus dem Gleichgewicht geraten.« Er hatte zwar immer noch eine starke, dominante Persönlichkeit, war jetzt aber sehr viel geduldiger, konzentrierter, vernünftiger und flexibler in seinen Emotionen.

Denken Sie daran: Es gibt Milliarden von diesen Bakterien, und alle haben andere Vorlieben und Funktionen. Idealerweise sollte unsere Verdauung sich in einem harmonischen Gleichgewicht befinden: In unserem Darm sollte es hauptsächlich gute und neutrale Bakterien und nur eine begrenzte Anzahl an »Bösewichtern« geben, die von den guten Bakterien in Schach gehalten werden. Grundsätzlich ist ein Organismus mit einer größeren Bakterienvielfalt besser dran, weil eine »schlechte« Bakterienkolonie dann weniger Einfluss ausüben kann. Schwierig wird es erst, wenn die ungesunden Bakterien sich zu stark vermehren, wozu es durch Lebensstiländerungen kommen kann. Innerhalb von nur 24 Stunden kann Ihre Darmflora sich drastisch verändern – je nachdem, was Sie tun, was Sie essen und wie entspannt oder gestresst Sie sind. Wenn Sie die schlechten Bakterien mit den Lebensmitteln füttern, die diese gern mögen (beispielsweise mit raffiniertem Zucker), und die guten Bakterien aushungern, indem Sie ihnen nicht das geben, was sie gern futtern (beispielsweise Ballaststoffe), vermehren die schlechten Bakterien sich zu stark und werden mit der Zeit immer drastischere negative Auswirkungen auf Sie haben. Aber es gibt auch eine gute Nachricht: Sie können Ihre Darmflora innerhalb von 24 Stunden nicht nur zum Negativen, sondern auch zum Positiven hin verändern.

Das Mikrobiom hat sich im Lauf der Evolution entwickelt, um Ihre Verdauungsprozesse zu beeinflussen – und zwar sowohl auf sinnvolle Art (zum Beispiel durch die Produktion verdauungsfördernder Enzyme) als auch auf schädliche Weise. Erinnern Sie sich noch an das Sicherheitsleck in Ihrem Gehirn, das entsteht, wenn sich durch verletzte Gliazellen Zellverbindungen lockern und schädliche Substanzen in den Blutstrom gelangen, die dann ins Gehirn geschwemmt werden können? Eine der schädlichen Auswirkungen bestimmter »schlechter« Darmbakterien tritt erst dann ein, wenn diese Bakterien abgestorben sind: Denn dann werden Endotoxine aus den Zellwänden dieser Bakterien freigesetzt. Diese können zur Entzündung und Schädigung von Gliazellen führen, was ein *Leaky Gut* und früher oder später auch ein *Leaky Brain* verursacht. Je weniger von diesen Bösewichtern Sie in Ihrer Darmflora haben, umso besser ist es also, denn schon durch die bloße Anwesenheit dieser Bakterien wird Ihr Gehirn mit Endotoxinen aus Ihrem Darm überschwemmt.

Dank einer steigenden Zahl wissenschaftlicher Untersuchungen auf diesem Gebiet werden wir mit der Zeit immer mehr über diese komplizierten, multifunktionalen Zusammenhänge zwischen Darm und Gehirn erfahren. Dazu gehört auch meine eigene Forschungsarbeit: Zurzeit bereite ich zusammen mit einer Gruppe von Wissenschaftlern eine Studie vor, welche die Zusammenhänge zwischen Darm und Gehirn beweisen und vor allem zeigen soll, wie die Prinzipien meines Stoffwechsel-Powerprogramms den Verlauf von neurodegenerativen Erkrankungen verändern können. Dieses Thema möchte ich unbedingt weiterverfolgen, und zwar deshalb, weil so viele meiner Patienten über Konzentrationsstörungen klagen. Sie fragen sich, ob sie womöglich an »Erwachsenen-ADHS« oder an einer Angststörung, einer Depression oder einem prämenstruellen Syndrom (PMS) leiden. Sie klagen über »*Brain Fog*«, Schlafstörungen oder schlicht und einfach über Energielosigkeit. Viele dieser Patienten sind erst in den Zwanzigern oder Dreißigern, weisen aber trotzdem bereits Demenzsymptome auf und haben eine panische Angst davor, womöglich unter einer Frühform von Alzheimer oder irgendeiner anderen degenerativen Erkrankung zu leiden. Ich schaue mir diese Leute an und denke: *Es ist physiologisch einfach nicht möglich, dass Sie an einer Demenz leiden – Sie sind doch viel zu jung dazu!* Wenn Menschen mit zwanzig oder dreißig bereits dement werden würden, hätten wir eine ernsthafte Krise – und doch klingen ihre Beschreibungen so, als handle es sich tatsächlich um eine Demenzerkrankung.

Aber das stimmt nicht. Viele dieser noch relativ jungen Patienten, die glauben, bereits unter fünf bis sechs verschiedenen neurologischen Störungen (Aufmerksamkeitsdefizit-Hyperaktivitätsstörung [ADHS], präsenile Demenz, Depression, Angststörung, Insomnie) zu leiden und mehrere Medikamente dagegen zu benötigen (oder diese Arzneimittel vielleicht sogar tatsächlich schon einnehmen), lassen dabei das Wichtigste außer Acht, was sie zuallererst tun sollten: nämlich ihre Verdauung in Ordnung zu bringen. Normalerweise haben solche Menschen ein in seiner Funktion gestörtes ENS, das opportunistische Darmbakterien nicht mehr in Schach halten kann – und deshalb leiden sie jetzt an einem *Leaky Gut* und einem *Leaky Brain*. Sie sind in einen toxischen Entzündungszustand hineingeraten und im wahrsten Sinn des Wortes mangelernährt. Denn selbst wenn sie jetzt gesunde Lebensmittel zu sich nehmen, kann ihr Körper diese nicht mehr richtig verwerten; und ihr Gehirn weiß auch nicht mehr, was sie essen sollen oder wollen – und so verschlimmern ihre Probleme sich mit der Zeit immer mehr.

Diesen Zusammenhang zwischen Darm und Gehirn gibt es tatsächlich, und er ist wissenschaftlich erwiesen. Sie brauchen also nicht darauf zu warten, bis die nächste Neurologengeneration im Medizinstudium endlich etwas davon erfährt. Wir wissen bereits jetzt, dass eine gestörte Darmflora zu Funktionsstörungen im Gehirn führen kann und das früher oder später normalerweise auch tut, wenn man nicht eingreift, bevor die Blut-Hirn-Schranke ernsthaften Schaden nimmt und zu durchlässig wird.

IST ALZHEIMER HEILBAR?

Zum ersten Mal hat eine Studie gezeigt, dass eine personalisierte und multimodale Lebensstiländerung Gedächtnisverlust und andere Alzheimer-Symptome dauerhaft rückgängig machen kann. Im Rahmen dieser von Dr. Dale Bredesen von der University of California in Los Angeles (UCLA) und vom Buck Institute for Research on Aging durchgeführten Studie wurden die Patienten mit einem aus 36 Punkten bestehenden Therapieprogramm behandelt und mussten ein breites Spektrum an Veränderungen ihrer Lebensweise durchführen, darunter viele Maßnahmen, die ich auch in meinem Stoffwechsel-Powerprogramm empfehle,[18] zum Beispiel:

- Kräuter und Gewürze wie Kurkumin (Gelbwurzextrakt), Ashwagandha und Brahmi einnehmen,
- ihren Verdauungstrakt durch vermehrte Aufnahme guter Darmbakterien sanieren,
- weniger entzündlich wirkende Stoffe wie Gluten und industriell verarbeitete Lebensmittel zu sich nehmen,
- meditieren,
- mehr schlafen,
- ihre Mundhygiene verbessern,
- sich mäßig, aber regelmäßig bewegen,
- zwischen Abendessen und Frühstück zwölf Stunden lang nichts essen.

Diese Studie ist deshalb so wichtig, weil sie zeigt, wie positiv schon relativ einfache Lebensstiländerungen sich auf Krankheitsprozesse auswirken können, von denen man früher geglaubt hat, dass sie unheilbar sind und mit der Zeit immer weiter fortschreiten.

Was die ayurvedische Medizin schon immer wusste

Nirgends ist dieser Zusammenhang zwischen Darm und Gehirn besser bekannt als in der ayurvedischen Medizin, die lehrt, dass alle Gesundheit (auch die unseres Gehirns) im Darm beginnt. Als ich meine Ausbildung zur ayurvedischen Ärztin startete, lernte ich zuallererst, dass man sich zunächst um die Verdauung kümmern muss, bevor man mit der Behandlung anderer Erkrankungen beginnt. Im Ayurveda umfasst der Begriff *Verdauung* alle Phasen dieses Prozesses: die Aufnahme von Nährstoffen aus dem Speisebrei, die Ausscheidung von Abfallstoffen und den Abtransport von Giftstoffen, die in unserer Nahrung enthalten waren oder als Nebenprodukte unseres Stoffwechsels entstanden sind. In der ayurvedischen Medizin bezeichnet man die Kraft, die diese Vorgänge reguliert, als Agni. Diesen Begriff habe ich ja bereits erklärt. Hier noch einmal zur Erinnerung: Agni ist das Verdauungsfeuer – die Energie, die unsere Verdauung antreibt, Nahrung verbrennt, um neue Energie daraus zu gewinnen, und Abfallstoffe verarbeitet. Dieses Verdauungsfeuer befindet sich in Ihrem Dünndarm. Denken Sie daran: Wir betrachten die Verdauung hier aus ayurvedischer Sicht, und da ist manches anders als in der schulmedizinischen Betrachtung des menschlichen Körpers. Agni kann man in keiner bildgebenden Untersuchung erkennen, weil dieses Wort lediglich eine abstrakte Umschreibung der für Verdauungsvorgänge zuständigen Energie in Ihrem Körper ist.

Andere Arten von Agni im Körper stehen ebenfalls im Dienst der Verwandlung: Sie »verdauen« alle Ihre Erlebnisse – körperliche ebenso wie emotionale und spirituelle. Doch wenn das primäre Agni in Ihrem Darm nicht stark genug ist, können auch die anderen Agnis ihre Verwandlungsfunktion nicht richtig erfüllen. Mit anderen Worten: Nur wenn Ihre Verdauung gut funktioniert, kann Ihr Gehirn auch alle anderen Aspekte Ihres Lebens richtig organisieren und ineinander integrieren.

Eigentlich ist es ganz einfach: Wenn die Menschen ihre Verdauung verbessern, jeden Tag Stuhlgang haben und nach dem Essen keine Blähungen bekommen, können sie auch Erlebnisse (einschließlich frühkindlicher Erinnerungen und Traumata) besser »verdauen«. Sobald die Verdauung – oder Ihr primäres Agni – befeuert wird und gut funktioniert, können auch die Unter-Agnis ihre Wirkung entfalten und psychische Probleme, die vielleicht schon seit Jahrzehnten in Ihrem Körper »festsitzen«, verarbeiten und überwinden. Angenommen, Sie haben etwas gegessen, was anschließend 20 bis 30 Jahre lang in Ihrem Körper feststeckte, und nun können Sie dieses Essen plötzlich verdauen und die darin enthaltenen Abfallstoffe ausscheiden: Genau so fühlt es sich an, wenn man frühere Erlebnisse endlich bearbeiten und hinter sich lassen kann!

Psychische Probleme können einem erdrückend vorkommen – manchmal sogar noch erdrückender als körperliche Leiden, zumal beide Probleme häufig in Kombination miteinander auftreten. Aber es gibt auch eine gute Nachricht: Psychische Probleme und körperliche Erkrankungen hängen zusammen – sowohl in ihrer Dysfunktion als auch in ihrer Lösung. Sobald Sie Ihre physischen Funktionsstörungen überwunden haben, legen sich die psychischen Probleme normalerweise von selbst, ohne dass man viel dazu tun muss. Die Probleme, von denen Sie geglaubt hatten, niemals damit fertigzuwerden, sind dann auf einmal viel leichter zu verarbeiten und zu bewältigen; das ist für die meisten Menschen eine enorme Erleichterung.

Diese psychische Heilung läuft ebenso mühelos und spontan ab wie die Änderung der Lebensweise und die Gewichtsabnahme im Rahmen des Stoffwechsel-Powerprogramms. Selbst wenn sich nicht gleich alle Probleme in Wohlgefallen auflösen, versetzt dieses Programm viele meiner Patienten psychisch doch in die Lage, ein tief in ihrem Inneren verwurzeltes Problem in Angriff zu nehmen. Vielleicht kommen sie dann zu der Erkenntnis, dass sie eine psychologische Beratung oder irgendeine andere Bewältigungsstrategie für das Problem brauchen, das sie so lange verdrängt oder ignoriert hatten. Sie werden aufgeschlossener für Veränderungen und widerstandsfähiger gegen psychische Belastungen. Diesen Zustand können auch Sie erreichen!

Jetzt verstehen Sie, warum der Darm mehr ist als nur Ihr zweites Gehirn. Er *ist das Gehirn* – eng und auf sehr komplexe Weise mit dem Gehirn in unserem Kopf verwoben. Im Grunde sind diese beiden Gehirne eins, sprechen miteinander, senden sich gegenseitig Botschaften, lösen Probleme und arbeiten daran, Sie im Gleichgewicht zu halten – körperlich, geistig, emotional und spirituell. Doch zunächst einmal müssen Sie Ihren Darm wieder in einen gesunden, funktionsfähigen Zustand versetzen. Das erfordert keine gigantischen Anstrengungen, sondern einfach nur ein systematisches Vorgehen. Um zu erreichen, dass Ihr Körper wieder so funktioniert, wie er funktionieren sollte, braucht Ihr Organismus nur den richtigen Input; und den bekommt er durch das Stoffwechsel-Powerprogramm.

Teil 3

DAS STOFFWECHSEL-POWERPROGRAMM

KAPITEL 6

DIE VIER PHASEN DES PROGRAMMS

Es gibt kein Diät- und erst recht kein Entgiftungsprogramm, das für alle Menschen gleich gut geeignet ist. Die westliche Schulmedizin neigt dazu, einzelne Symptome zu betrachten und diese bei jedem Patienten auf die gleiche Art und Weise zu behandeln; doch die Naturheilkunde arbeitet anders. Wir betreiben eine individualisierte Medizin: Jeder Mensch hat einen anderen Körper, ein anderes Gehirn, einen anderen Darm und eine andere Biochemie – und all diese Faktoren sind darüber hinaus auch noch in einem ständigen Veränderungsprozess begriffen. Ich behandle meine Patienten mit maßgeschneiderten Programmen, die genau auf ihre genetische Veranlagung, ihren Gesundheitszustand, ihre Lebensweise und ihre Symptome ausgerichtet sind.

In einem Buch geht so etwas natürlich nicht. Dennoch versuche ich auch hier individuell auf meine Leser einzugehen. Erinnern Sie sich noch an den Pseudofett-Test in Kapitel 4? Das war Ihr erster Selbsttest; und ich möchte diesen dritten Teil meines Buches mit einem weiteren Test einleiten, damit Sie den Behandlungsplan genau auf Ihre individuellen Bedürfnisse abstimmen können. Nun, da Sie alles über die Zusammenarbeit zwischen Ihrem Gehirn und Ihrem Darm wissen, möchte ich Ihnen helfen, herauszufinden, wie es derzeit um die Intelligenz Ihres Darms bestellt ist. Denn der Grad Ihrer Darmintelligenz entscheidet darüber, wie schnell Sie dieses Programm durchlaufen können und sollen. Sie wissen sicherlich alle, was ein IQ-Test ist, und haben vielleicht sogar schon einmal so einen Test gemacht. Aber haben Sie auch schon einen Darm-Intelligenztest absolviert?

Ihr Darm-IQ

Wie intelligent ist Ihr Darmhirn? Wie gut funktioniert die Zusammenarbeit zwischen Kopf und Darm bei Ihnen? Wie stark ist Ihr enterisches Nervensystem bereits geschädigt? Und wie leicht oder schwer wird es Ihnen fallen, diese Funktionsstörung rückgängig zu machen und wieder gesund zu werden? Höchste Zeit, das herauszufinden!

An Ihrer Punktzahl in diesem Test können Sie ablesen, wie viele Wochen Sie für jede der vier Phasen meines Programms mindestens investieren sollten. Je intelligenter Ihr Darm ist, umso schneller können Sie das Programm durchlaufen. Wenn Ihr Darm nicht ganz so clever ist (was ziemlich häufig vorkommt – also wundern oder ärgern Sie sich nicht darüber!), sollten Sie das Programm lieber langsamer angehen, sodass jede der vier Phasen in Ihrem Körper die volle Wirkung entfalten kann – und das mit möglichst wenigen unangenehmen Entgiftungssymptomen.

IHR DARM-IQ-TEST

Denken Sie bei jeder der nun folgenden Fragen über Ihr Leben und Ihre Beschwerden im vergangenen Jahr nach. Treffen diese Aussagen *nie, selten, manchmal, oft* oder *immer* auf Sie zu?

1. Ich leide unter Verstopfung. __________

2. Ich habe das Gefühl, einen aufgetriebenen Leib zu haben, vor allem nach dem Essen. __________

3. Nach dem Essen bekomme ich eine verstopfte Nase oder einen verschleimten Rachen. __________

4. Nach dem Essen leide ich unter Sodbrennen oder anderen säurebedingten Verdauungsbeschwerden. __________

5. Ich bekomme oft Blähungen, vor allem nach dem Essen. __________

6. Meine Zunge hat einen dicken weißlichen Belag, vor allem morgens. ______________

7. Morgens bin ich wie benebelt und kann kaum einen klaren Gedanken fassen. Ich brauche eine ganze Weile, um richtig wach zu werden. ______________

8. Mein Körper fühlt sich schwer und träge an. ______________

9. Nachmittags bin ich (ungefähr ab zwei Uhr) müde, auch wenn ich in der Nacht davor acht Stunden geschlafen habe. ______________

10. Nach dem Essen fühle ich mich kurzatmig. Irgendwie habe ich den Eindruck, dass in meinem Körper etwas nicht richtig funktioniert. ______________

11. Ich fühle mich träge und demotiviert und schaffe es einfach nicht, dieses Gefühl zu überwinden. ______________

12. Ich habe verstopfte Nebenhöhlen oder verschleimte Lungen und/oder leide unter chronischen Allergien. ______________

13. An den meisten Tagen kann ich nicht richtig klar denken. Ich fühle mich geistig nicht mehr so fit wie früher. ______________

14. Ich muss öfters ausspucken oder habe einen schlechten Geschmack im Mund. ______________

15. Oft habe ich keinen richtigen Appetit, und das Essen schmeckt mir nicht. ______________

16. Ich habe ein dumpfes, schweres, schmerzhaftes Gefühl im Bauch, als trüge ich ein Gewicht mit mir herum. ______________

17. Ich bekomme oft Erkältungen oder andere harmlose Virusinfektionen. Irgendwie scheine ich mich mit jedem Infekt anzustecken, der gerade umgeht. ___________

18. Ich habe nicht jeden Tag Stuhlgang, sondern nur jeden zweiten Tag oder auch nur ein-, zwei- bis dreimal pro Woche. ___________

19. Ich komme schon bei der kleinsten Anstrengung außer Atem, zum Beispiel wenn ich ein paar Treppen steige oder etwas schneller gehe. Und dabei weiß ich doch, dass ich körperlich gar nicht so schlecht in Form bin! ___________

20. Sport (oder ganz allgemein körperliche Aktivität) strengt mich an, statt mir neue Kraft zu geben. ___________

Sobald Sie alle Fragen beantwortet haben, zählen Sie Ihre Punktzahl zusammen:

Anzahl der Antworten:		
nie:	________ x 0 Punkte =	0 Punkte
selten:	________ x 1 Punkt =	_____Punkte
manchmal:	________ x 2 Punkte =	_____Punkte
oft:	________ x 3 Punkte =	_____Punkte
immer:	________ x 4 Punkt =	_____Punkte
Gesamtpunktzahl:		_____Punkte

50–80 Punkte: Schongang – vier Wochen pro Phase. Sie müssen unbedingt etwas für Ihren Darm tun. Aber machen Sie sich deshalb keine Sorgen: So wie Ihnen geht es vielen Menschen. Als ich anfing, mich mit Ayurveda zu beschäftigen (wie ich schon erzählte, litt ich damals unter Migräne), lag meine Punktzahl auch in diesem Bereich. Unser modernes Leben führt leider häufig zu Schäden an Darm und Gehirn; viele meiner Patienten fallen in diese Kategorie. Ich empfehle Ihnen dringend, mein Programm langsam zu durchlaufen. Glauben Sie mir: Ein langsames Vorgehen ist manchmal der schnellste Weg zum

Erfolg. Nehmen Sie sich für jede Phase gute vier Wochen Zeit – vielleicht kommt Ihnen das sehr lang vor, doch wenn Sie in diesem Tempo vorgehen, werden die Veränderungen, die Sie erzielen, auch wirklich von Dauer sein.

Viele Menschen glauben, dass ein Programm umso besser wirkt, je schneller sie es durchziehen; doch in Wirklichkeit ist meist das Gegenteil der Fall: Schnelle Erfolge könnten mit unangenehmen Entgiftungssymptomen einhergehen, die Sie überfordern; mit der Folge, dass Sie dieses Programm womöglich nicht durchhalten. Außerdem können zu schnelle positive Wirkungen auch zu einem Rückfall führen, sodass Sie wieder zunehmen. Viele Menschen legen dann sogar noch mehr Pfunde zu, als sie vorher abgenommen hatten. Auch deren »*Brain Fog*« und die Energielosigkeit sind dann oft noch schlimmer als vorher.

Man erzielt mit jeder Phase dieses Programms die besten Wirkungen, wenn die vorherige Phase ihren Zweck voll und ganz erfüllt hat. So hat es zum Beispiel keinen Sinn, an Ihren Heißhungerattacken zu arbeiten, solange Ihre Verdauung und Ihr Lymphsystem nicht besser funktionieren. Ohne Nahrungsergänzungsmittel und -zusätze zur Unterstützung Ihrer Leberfunktion nützt es auch nichts, die Leber zu einer intensiveren Entgiftungstätigkeit anzuregen. Die vier Phasen meines Programms bauen aufeinander auf.

Glauben Sie mir: Es ist sehr vernünftig, bei diesem Programm langsam vorwärtszugehen. Stellen Sie sich vor, Sie wollten so schnell wie möglich ein Haus bauen. Natürlich soll das Haus rasch fertig werden; aber es hat trotzdem keinen Sinn, beim Bau des Fundaments schlampig zu arbeiten. Man beginnt erst mit dem Bau der Zimmer, wenn das Fundament steht; und man tapeziert die Zimmer auch erst dann, wenn die Wände und das Dach fertig gebaut sind. Sie können gern auch länger als vier Wochen bei jeder Phase verweilen oder die Phasen in einzelne Schritte unterteilen, wenn das für Sie angenehmer ist. Es gibt keinen Grund zur Eile. Als ich dieses Programm zum ersten Mal durchlief, habe ich mir für jede Phase zwei Monate Zeit genommen. Wenn es Ihnen nichts ausmacht, schlage ich vor, das Programm in diesem Tempo zu absolvieren. Dann treten die Veränderungen zwar ein bisschen langsamer ein, sind aber dafür sehr dauerhaft. Ihr Körper braucht Zeit, um sich auf die Veränderungen einzustellen, während er allmählich beginnt, die Giftstoffe auszuscheiden, die Ihnen bei Ihren gesundheitlichen Fortschritten im Weg stehen. Der Sinn dieses Programms besteht darin, ein für allemal abzunehmen, all die Schlacken und Abfallstoffe aus Ihrem Körper auszuscheiden – um dann für immer in diesem Zustand zu bleiben.

20–50 Punkte: Mittleres Tempo – drei Wochen pro Phase. Ihr Darm ist zwar durchschnittlich intelligent, könnte aber durchaus noch ein bisschen schlauer sein – und er übt eindeutig einen negativen Einfluss auf die Funktionsfähigkeit Ihres Gehirns und auf Ihr Energieniveau aus. Bei Ihnen wird das Stoffwechsel-Powerprogramm nicht zu so starken Entgiftungssymptomen führen wie bei jemandem mit höherer Punktzahl, also können Sie ruhig ein bisschen schneller voranschreiten, wenn Sie möchten – aber das muss natürlich nicht sein. Sie können trotzdem den langsamen Weg wählen – ich empfehle Ihnen das sogar. Durchlaufen Sie jede Phase in dem Tempo, das sich für Sie gut und richtig anfühlt. Aufgrund Ihrer Punktzahl können Sie durchaus jede Phase innerhalb von drei Wochen abschließen – aber nicht schneller!

1–20 Punkte: Schnellverfahren – zwei Wochen pro Phase. Herzlichen Glückwunsch – Sie haben einen ziemlich intelligenten Darm! Wahrscheinlich sind Sie nicht weit von Ihrem Wunschgewicht und dem Gesundheitszustand entfernt, den Sie anstreben, brauchen aber noch einen letzten kleinen Anstoß, um diese Ziele zu erreichen. Denn auch wenn Ihr Darm bereits sehr intelligent ist, gibt es immer noch eine Steigerungsmöglichkeit: Sie können zum Darmgenie werden! Auch wenn Sie sich bereits ziemlich wohl in Ihrer Haut fühlen, würde es nicht schaden, wenn Sie noch ein bisschen klarer denken könnten, noch mehr Energie hätten und endlich auch Ihre letzten überflüssigen Pfunde loswürden. Nachdem Sie das Stoffwechsel-Powerprogramm durchlaufen haben, werden Sie nicht mehr so anfällig für Umwelteinflüsse sein, die Sie derzeit noch recht leicht aus dem Gleichgewicht bringen. Sie können dieses Programm ziemlich schnell absolvieren: Zwei Wochen pro Phase dürften genügen. Aber natürlich können Sie gern auch langsamer vorgehen, wenn Sie möchten.

Unabhängig von Ihrer Punktzahl wird das Stoffwechsel-Powerprogramm den Intelligenzquotienten Ihres Darms erhöhen und Ihnen damit zu einer entscheidenden Wende in Ihrem Leben verhelfen. Wenn Ihr Darm »nicht ganz so schlau«, also in seiner Funktion gestört ist, führen Ihre Darmbakterien Regie und bestimmen mithilfe der Neurotransmitter, die sie ans Gehirn senden, über Ihre Entscheidungen, ja sogar über Ihre Stimmung. So werden Sie keine Diät lange durchhalten: Der Drang, Lebensmittel zu sich zu nehmen, die zur Gewichtszunahme und zu Erkrankungen führen, ist einfach zu stark, weil er direkt von Ihren schlechten Darmbakterien kommt und über den Vagusnerv als neuronales Signal in Ihr Gehirn gelangt. Das ist kein Kampf, für den man einen starken Willen braucht, sondern eine biochemische Schlacht, die in Ihrem Körper ausgetragen wird!

Wenn Sie abnehmen und die frühere Funktionsfähigkeit Ihres Nervensystems zurückgewinnen möchten, brauchen Sie nur Ihr ENS wieder auf Vordermann zu bringen. Dann kann es Ihre Heißhungerattacken und andere negative Einflüsse Ihrer opportunistischen Darmbakterien überwinden. Der beste Weg dazu besteht darin, Ihr Verdauungssystem zu sanieren, ein Darmmilieu zu schaffen, in dem gute Bakterien besser gedeihen, die Nährstoffaufnahme zu verbessern und Ihren Körper mit nährstoffdichten Lebensmitteln zu versorgen, damit Ihr ENS geheilt wird und seine Funktion wiederaufnehmen kann. Das sind wichtige Ziele, die Sie mit dem Stoffwechsel-Powerprogramm erreichen können.

Gewichtsabnahme muss kein mühsamer Prozess sein

Sobald Ihr Darm intelligenter ist, kann er die Kommunikation mit Ihrem Gehirn wieder aufnehmen und intensivieren. Dann wird Ihnen endlich wieder bewusst, welche Lebensmittel toxisch sind und welche nicht. Sobald Ihr ENS wieder die Kontrolle übernimmt, wird Ihr Körper abwehrend reagieren, wenn Sie etwas Toxisches oder Schädliches zu sich nehmen – dann wird Ihnen davon entweder schlecht oder Sie fühlen sich wie benommen. Ihr Körper versucht solche Lebensmittel sofort wieder von sich zu geben, indem Sie Erbrechen, Durchfall oder Magenschmerzen bekommen. Während Sie das Stoffwechsel-Powerprogramm durchlaufen, wird Ihnen auffallen, dass Ihr Körper die Aufnahme bestimmter Lebensmittel plötzlich verweigert – und genau das ist der Grund, warum Sie zum Abnehmen keine Willenskraft brauchen: Sie verlieren ganz spontan an Gewicht, weil Ihr Körper Lebensmittel, die zur Gewichtszunahme führen, jetzt ablehnt.

Plötzlich vertragen Sie Speisen, die Ihnen früher, als Ihr Darm noch »unintelligent« war und schlechte Darmbakterien die Kontrolle ausübten, gut bekommen waren, nicht mehr. Erst wenn Ihre Darm-Gehirn-Kommunikation wieder funktioniert, kann es zu einer echten Umstellung Ihres Essverhaltens kommen. Sobald Ihr ENS wieder das Kommando übernimmt, lassen Ihre Heißhungerattacken nach; denn jetzt kooperieren ENS und gute Darmbakterien zum Wohl Ihres Körpers, und es geht nicht mehr nach der Nase Ihrer parasitären Darmbakterien. Dann kann das ENS Ihre Entgiftungs- und Verdauungsprozesse auch besser koordinieren – eben weil es jetzt intelligenter ist!

Zum Abnehmen braucht man also tatsächlich keine Willenskraft, sondern einfach nur einen schlaueren Darm. Deshalb kann es sein, dass Sie in anderen Lebensbereichen (zum Beispiel in Ihrem Berufs- oder Privatleben) durchaus intelligent sind, es aber trotzdem nicht schaffen, Ihr Essverhalten zu ändern. Es ist kein Charakterfehler – Sie haben einfach nur ein Problem mit Ihrer Darmflora!

Und es gibt sogar noch eine bessere Nachricht: Wenn Sie sich vorher »vom Kopf her« für intelligent gehalten hatten, werden Sie darüber staunen, was für Möglichkeiten sich für Sie auftun, wenn jetzt auch noch Ihr Darm intelligenter wird. Das war für mich die größte Überraschung: Ich hielt mich damals schon für ziemlich klug; doch sobald ich meine Verdauung saniert hatte, wurde ich noch intelligenter und kreativer, als ich es jemals für möglich gehalten hätte – und das Gleiche beobachte ich auch bei meinen Patienten: Viele bauen sich eine neue berufliche Karriere auf oder werden befördert, nachdem sie mein Stoffwechsel-Powerprogramm durchlaufen haben. Sie gründen Unternehmen. Sie gehen positivere Beziehungen ein. Es geht ihnen schlicht und einfach gut. Ein in seiner Funktion gestörter Darm führt zu Funktionsstörungen im Gehirn; ein intelligenterer Darm dagegen führt zwangsläufig auch zu einem intelligenteren Gehirn und einem intelligenteren Leben.

Nun, da Sie Ihren Darm-IQ kennen und wissen, wie schnell Sie das Stoffwechsel-Powerprogramm durchlaufen dürfen, können Sie loslegen! Das Programm wird Ihnen am meisten bringen, wenn Sie die vier Phasen in der von mir vorgegebenen Reihenfolge absolvieren. Denn alle vier Elemente dieses Programms wirken zusammen, um Ihre Darmschleimhaut zum Abheilen zu bringen, wieder eine gesunde Darmflora aufzubauen, Giftstoffe auszuscheiden, Entzündungsprozesse zu lindern, Heißhungerattacken auf süchtig machende Lebensmittel abzuschwächen, Ihre Gehirnfunktion zu normalisieren und die Resorption von Nährstoffen aus der Nahrung zu verbessern. Das Wichtigste, worum Sie sich beim Durchlaufen der vier Phasen bemühen sollten, ist Achtsamkeit: Achten Sie darauf, wie Sie sich fühlen und was in Ihrem Körper abläuft. Achten Sie darauf, wie die Lebensmittel, die Sie zu sich nehmen, schmecken und wie dieses Aroma sich für Sie nun allmählich zu verändern beginnt. Versuchen Sie möglichst nicht aus reiner Gewohnheit zu essen! Achten Sie lieber darauf, wann Sie wirklich Hunger oder Appetit auf etwas haben, und essen Sie es nur dann. Wenn Sie jetzt plötzlich ein bisschen weniger Interesse an den Speisen und Lebensmitteln haben, von denen Sie früher so begeistert waren, respektieren Sie dieses Signal Ihres Körpers. Er verändert sich und entwickelt ein feineres Gespür für die Auswirkungen bestimmter Nahrungsmittel – und wenn Sie etwas tun, was ihm nicht gefällt, wird er Sie warnen.

Und schließlich und endlich hoffe ich, dass Sie mit einem Gefühl der Freude und des Optimismus an dieses Programm herangehen werden. Denn dabei geht es nicht darum, zu leiden oder auf etwas zu verzichten. Vielleicht werden Sie unter ein paar leichten Entgiftungserscheinungen zu leiden haben; doch ich werde Ihnen helfen, diese Beschwerden so gering wie möglich zu halten. Als Lohn für Ihre (mühelose) Mühe wird Ihr Körper am Ende des Stoffwechsel-Powerprogramms schneller auf Veränderungen reagieren, und Ihre Psyche wird sich wieder stärker von einer Lebensweise angesprochen fühlen, die auf Gesundheit und Vitalität, ein hohes Energieniveau, eine kräftige Konstitution und ein normales Körpergewicht ausgelegt ist. Also lassen Sie Ihre Biochemie für sich und nicht gegen sich arbeiten!

PHASE EINS

VERÄNDERN SIE IHRE BIOCHEMIE

In Phase eins des Stoffwechsel-Powerprogramms werden wir dafür sorgen, dass Ihr Dickdarm und Ihr Lymphsystem wieder besser arbeiten, damit sie die Ama-Abfallstoffe zu den primären Entgiftungskanälen Ihres Körpers transportieren und ausscheiden können. Das ist ein wichtiger erster Schritt, mit dem Sie Ihren Körper von der obersten Ama-Schicht befreien, die Ihrer Genesung im Weg steht. Zu diesem Zweck werden wir auch die Entgiftungskanäle Ihrer Nieren öffnen; also wundern Sie sich nicht, wenn Sie jetzt ein bisschen öfter Wasser lassen müssen als sonst! Verstopfte Rohre kann man schließlich nicht reinigen. Auch Ihr Stuhl wird vielleicht schneller durch den Dickdarm rutschen, wenn Sie beginnen, den Garten Ihrer Darmflora zu bestellen. Machen Sie sich deshalb keine Sorgen: Es ist ein wunderbares Gefühl!

Denken Sie daran: Sie müssen während dieses Programms nicht auf bestimmte Lebensmittel verzichten oder Sport treiben – *es sei denn, Sie haben Lust dazu.* Doch falls Ihnen irgendetwas, was Sie früher regelmäßig gegessen haben, jetzt plötzlich nicht mehr so verlockend erscheint oder Sie es vielleicht nicht einmal mehr vertragen, lassen Sie es einfach weg – und achten Sie darauf, wie Sie sich dann fühlen.

PHASE EINS: DAS WICHTIGSTE AUF EINEN BLICK

Bitte tun Sie in Phase eins dieses Programms Folgendes (und zwar so lange, wie es der Punktzahl aus Ihrem Darm-IQ-Test zu Beginn dieses Kapitels entspricht):

- *Gönnen Sie sich täglich eine Trockenmassage.* Führen Sie diese Trockenmassage vor Ihrer morgendlichen Dusche durch und verwenden Sie dafür einen rohseidenen Handschuh oder eine für solche Massagen bestimmte Bürste.
- *Trinken Sie Stoffwechsel-Powertee.* Bereiten Sie jeden Morgen Ihren Stoffwechsel-Powertee zu (siehe Rezept Seite 133) und trinken Sie ihn den ganzen Tag über. Wenn Sie ein Problem mit Lymphstauungen haben (siehe Pseudofett-Quiz auf Seite 95), geben Sie zusätzlich noch einen halben Teelöffel Manjistha-Pulver in Ihren Tee. Bei übermäßigen Blähungen fügen Sie einen halben Teelöffel Bockshornkleesamen hinzu.
- *Nehmen Sie Triphala ein.* Nehmen Sie jeden Abend vor dem Schlafengehen 1000 Milligramm Triphala, und zwar mit einem vollen Glas zimmerwarmem Wasser. (Bei den meisten Bezugsquellen ist dieses ayurvedische Heilmittel in Kapselform erhältlich; Sie können aber auch Triphala-Pulver verwenden und in Wasser einrühren. Am Ende dieses Buches finden Sie Bezugsquellen für das Triphala, das ich verwende und empfehle.)
- *Reinigen Sie Ihren Darm mithilfe von Ballaststoffen.* Nehmen Sie jeden zweiten Abend vor dem Zubettgehen Ballaststoffe ein. Rühren Sie dazu je einen Teelöffel Leinsamen und Flohsamenschalen in ein Glas zimmerwarmes Wasser ein und trinken Sie dieses. Sie können Ihr Triphala zusammen mit diesem Ballaststoff-Drink einnehmen.

Nun wollen wir uns die verschiedenen Elemente von Phase eins ein bisschen genauer anschauen, damit Sie wissen, wie und warum Sie sie durchführen sollen.

TROCKENMASSAGEN

Eine Trockenmassage befreit die Haut vor dem Baden von abgestorbenen Hautschüppchen – aber anders als ein Peeling-Produkt, das man zusammen mit Wasser beispielsweise beim Duschen verwendet. Stattdessen massieren Sie Ihre Haut mit einer Spezialbürste oder einem Spezialhandschuh mit rauer Oberfläche. (Trockenmassagebürsten sind in den meisten Reformhäusern und Naturkostläden erhältlich.) Im Ayurveda bezeichnet man Trockenmassagen als Garshana; am besten eignet sich dafür ein rohseidener Handschuh. Auch ich arbeite am liebsten mit diesen Handschuhen, die im Internet erhältlich und nicht teuer sind. Doch egal, womit Sie Ihre Trockenmassagen durchführen – sie dienen zwei wichtigen Zwecken:

1. Dadurch werden abgestorbene Hautschichten entfernt, sodass Ihr Körper seine Giftstoffe wieder besser ausscheiden kann. Denn abgestorbene Hautzellen können Schweißdrüsen verstopfen oder deren Funktionstüchtigkeit einschränken. Außerdem sind auch tote Hautzellen eine Art Körperabfall; indem wir sie abrubbeln, befreien wir uns von diesem Müll.

2. Durch Trockenmassagen wird das direkt unter der Haut liegende Lymphsystem angeregt. Solche Massagen sind für das Lymphsystem ungeheuer wichtig, denn wie Sie ja inzwischen wissen, verfügen Ihre Lymphgefäße nicht über eine Pumpe: Die Lymphe wird nur durch die Bewegungen Ihres Körpers transportiert. Ohne Bewegung fehlt es ihr an Dynamik. Wenn Sie Ihre Haut in Richtung Herz und Lymphknoten massieren, kann die Lymphe sich besser durch Ihren Körper bewegen und ihn schneller entgiften. Im Grunde genommen tragen Sie mit so einer Massage dazu bei, Ihre biochemischen Abwässer durch die Lymphbahnen in die Lymphknoten zu schleusen, von wo aus sie ausgeschieden werden können. Dass Menschen Entzündungen in den Gelenken (wie beispielsweise Arthritis) entwickeln, hat unter anderem etwas mit der Ansammlung von Lymphe zu tun. Zellulitis ist ebenfalls ein Problem, das sich durch Lymphstauungen verschlimmert. Deshalb sollten Sie die Stellen, an denen Sie viel Zellulitis haben, besonders intensiv massieren. Sobald die Lymphe in Bewegung kommt, nimmt der Flüssigkeitsgehalt Ihrer Fettzellen ab, und dann sind auch die hässlichen Zellulitisdellen nicht mehr so deutlich sichtbar.

Sie sollten sich jeden Morgen vor dem Duschen eine fünf- bis zehnminütige Trockenmassage gönnen. Falls Sie an manchen Tagen nicht dazu kommen sollten – kein Problem! Aber nehmen Sie sich mindestens an fünf bis sechs Tagen pro Woche Zeit für eine gründliche Trockenmassage. So wird es gemacht:

Garshana-Lymphmassage:

1. Vor der Massage sollte Ihre Haut sauber und trocken sein. (Da die Massage vor dem Duschen stattfindet, müssen Sie nicht unbedingt blitzsauber sein; aber es sollte sich keine Körperlotion und auch kein Öl auf Ihrer Haut befinden.)

2. Massieren Sie mit Seidenhandschuhen oder einer Bürste in kräftigen, kreisförmigen Bewegungen Ihre Handgelenke und die Spitzen Ihrer Ellbogen. Dann massieren Sie mit langen, streichenden Bewegungen von den Fingern bis zur Oberseite Ihrer Oberarme. (Dadurch wird die Lymphe zu den Lymphknoten in den Achselhöhlen geschoben.)

3. Als Nächstes massieren Sie Bauch und Gesäßbacken mit kreisförmigen Bewegungen.

4. Dann massieren Sie – ebenfalls in kreisförmigen Bewegungen – Ihre Knie. Die Oberschenkel werden mit langen, streichenden Bewegungen von unten nach oben massiert, um die Lymphe zu den Lymphknoten in der Leistengegend zu transportieren.

5. Zum Schluss werden Fußknöchel und Füße mit kreisförmigen Bewegungen massiert. Dann massieren Sie Ihre Waden in langen, streichenden Bewegungen mit mittlerem bis festem Druck von unten nach oben.

6. Jetzt können Sie unter die Dusche gehen.

STOFFWECHSEL-POWERTEE

Dieser Tee ist ein wichtiger Grundpfeiler des Stoffwechsel-Powerprogramms. Er trägt zur Abheilung von Entzündungen der Darmschleimhaut bei, verbessert die Resorption von Nährstoffen und regt das Lymphsystem an. Dieser Tee hilft, Flüssigkeit durch Ihren Körper zu transportieren und auszuscheiden; deshalb müssen Sie jetzt möglicherweise öfter Wasser lassen, was jedoch ein gutes Zeichen ist.

Und so bereitet man diesen wohlschmeckenden Tee zu:

Stoffwechsel-Powertee

Bringen Sie in einem Topf 4 bis 5 Tassen (einen bis eineinviertel Liter) Wasser zum Kochen.

Während das Wasser sich erwärmt, geben Sie folgende Zutaten hinein:

½ Teelöffel Kreuzkümmelsamen

½ Teelöffel Koriandersamen

½ Teelöffel Fenchelsamen

Weitere Optionen:

- ½ Teelöffel Manjistha-Pulver, falls der Pseudofett-Selbsttest auf Seite 95 ergeben haben sollte, dass Sie unter Lymphstauungen leiden. (Sie können das Manjistha zum Schluss in den bereits gezogenen und abgegossenen Tee geben, weil es sich dabei um Pulver handelt, das nicht abgeseiht zu werden braucht.)

- ½ Teelöffel Bockshornkleesamen, falls Sie unter übermäßiger Gasbildung im Darm leiden.

- Ein 1 bis 2,5 cm langes Stück geschälte Ingwerwurzel für alle, die ihr Agni noch mehr verstärken möchten. (Manchen Menschen fällt es sehr schwer, ihr Verdauungsfeuer zu entfachen.) Geben Sie die Ingwerwurzel ins kochende Wasser. Falls Sie ein stärkeres Ingweraroma bevorzugen, können Sie die Wurzel in der Thermoskanne lassen; wenn nicht, seihen Sie sie zusammen mit den anderen Zutaten ab.

Lassen Sie das Wasser mit den Samen fünf bis zehn Minuten lang kochen – je nachdem, wie stark Ihr Tee werden soll. Dann seihen Sie den Tee ab und geben ihn in einen wärmeisolierten Behälter (zum Beispiel in eine Thermoskanne), damit er den ganzen Tag über heiß bleibt. Wenn Sie ein Tee-Ei haben, können Sie die Zutaten für Ihren Tee auch dort hineingeben; auf diese Weise lassen sie sich hinterher leichter entsorgen. Trinken Sie diesen Tee den ganzen Tag über in kleinen Schlucken, bis die Kanne leer ist, und versuchen Sie vor 18 Uhr damit fertig zu sein, damit Sie nachts nicht so oft Wasser lassen müssen.

KAFFEE-JUNKIE?

Keine Sorge, liebe Kaffeetrinker: Natürlich dürfen Sie Ihren Kaffee auch weiterhin genießen! Viele meiner Patienten möchten nicht darauf verzichten, und das ist auch gar kein Problem. Sie sollten nur zuerst den Stoffwechsel-Powertee zubereiten und eine Tasse davon trinken; wenn Sie dann immer noch Durst auf Kaffee haben, gönnen Sie ihn sich ruhig! Sie müssen nur darauf achten, bis zum Abend Ihren ganzen Tee auszutrinken. Wenn Sie daran gewöhnt sind, jeden Tag mehrere Tassen Kaffee zu trinken, sollten Sie außerdem darauf achten, wie Sie sich fühlen, wenn Sie mit dem Stoffwechsel-Powerprogramm beginnen: Viele meiner Patienten, die früher gern Kaffee getrunken haben, stellen nämlich fest, dass sie die Auswirkungen von Koffein (vor allem von mehreren Tassen Kaffee) als unangenehm empfinden. Falls Sie eine solche Reaktion bei sich bemerken sollten, respektieren Sie dieses Signal Ihres Körpers und reduzieren Sie Ihren Kaffeekonsum auf eine Menge, die Sie immer noch genießen können, ohne unangenehm zitterig oder nervös zu werden oder einen übersäuerten Magen zu bekommen.

Dieser Tee ist gleich aus mehreren verschiedenen Gründen gut für Sie. Einer der einfachsten ist die Temperatur. Denken Sie daran, wie Sie vorgehen, wenn Sie Geschirr spülen oder Wäsche waschen: Mit heißem Wasser geht das sehr viel besser als mit kaltem. Genau wie die Kosmetikerin Ihr Gesicht mit Wasserdampf auf eine Behandlung vorbereitet, weil Wärme die Poren öffnet, werden auch die Kanäle in Ihrem Körper durch Wärme geöffnet, sodass Abfallstoffe sich besser abtransportieren lassen.

Ihr Körper ist wie ein großes Straßennetz. Einige dieser Straßen erinnern an mehrspurige Autobahnen; aber es gibt auch zweispurige Schnellstraßen, Landstraßen, die Kleinstädte miteinander verbinden, und schmale Feldwege. Dieses Straßennetz wird gebildet von Ihren großen Venen und Arterien, den unter Ihrer Haut befindlichen Lymphbahnen, ja sogar den mikroskopisch kleinen Kanälen in den Zellzwischenräumen. Zu diesen Kanälen gehören auch die *Nadis* und *Srotas* der ayurvedischen Medizin. All diese Kanäle haben die Aufgabe, Flüssigkeiten wie beispielsweise Blut und Lymphe zu transportieren, die Organe mit Nährstoffen zu versorgen und Abfälle auszuscheiden. Sie führen zum Herzen, zu den Lungen, zur Leber und zu anderen Drüsen und wieder davon weg. Außerdem verbinden sie die äußersten Punkte Ihres Körpers miteinander – vom Gehirn bis zum kleinen Zeh

Doch leider verstopfen diese Kanäle sehr leicht – so wie es ja auch öfters zu Staus auf der Autobahn und Erdrutschen auf Landstraßen kommt oder ein umgestürzter Baum eine Straße in einem Wohnviertel blockieren kann. Schon allein durch seine Wärme erweitert der Stoffwechsel-Powertee die Gefäße: Er öffnet und weitet Blut- und Lymphbahnen und macht den Weg frei. Es ist genau der gleiche Effekt, wie wenn man eine schmale Straße erweitert oder nachträglich noch eine zusätzliche Spur anbaut.

URALTES GESUNDHEITSWISSEN

Mir ist es immer lieber, wenn meine Patienten ihre Getränke heiß, warm oder zumindest zimmerwarm trinken. Denken Sie einmal daran, was passiert, wenn Sie Ihre Hände in kaltes Wasser (oder Schnee) stecken: Dann werden Ihre Finger weiß, weil Kälte die Durchblutung drosselt und die Gefäße sich verengen. Wenn Sie etwas Kaltes (zum Beispiel Eistee oder Eiswasser) trinken, passiert genau das Gleiche in Ihrem Verdauungstrakt: Die Blutgefäße ziehen sich zusammen, und Ihre Verdauungsorgane werden nicht mehr so gut durchblutet. Die Kanäle, die Nährstoffe in Ihren Körper aufnehmen und Abfallstoffe hinaustransportieren, verschließen sich.

Das ist genau das Gegenteil dessen, was Ihr Körper braucht. Denn eigentlich sollte das Blut in Ihren Verdauungstrakt hineinfließen, um eine gesunde, effiziente Verdauung zu erleichtern und Abfallstoffe mühelos abzutransportieren. Genau das bewirken warme Flüssigkeiten (nicht nur der Stoffwechsel-Powertee, sondern auch andere warme Getränke): Sie öffnen die Verdauungskanäle und verbessern die Durchblutung. Also genießen Sie diesen warmen Tee – und geben Sie nie wieder Eiswürfel in Ihre Getränke!

Aber nicht nur die Wärme tut Ihrem Körper gut; denn sonst könnten Sie ja jeden beliebigen Tee oder auch einfach nur heißes Wasser trinken. Der Tee verdankt seine Wirkung den darin enthaltenen Gewürzen. Kreuzkümmel, Koriander und Fenchel sind drei der wirksamsten Kräuter, die es gibt, wenn es darum geht, Verdauung und Stoffwechsel anzuregen und einen trägen, schwerfälligen Darm wieder auf Trab zu bringen.

- *Kreuzkümmel* ist ein uraltes Heilmittel gegen Verdauungsstörungen, Blähungen und andere Darmprobleme. Er enthält sehr wirksame Antioxidantien und Eisen, aber auch Ballaststoffe und regt die Bildung verdauungsfördernder Enzyme im Körper an. Wissenschaftlichen Untersuchungen zufolge lindert Kreuzkümmel außerdem Schleimhautentzündungen im Verdauungstrakt und verbessert die Darmfunktion.[1]

- *Koriander* ist eine Verdauungshilfe mit angenehm nussigem Aroma, deren Wirkung durch Wärme noch verstärkt wird. In der ayurvedischen Medizin verwendet man Koriander zur Behandlung vieler Darmerkrankungen, weil er Blähungen, Verdauungsstörungen, Bauchkrämpfe und Entzündungen lindert. Untersuchungen haben außerdem gezeigt, dass er die mit rheumatoider Arthritis einhergehenden Gelenkschwellungen hemmt.[2]

- *Fenchel* hilft gegen Koliken, Reizdarmsyndrom und andere schmerzhafte Verdauungsprobleme, weil er die glatte Muskulatur im Verdauungstrakt entspannt. Außerdem lindert er Blähungen und regt die Fettverbrennung an. Da Fenchel Phytoöstrogene enthält, tut er auch Frauen mit hormonellen Störungen gut. Außerdem wirkt er auf sanfte Weise appetithemmend. Fenchel ist ein gutes pflanzliches Heilmittel zur Ausscheidung von Lymphe und zum Abbau von Pseudofett. Wenn man ein paar Fenchelsamen kaut, sorgt dies außerdem für einen angenehm frischen Atem.

Wenn Sie diesen Tee täglich trinken, werden Sie ein paar interessante Erfahrungen machen: Während der ersten Phase des Stoffwechsel-Powerprogramms werden Sie spüren, wie sich ein angenehmes Gefühl der Wärme in Ihrem Bauch ausbreitet. Das ist Ihr Agni: die Energie, die Nährstoffe aufnimmt und für den Körper verwertbar macht sowie Giftstoffe und überschüssiges Fett verbrennt. Wenn Sie eine schwache Verdauung haben, Ihnen ständig kalt ist und Sie oft träge und lethargisch sind, wird dieser Tee Ihnen helfen, denn er verstärkt die Agni-Energie und lindert gleichzeitig Entzündungsprozesse im Körper.

Übrigens geben meine Patienten dieses Rezept oft an Freunde und Verwandte weiter, weil dieser Tee eine so wohltuende Wirkung auf das Verdauungssystem hat. Ich habe sogar schon erlebt, dass der Tee als Geschenk unter dem Weihnachtsbaum lag. Warum soll man alles Gute für sich allein behalten?

TRIPHALA

Das ist eine meiner Lieblingszutaten des Stoffwechsel-Powerprogramms. Triphala ist tatsächlich fast schon so etwas wie ein Wundermittel. Dabei handelt es sich um ein vollwertiges pflanzliches Nahrungsmittel aus drei verschiedenen getrockneten und gemahlenen Beerenarten, die drastische Veränderungen im Körper bewirken. Vielleicht erinnern Sie sich noch daran, dass ich erzählte, meine Familie habe diese Beeren früher sauer eingelegt als Gewürz verwendet. In den USA findet man diese sauer eingelegten Beeren ziemlich selten im Handel; doch zum Glück gibt es Triphala in getrockneter, pulverisierter Form, sodass Sie trotzdem in den Genuss dieser Gewürzmischung kommen können. Auch wenn Ihnen der Name nicht bekannt sein sollte und Sie ihn vielleicht sogar ein bisschen merkwürdig finden: Bei Triphala handelt es sich keineswegs um eine obskure, gefährliche Mixtur; es sind einfach nur Beeren, und das pro Kapsel enthaltene Pulver entspricht von der Menge her noch nicht einmal einer einzigen Beere. Ich verabreiche meinen Patienten oft mehrere Löffel Triphala, und wir machen uns keine Sorgen darüber, dass diese Dosis zu hoch sein könnte – Blaubeeren kann man ja schließlich auch nicht überdosieren.

Triphala ist eine wunderbare Kombination aus verschiedenen pflanzlichen Substanzen: Es hat eine leicht abführende Wirkung, reinigt aber gleichzeitig auch den Dickdarm, da es die Darmschleimhaut und die Nerven im Darm repariert, sodass wieder eine normale Darmperistaltik eintritt. Triphala zwingt Ihren Darm nicht dazu, seinen Inhalt von sich zu geben, sondern stellt auf sanfte, natürliche Weise Ihre gesunde Darmfunktion wieder her: Dann »erinnert« Ihr Darm sich wieder daran, wie er eigentlich arbeiten sollte, weil das Mittel seine Verletzungen zum Abheilen bringt. Im Gegensatz zu Abführmitteln (die man immer einnehmen muss) brauchen Sie Triphala nur eine Zeit lang zu nehmen und können anschließend eine Pause einlegen, weil es seine positive Wirkung bereits entfaltet hat. Trotzdem nehme ich Triphala schon seit 15 Jahren – aber nicht wegen seiner abführenden Wirkung, sondern weil das Leben jeden Tag mit immer wieder neuem Stress verbunden ist; und diese täglichen Belastungen senden viele Signale aus, die das enterische Nervensystem durcheinanderbringen. Ich zum Beispiel muss häufig reisen. Immer wenn ich unterwegs bin und mich nicht so gesund ernähren kann, wie ich möchte, hilft Triphala mir bei der Bewältigung der chronischen Verschleißerscheinungen in meinem Darm.

Heutzutage ist Triphala in Milligramm-Dosen erhältlich. Versuchen Sie zu Beginn dieses Programms jeden Tag 1000 Milligramm einzunehmen. Je nachdem, welche Marke Sie kaufen, müssen Sie dazu abends ungefähr eine Stunde vor dem Schlafengehen ein bis zwei Tabletten einnehmen. (Ich verwende und empfehle Organic Digest Tone Triphala Plus von VPK – nähere Informationen dazu finden Sie im Abschnitt »Bezugsquellen«.) Wenn Sie innerhalb einer Woche nach Beginn der Einnahme nicht jeden Tag ausreichend Stuhlgang haben, erhöhen Sie die Dosis auf 2000 Milligramm pro Tag. Und wenn Sie nach einer weiteren Woche immer noch nicht so oft Stuhlgang haben, wie Sie gern möchten, nehmen Sie

3000 Milligramm täglich ein. Sie können bedenkenlos auch bis zu 4000 Milligramm pro Tag nehmen; denken Sie daran: Triphala besteht nur aus getrockneten Beeren.

Je länger es dauert, bis das Triphala bei Ihnen richtig wirkt, umso dringender brauchen Sie dieses Mittel und umso länger sollten Sie Phase eins des Stoffwechsel-Powerprogramms ausdehnen. Die erforderliche Zeitdauer hängt von Ihrem Darm-IQ ab: Wenn Ihre Punktzahl beim Darm-Intelligenztest gezeigt hat, dass Ihr Darm ein längeres »Training« braucht, lassen Sie dem Triphala ruhig ein bisschen mehr Zeit, um seine wunderbaren Wirkungen zu entfalten. Denn die anschließenden Phasen dieses Programms sind nur bei einem funktionstüchtigen Darm wirksam.

Sobald Sie Ihre Verdauung wieder in Schwung gebracht haben, werden Sie spüren, wie Ihr Stoffwechsel sich verändert. Jetzt kann Ihr Körper besser entgiften. Triphala hat gerade deshalb eine so stark entgiftende Wirkung, weil es drei verschiedene Beeren mit jeweils unterschiedlichen Wirkmechanismen enthält: Amlaki (Amla), Haritaki und Bibhitaki. Diese drei Wirkstoffe wollen wir einmal ein bisschen genauer unter die Lupe nehmen.

> URALTES GESUNDHEITSWISSEN
>
> Triphala erfreut sich in Indien eines so hohen Ansehens, dass es sogar eine alte Redensart gibt, die besagt: »Auch wenn du keine Mutter mehr hast – solange du Triphala hast, brauchst du dir keine Sorgen zu machen.« Das ist vielleicht ein bisschen übertrieben, zeigt aber, wie wirksam und gesund Triphala ist.

Amlaki

Amlaki (auch als Indische Stachelbeere oder Amla bezeichnet) ist eines der wirksamsten Antioxidantien, die es gibt, und eine der wichtigsten Heilpflanzen, die in der ayurvedischen Medizin verwendet werden. Diese Beere hat hervorragende antientzündliche und fiebersenkende Eigenschaften, wirkt leicht abführend und wird zurzeit sogar auf ihre krebshemmende Wirkung hin untersucht.[3] Sie trägt zur Linderung von Entzündungen und zur Stabilisierung des Blutzuckerspiegels bei. Manchen Untersuchungen zufolge wirkt Amlaki genauso gut gegen Diabetes wie orale Antidiabetika[4] – wirklich ein beeindruckendes Wirkungsspektrum!

Amlaki ist gleich aus zwei Gründen gut für Diabetiker: Erstens hilft es, den Blutzuckerspiegel zu normalisieren, wirkt appetitregulierend und stabilisiert die Stimmung, sodass Sie nicht mehr mit den seelischen Höhen und Tiefen zu kämpfen haben, die Heißhungerattacken auslösen können. Zweitens regt es den Körper zur Bildung fettfreier Muskelmasse an, was ebenfalls zu einer besseren Blutzuckerregulierung beiträgt. So beginnt Amla Ihren Körper von Grund auf zu verändern – ohne dass Sie dazu irgendetwas an Ihrer Ernährung verändern oder sich mehr bewegen müssen. Ich halte Amla auch deshalb für ein hervorragendes Heilmittel, weil es die Leber bei ihrer Arbeit unterstützt und dem Körper dabei gleichzeitig wertvolle Antioxidantien liefert, welche die Leber für ihre Entgiftungsarbeit braucht. Außerdem gleicht Amla die sauren Eigenschaften bestimmter Lebensmittel aus: Nach seiner Verstoffwechselung wirkt dieses Mittel alkalisierend auf Ihr Gewebe und lindert so die negativen Folgen von Entzündungsprozessen. Die regelmäßige Einnahme von Amla gehört zum Besten, was Sie für Ihre Gesundheit tun können. Wenn Sie täglich Triphala einnehmen, das ja Amla enthält, können im Lauf der Zeit tief greifende positive Veränderungen in Ihrem Organismus eintreten.

Haritaki

Haritaki ist eine Beere, die Giftstoffe besonders wirksam aus dem Dickdarm entfernt. Dadurch entsteht wieder eine ausgewogenere Darmflora: Die Mikroorganismen, die sich von Zucker ernähren, werden zugunsten gesünderer Darmbakterien verdrängt. Wenn Sie weniger Giftstoffe im Darm haben, werden Ihr Immunsystem und Ihre Verdauung gestärkt. Und was noch viel erstaunlicher ist: Wissenschaftliche Untersuchungen zeigen, dass Haritaki eine starke hypolipidämische Wirkung hat – das heißt, dieses Mittel baut Fett ab, senkt die Cholesterin- und Triglyzeridwerte und führt zu einem Anstieg des guten Cholesterins, das vor Herz-Kreislauf-Erkrankungen schützt.[5] Eine Untersuchung hat außerdem ergeben, dass Haritaki antibakterielle und fungizide Eigenschaften besitzt, unerwünschte Krankheitserreger wie *Escherichia coli* oder Hautpilzinfektionen bekämpft und einer übermäßigen Vermehrung von Bakterien im Körper entgegenwirkt, die sonst zu chronischen Geschwüren und anderen Problemen führen könnte.[6]

Bibhitaki

Bibhitaki (*Terminalia belerica*) ist eine Beere, die Fette aufspaltet und die Lymphbahnen öffnet. Wenn Ihre Lymphe Giftstoffe besser ausscheiden und überschüssige Flüssigkeit aus dem Körper hinausschwemmen kann, wird dadurch auch Pseudofett abgebaut. Außerdem hilft Bibhitaki gegen Schleimansammlungen im Körper und wurde daher schon immer gegen Asthma verordnet und als hustenlösendes Mittel zur Befreiung der Lungen eingesetzt. Genau wie Haritaki hat auch Bibhitaki eine hypolipidämische Wirkung: Es senkt den Cholesterinspiegel und baut Fett in der Leber und im Herzen ab. Außerdem senkt es den Blutdruck. Manche Untersuchungen deuten sogar darauf hin, dass Bibhitaki gegen HIV und Malaria wirken könnte. In meinen Augen fungiert Bibhitaki wie eine Art Staubsauger für Giftstoffe. Im Sanskrit gibt es eine Spruchweisheit, die besagt: Durch die Einnahme von Bibhitaki kann man Krankheiten von sich fernhalten.

Jetzt wissen Sie, was für ein Wundermittel Triphala ist! Wenn ich jemals auf einer einsamen Insel festsäße und nur ein einziges Nahrungsergänzungsmittel mitnehmen könnte, würde ich mich für Triphala entscheiden. Dank seiner vielen positiven Wirkungen im Körper gehört Triphala zu meinen pflanzlichen Lieblingsheilmitteln.

BALLASTSTOFFTHERAPIE

Nicht zuletzt werden Sie in Phase eins dieses Programms auch Ballaststoffe zu sich nehmen. Eigentlich ist das ja etwas völlig Normales, oder nicht? Viele Menschen nehmen Ballaststoffe gegen Verstopfung ein; doch die meisten Menschen ernähren sich viel zu ballaststoffarm – wahrscheinlich einer der Hauptgründe dafür, warum Darmträgheit und Verstopfung so weitverbreitet sind. Frauen brauchen mindestens 25 Gramm Ballaststoffe pro Tag, Männer sogar 38 Gramm. Doch die meisten Menschen nehmen höchstens 15 Gramm Ballaststoffe am Tag zu sich.

Diesem Problem kann man leicht abhelfen, ohne Riesenmengen Müsli in sich hineinschaufeln zu müssen: Geben Sie jeden zweiten Abend zusätzlich zu Ihrem Triphala einen Teelöffel Flohsamenschalen und einen Teelöffel geschrotete Leinsamen in 350 Milliliter warmes oder zimmerwarmes Wasser! Rühren Sie kräftig mit einem Löffel um und trinken Sie diese Mischung so schnell wie möglich; denn wenn die Ballaststoffe zu lange im Wasser bleiben, können sie eindicken. Falls Sie das Bedürfnis haben, noch mehr Wasser nachzutrinken, tun Sie es ruhig!

Damit haben Sie Ihre tägliche Ballaststoffaufnahme innerhalb von 30 Sekunden drastisch erhöht.

Warum soll man im Rahmen dieses Programms nur jeden zweiten Tag Ballaststoffe einnehmen und nicht jeden Tag? Das liegt daran, dass die Ballaststoffe die Aufnahme des Triphala in Ihrem Darm ein bisschen beeinträchtigen können – deshalb sollen Sie sie nur alle zwei Tage nehmen. Auf diese Weise profitieren Sie von beiden Nahrungsergänzungsmitteln.

Machen Sie sich keine Sorgen wegen des Geschmacks! Leinsamen und Flohsamenschalen schmecken nussig und fühlen sich im Mund ein bisschen körnig an; man braucht sich davor also nicht zu ekeln. Diese Ballaststoffe werden eine erstaunliche Wirkung auf Ihr Verdauungssystem haben. Das zusätzliche Volumen, das der Speisebrei in Ihrem Verdauungstrakt dadurch erhält, saugt Abfallstoffe aus Ihrem Organismus heraus, sodass sie schnell und mühelos ausgeschieden werden können. Außerdem dienen diese Ballaststoffe Ihren guten Darmbakterien, die zum Fettabbau beitragen und Ihnen helfen, bessere Ernährungsentscheidungen zu treffen, als Nahrung. Ballaststoffe fördern die Vermehrung guter Darmbakterien und tragen zur Beseitigung schlechter Bakterien bei, die jetzt absterben und ausgeschieden werden, weil sie sich in Ihrem immer gesünder werdenden Körper nicht mehr wohl fühlen.

STEIGERN SIE IHRE BALLASTSTOFFAUFNAHME SCHRITTWEISE!

Die meisten Menschen, die sich bisher ballaststoffarm ernährt haben, müssen die Ballaststoffmenge, die sie aufnehmen, langsam steigern, denn anfangs ist ihre Darmflora eher auf Zucker und Fette eingestellt und weiß daher mit großen Mengen von Ballaststoffen nichts anzufangen. Das kann (wenn auch nur vorübergehend) unangenehme Nebenwirkungen wie Blähungen und Darmwinde verursachen; doch da Ballaststoffe ein Präbiotikum (also Nahrung für die guten Bakterien in Ihrem Verdauungstrakt) sind, wird sich das bald ändern. Denken Sie daran: Anfängliche Beschwerden sind ein Zeichen dafür, dass Ihre Darmflora sich verändert! Falls Ihnen solche Symptome auffallen sollten, brauchen Sie Ihre Ballaststoffdosis nur ein bisschen zu verringern: Fangen Sie jeweils mit einem halben Teelöffel Flohsamenschalen und gemahlenen Leinsamen an. Bald werden Sie die Ballaststoffe besser vertragen. Sie werden sich damit sogar sehr wohlfühlen, weil Sie jetzt nicht mehr unter Darmträgheit und den damit verbundenen unangenehmen Beschwerden leiden.

WIE WERDEN SIE SICH IN PHASE EINS FÜHLEN?

Wenn Ihr Körper die Giftstoffe abbaut, die sich vielleicht schon sehr lange in ihm angestaut haben, werden Sie sich bald besser fühlen. Wie Sie im letzten Kapitel erfahren haben, werden Sie aber vielleicht auch unter leichten Entgiftungssymptomen leiden (siehe Infokasten »Entgiftungstipps für Phase eins« auf Seite 143). Diese Symptome können ein bisschen unangenehm sein, sind aber ein eindeutiges Zeichen dafür, dass Ihr Entgiftungsprozess gut funktioniert. Während die Giftstoffe aus Ihrem Körper hinausgeschwemmt werden, wird Ihr Kopf allmählich immer klarer. Ihr Schlaf wird tiefer und erholsamer. Vielleicht fühlen Sie sich jetzt leichter und haben mehr Energie; es kann aber auch sein, dass Sie sich müde oder träge fühlen, Pickel oder Ausschlag im Gesicht bekommen oder hin und wieder unter Kopf- oder Gelenkschmerzen leiden.

Lassen Sie sich durch solche körperlichen oder auch emotionalen Beschwerden nicht abschrecken! Das sind ganz normale Begleiterscheinungen einer Entgiftung. Denken Sie daran: Wenn Ihr Körper sich von Toxinen oder Ama befreit, sterben die schlechten Darmbakterien ab, und Ihr ganzer Organismus macht eine tief greifende Wandlung durch. Sobald die Entgiftungssymptome abklingen, werden Sie wahrscheinlich feststellen, dass sich an Ihrem Appetit etwas verändert hat; vielleicht haben Sie jetzt keinen so großen Hunger mehr auf Zucker oder Fett. Vielleicht schmecken Ihnen industriell verarbeitete Lebensmittel plötzlich nicht mehr, oder Sie empfinden ihren Geschmack als eigenartig. Eine der größten Veränderungen, über die meine Patienten berichten, besteht darin, dass sie eine Aversion gegen Speisen entwickeln, auf die sie früher immer großen Appetit hatten. Das ist eine wichtige Entwicklung und das erste Anzeichen dafür, dass Ihr enterisches Nervensystem jetzt wieder mit Ihnen kommuniziert: Es sagt Ihnen, dass es Zeit für eine Veränderung ist. Manche meiner Patienten erzählen mir zum Beispiel, dass sie früher aus reiner Gewohnheit jeden Nachmittag einen Schokoriegel gegessen haben und ihnen jetzt plötzlich schlecht davon wird; ein Burger verursacht bei ihnen jetzt vielleicht einen Migräneanfall, obwohl ihnen vorher gar nicht bewusst war, dass Burger zu ihren Migräneauslösern gehören.

Durch den Entgiftungsprozess verkürzt sich der zeitliche Abstand zwischen dem Verzehr eines Lebensmittels und Ihrer Reaktion darauf. Dadurch wird Ihnen klarer, wie Ihr Körper auf bestimmte Lebensmittel reagiert. Sobald Sie erkennen, dass der vorübergehende Genuss die Schmerzen und Beschwerden, die darauf folgen, nicht wert ist, werden Sie leichter auf bestimmte Speisen verzichten können. Viele meiner Patienten berichten mir schon in den ersten 30 Tagen dieses Programms, dass sie beschlossen haben, auf bestimmte Lebensmittel zu verzichten, weil ihnen plötzlich klar würde, dass diese für sie problematisch sind.

Denn sobald Ihr Körper all den Abfall loswird, der Ihr System verstopft, entwickelt er eine gesteigerte Sensibilität dafür, womit Sie ihn füttern. Ich will Ihnen keineswegs verbieten, Schokoriegel oder Cheeseburger zu essen; aber wenn Ihr Körper Sie auffordert, damit aufzuhören, sollten Sie auf ihn hören und danach handeln, was sich für Sie gut und richtig anfühlt. Denn jetzt entwickeln Sie ein Körperbewusstsein, das Sie bislang vielleicht noch nie hatten.

Orientieren Sie sich daran; dann wird es Ihnen mit der Zeit immer besser gehen.

WIE LANGE SOLL MAN BEI PHASE EINS BLEIBEN?

Aufgrund der Ergebnisse Ihres Darm-Intelligenztests wissen Sie inzwischen wahrscheinlich schon, wie schnell Sie das Stoffwechsel-Powerprogramm durchziehen und wie viel Zeit Sie für Phase eins einplanen sollten. Aber das ist nur eine grobe Richtlinie. Sie sollten diese Phase so lange ausdehnen, bis Ihr Körper den ganzen Nutzen daraus gezogen hat. Sobald Sie ein neues Gleichgewicht erreicht haben und Ihre Entgiftungssymptome abklingen, sind Sie bereit für die nächste Phase.

ENTGIFTUNGSTIPPS FÜR PHASE EINS

In dieser ersten Phase machen Sie lediglich einen leichten Entgiftungsprozess durch. Trotzdem können dabei ein paar unangenehme Symptome wie Pickel oder Ausschlag, eigenartig riechender Schweiß oder Urin, Abgeschlagenheit, Kopfschmerzen, Gelenkschmerzen, »*Brain Fog*« oder Reizbarkeit auftreten. Falls Sie diese Symptome als störend empfinden sollten, hier ein paar Tipps, wie Sie besser damit zurechtkommen:

- *Gehen Sie bei Ihrem Entgiftungsprogramm langsamer voran.* Fügen Sie nur alle zwei Wochen ein neues Element hinzu. Obwohl die Substanzen, die ich in Phase eins empfehle, eine sehr sanfte Wirkung haben, brauchen Ihre Organe eine gewisse Zeit, um »aufzuwachen« und sich auf dieses neue Programm einzustellen – vor allem wenn Sie bisher noch nie eine Entschlackungskur gemacht oder sich in Ihrem Körper besonders viele Gift- und Abfallstoffe angesammelt haben.
- *Trinken Sie viel Wasser.* Zusätzlich zu Ihrem Stoffwechsel-Powertee sollten Sie unbedingt noch einen Liter (ungefähr vier Tassen) warmes oder lauwarmes Wasser über den Tag verteilt trinken. Ihr Körper braucht viel Flüssigkeit, um die Giftstoffe ausschwemmen zu können.
- *Nehmen Sie mehr Ballaststoffe zu sich.* Sobald Ihr Körper sich an die volle Dosis Flohsamenschalen und Leinsamen gewöhnt hat, steigern Sie sie auf zwei und schließlich drei

Teelöffel. Ballaststoffe nehmen Toxine auf, sodass sie ausgeschieden werden können, statt wieder von der Darmschleimhaut resorbiert zu werden und erneut in den Blutkreislauf zu gelangen, sodass Ihre Leber sie noch einmal verarbeiten muss. Ballaststoffe verhelfen Ihnen also zu einer besseren Ausscheidung von Ama. Doch wie bei allen anderen Schritten meines Programms sollten Sie auch bei der Ballaststoffaufnahme langsam vorgehen und darauf achten, wie gut Ihr Körper diese Veränderung verträgt.

- *Gönnen Sie sich mehr Ruhe.* Auch wenn Sie nichts davon sehen – glauben Sie mir: Dieser Entgiftungsprozess ist ein hartes Stück Arbeit für Ihren Körper, bei dem er eine Menge Energie verbraucht. Genau wie bei besonders intensiver geistiger oder körperlicher Arbeit brauchen Sie auch während dieses biochemischen Prozesses mehr Ruhe als sonst. Es kann Ihnen schon sehr weiterhelfen, wenn Sie abends einfach nur eine Stunde früher zu Bett gehen!

PHASE ZWEI

ÜBERWINDEN SIE IHRE HEISSHUNGERATTACKEN (UND DAS GANZ OHNE WILLENSKRAFT!)

In Phase zwei dieses Programms gehen wir noch einen Schritt weiter: Jetzt wollen wir Ihre gesundheitsschädigenden Heißhungerattacken bekämpfen. Sicherlich erinnern Sie sich noch daran, dass es süchtig machende Lebensmittel gibt, die Ihre Neuroadaptationsmechanismen in Gang setzen, sodass Sie davon abhängig werden. Solche Produkte unserer modernen Lebensmittelindustrie führen dazu, dass Ihr Körper seine Dopaminrezeptoren herunterreguliert, um diese unnatürlichen euphorischen Phasen besser verkraften zu können. In Phase zwei helfen wir Ihrem Körper, sich zu beruhigen und neu zu orientieren, sodass Sie künftig auch naturbelassene Lebensmittel genießen können, die reich an wertvollen Nährstoffen sind (statt sich immer nur von stark verarbeiteten Produkten zu ernähren, die voller Chemikalien stecken). Dabei werden wir folgendermaßen vorgehen:

PHASE ZWEI: DAS WICHTIGSTE AUF EINEN BLICK

- *Dämpfen Sie Ihre Heißhungerattacken mit Ashwagandha.* Nehmen Sie jeden Morgen 400 bis 500 Milligramm Ashwagandha zum Frühstück und jeden Abend 400 bis 500 Milligramm Ashwagandha vor dem Abendessen (möglichst vor 18 Uhr) ein.
- *Sorgen Sie mit Brahmi für eine ausgewogene Gehirnchemie.* Nehmen Sie jeden Morgen 400 bis 500 Milligramm Brahmi zum Frühstück und jeden Abend 400 bis 500 Milligramm Brahmi vor dem Abendessen (möglichst vor 18 Uhr) ein. Bitte nehmen Sie Brahmi und Ashwagandha zusammen ein, weil diese beiden Mittel synergistisch wirken!
- *Beginnen Sie den Tag mit Stoffwechsel-Powersaft.* Frischer Gemüsesaft liefert Ihrem Körper reichlich Antioxidantien, Vitamine und andere pflanzliche Nährstoffe, ohne Ihr Verdauungssystem mit Ballaststoffen aus rohem Gemüse zu belasten (die der Entsafter herausfiltert); denn solche Ballaststoffe sind für einen Darm, dessen Schleimhaut erst noch abheilen muss, schlecht bekömmlich. Aufgrund seiner hohen Konzentration an Nährstoffen lindert dieser Saft auch Süßhunger, der in Wirklichkeit oft nichts anderes ist als Hunger nach Nährstoffen. Trinken Sie diesen Saft drei- bis fünfmal pro Woche morgens vor dem Frühstück. (Vielleicht brauchen Sie dann zum Frühstück nicht mehr so viel zu essen; also achten Sie darauf, wie Sie sich nach dem Trinken des Saftes fühlen!) Am stärksten ist die Wirkung des Stoffwechsel-Powersafts, wenn man ihn innerhalb von 20 Minuten nach der Zubereitung trinkt; aber wenn Sie wissen, dass Sie normalerweise am Nachmittag ein heftiger Süßhunger überkommt, heben Sie sich ruhig etwas davon für später auf. Er ist auch gegen 14 oder 15 Uhr nachmittags, wenn die meisten Menschen ihre Süßhungerattacken bekommen, immer noch sehr wirksam.
- *Stoffwechsel-Powerbrühe macht diese Entgiftungsphase noch wirksamer.* Die Stoffwechsel-Powerbrühe trägt zur Abheilung einer zu durchlässigen Darmschleimhaut bei und liefert Ihrem Körper reichlich wertvolle Vitamine und Mineralstoffe. Das ist wichtig, um während der Entgiftung Ihre Nährstoffreserven aufzufüllen, damit Ihr Körper besser funktioniert und Sie mehr Energie haben. Diese Brühe ist eine gute Ergänzung zu Ihrem Mittagessen, aber kein Ersatz dafür. Um die Tagesmitte ist Ihr Agni am stärksten; daher ist dies die beste Tageszeit für Ihre größte Mahlzeit. Abends ist Ihr Agni schwächer; vielleicht haben Sie dann nach einer Schüssel Stoffwechsel-Powerbrühe gar keinen so großen Hunger mehr. Ich empfehle, diese Brühe drei- bis fünfmal pro Woche zum Abendessen (oder mit dem Abendessen) zu verzehren. Wenn Sie sie gern essen, können Sie sich auch zum Mittagessen einen Teller davon gönnen.
- *Führen Sie Tagebuch.* Schreiben Sie genau auf, wann bei Ihnen Heißhungerattacken auftreten und auf welche Lebensmittel Sie dann Appetit bekommen. Dadurch lernen Sie sich und Ihren Körper besser kennen.

Diese gesunden Lebensgewohnheiten aus Phase eins sollten Sie beibehalten

- Gönnen Sie sich morgens vor dem Duschen eine Trockenmassage.
- Bereiten Sie weiterhin Ihren Stoffwechsel-Powertee zu und trinken Sie ihn den ganzen Tag über.
- Nehmen Sie Triphala ein (1000 Milligramm Triphala pro Abend oder auch mehr, falls Sie Ihre Dosis in Phase eins erhöht haben).
- Nehmen Sie jeden zweiten Tag Ballaststoffe ein: Rühren Sie jeweils einen Teelöffel Leinsamen und Flohsamenschalen (oder die Dosis, bei der Sie am Ende von Phase eins angelangt sind) in ein Glas zimmerwarmes Wasser ein und trinken Sie dieses.

Im Folgenden wollen wir uns die Elemente, die Phase zwei unseres Entgiftungsprogramms so wirksam machen, einmal genauer anschauen.

Eine der besten Methoden, die ich kenne, um unerwünschte Neuroadaptationsprozesse im Gehirn rückgängig zu machen, besteht in der Einnahme eines Mittels namens Ashwagandha. Diese Pflanze wird auch Indischer Ginseng genannt, obwohl sie eigentlich gar nicht mit dem Ginseng verwandt ist, sondern zu den Nachtschattengewächsen gehört. In Indien ist Ashwagandha ein beliebtes pflanzliches Heilmittel, das hervorragend gegen Stress, Energielosigkeit und Heißhunger (vor allem auf Zucker) wirkt.[7] Wissenschaftliche Untersuchungen beweisen, dass Ashwagandha viele gesundheitsfördernde Wirkungen hat und dass seine Einnahme mit keinerlei Risiken einhergeht.[8] Es ist eines der wenigen bekannten pflanzlichen *Adaptogene*[9] (das bedeutet, dass es dem Körper hilft, sich nicht auf dysfunktionale, sondern auf gesunde Art und Weise an Stress anzupassen).[10] Außerdem stärkt Ashwagandha ein erschöpftes Nervensystem und beruhigt die Emotionen. Wenn Sie unter Ängsten, innerer Unruhe, Stress oder prämenstruellem Syndrom leiden, ist Ashwagandha genau das Richtige für Sie. Nun, da Ihre Darmschleimhaut dieses Mittel richtig aufnehmen kann, wird es wahre Wunder bei Ihnen bewirken.

Und wenn Sie nun schon dabei sind, den Kampf um einen gesunden Darm zu gewinnen, können Sie sich getrost auch in den Kampf um ein gesundes Gehirn stürzen.

Während Ihr Körper entgiftet, erreichen Sie einen neuen Zustand der Homöostase – mit weniger Entzündungsprozessen und weniger Giftstoffen. Auch Ihr Gehirn verändert sich jetzt: Sie erleben weniger extreme Dopaminanstiege – eine Veränderung, die Ihr

Gehirn deutlich spürt. Bei manchen Menschen lassen die Heißhungerattacken während des Entgiftungsprozesses nach, während sie bei anderen vorübergehend sogar zunehmen können. Denn je weiter Sie mit dem Stoffwechsel-Powerprogramm vorwärtskommen, umso tief greifendere Veränderungen laufen in Ihrem Körper ab. Manchmal wehrt sich das Gehirn gegen diese Veränderungen und versucht wieder in die älteren Muster zurückzufallen, die es im Rahmen seiner Neuroadaptation entwickelt hat. Deshalb ist die Einnahme von Ashwagandha in dieser Phase so wichtig: Dieses Mittel fördert die Normalisierung Ihrer Gehirnfunktion.

Es kann auch sein, dass Sie jetzt in einen gewissen Zwiespalt geraten – schließlich gibt es in meinem Programm keine »verbotenen« Nahrungsmittel, und es ist durchaus möglich, dass Sie Heißhunger auf die ungesunden Lebensmittel bekommen, an die Sie bisher gewöhnt waren, die Sie aber gleichzeitig nicht mehr essen möchten. Das ist ein komisches Gefühl, aber ein Zeichen dafür, dass Ihr Körper sich nun allmählich auf eine neue, gesündere Lebensweise einstellt. Achten Sie einmal darauf, wie Sie sich fühlen, wenn Sie Junkfood gegessen haben! Vielleicht werden Sie bald merken, dass der vorübergehende Genuss das unangenehme Gefühl, das sich hinterher einstellt, nicht wert ist. Möglicherweise werden Sie nun auch feststellen, dass Sie diese Lebensmittel eigentlich gar nicht essen möchten – oder zumindest in kleineren Mengen als bisher. Erinnern Sie sich noch daran, dass Ihre Darmbakterien bei Ihnen Heißhungerattacken auf bestimmte Lebensmittel auslösen können? Die Bakterien senden Signale an Ihr Gehirn, um Sie zum Verzehr der Lebensmittel zu bringen, die sie selbst zum Überleben brauchen – und genau diese Lebensmittel haben Sie in den toxischen Entzündungszustand versetzt, in dem Sie sich jetzt befinden. Ashwagandha führt dazu, dass diese Botschaften künftig im Spam-Ordner Ihres Gehirns landen. Durch dieses Mittel werden die Heißhungerattacken (die ein Zeichen dafür sind, dass Sie sich jetzt von süchtig machenden Lebensmitteln entwöhnen und Ihre schlechten, von Zucker lebenden Darmbakterien allmählich absterben) schwächer werden und Ihnen nicht mehr so sehr zu schaffen machen wie früher.

BRAHMI

Auch Brahmi (*Bacopa monniera*) ist eine in Indien weitverbreitete Heilpflanze. Dabei handelt es sich um eine bodendeckende Pflanze von kriechendem Wuchs, die in Indien schon seit Urzeiten als pflanzliches Heilmittel eingesetzt wird. Sie ist nach dem hinduistischen Gott Brahma benannt, der die universale Schöpferkraft und das universale Bewusstsein repräsentiert; also ist es kein Zufall, dass Brahmi die Gehirnfunktion in all ihren Aspekten verbessert. Diese Pflanze wird in Indien häufig als gekochtes Gemüse (allein oder in Suppen) gegessen, aber auch roh für Salate verwendet oder sauer eingelegt. In den USA ist sie meist in Kapselform erhältlich (die Kapseln enthalten alle Pflanzenteile, getrocknet und zu Pulver zermahlen); aber es handelt sich trotzdem um ein und dieselbe Pflanze. Am besten ist es, Brahmi zusammen mit Ashwagandha einzunehmen, da diese beiden Heilpflanzen synergistisch wirken. Nehmen Sie beide Mittel am besten morgens und dann noch einmal vor dem Abendessen (vor 18 Uhr) ein; um diese Zeit fällt Ihr Körper normalerweise in ein Energietief, das Sie besonders anfällig für Heißhungerattacken macht.

Als Neurologin schätze ich Brahmi vor allem wegen seiner positiven Wirkungen auf das Gehirn. In der ayurvedischen Medizin gilt diese Heilpflanze als »Gehirntonikum«, weil sie harmonisierend auf die kognitive Funktion wirkt; doch ihr besonderer Effekt besteht darin, dass sie zur Normalisierung der Dopaminausschüttung und zur Korrektur eines überlasteten und erschöpften Lustzentrums im Gehirn beiträgt. In der ayurvedischen Medizin verwendet man Brahmi zur Behandlung von Süchten, der Parkinson-Krankheit, Epilepsie und vielen anderen neurologischen Erkrankungen. Es hat eine sanfte, aber deutlich spürbare Wirkung, die immerhin so stark ist, dass viele meiner Patienten es, sobald sie etwa die Hälfte des Stoffwechsel-Powerprogramms hinter sich haben, plötzlich schaffen, mit dem Rauchen aufzuhören; oder sie beschließen, künftig auf Alkohol oder Partydrogen zu verzichten. So ausgleichend und harmonisierend wirkt Brahmi auf die Neurochemie Ihres Gehirns!

Außerdem wurde Brahmi in Indien schon immer zur Verbesserung des Gedächtnisses,[11] der Konzentration, ja sogar der Intelligenz eingesetzt. Diese clevere Heilpflanze kann Ihnen helfen, klügere Ernährungsentscheidungen zu treffen, denn Brahmi trägt zur Koordination sämtlicher Gehirnfunktionen bei. Die Pflanze bringt Ordnung in die Nervenbahnen Ihres Gehirns und wirkt sich positiv auf die Symptome von Alzheimer, ADHS, Autismus, ja sogar Drogenabhängigkeit aus. Außerdem wirkt sie appetithemmend. Für mich ist es schon erstaunlich genug, dass die Natur uns ein Heilmittel zur Behandlung von Suchterkrankungen liefert; doch Brahmi hilft nicht nur gegen Funktionsstörungen des Gehirns, sondern steigert gleichzeitig auch die Gehirnleistung!

STOFFWECHSEL-POWERSAFT

Während Ashwagandha und Brahmi aufs Gehirn wirken, entfalten der Stoffwechsel-Powersaft und die Stoffwechsel-Powerbrühe ihre positiven Wirkungen in Ihrem Körper. Heißhungerattacken können nämlich auch ein Zeichen von Fehlernährung sein. In den westlichen Industrieländern hat normalerweise niemand ein Problem damit, sich genügend Kalorien zu verschaffen; doch viele Menschen bekommen nicht genügend Nährstoffe. Wir sind also nicht unterernährt, sondern fehlernährt. Oft ist es schwer festzustellen, ob Heißhunger von einem echten Bedürfnis herrührt oder ob es sich dabei um Suchtverhalten handelt; doch ich stelle immer wieder fest, dass der Stoffwechsel-Powersaft und die Stoffwechsel-Powerbrühe Heißhungerattacken aufgrund von Fehlernährung wirksam eindämmen.

Der Stoffwechsel-Powersaft ist ein hervorragendes Mittel gegen Fehlernährung, denn er enthält hochkonzentrierte Vitamine, Antioxidantien und andere wertvolle Substanzen aus Obst und Gemüse in leicht verdaulicher Form. Man bereitet ihn am besten in einem Entsafter zu. Falls Sie noch keinen haben sollten, kann das eine sehr sinnvolle Investition in Ihre Gesundheit sein! Manche Menschen bereiten ihre Säfte im Mixer zu, indem sie die Zutaten pürieren und mit Wasser verdünnen; doch ich ziehe die Zubereitung im Entsafter vor, denn für ein schwaches Verdauungsfeuer ist es schwierig, große Mengen Rohkost zu verarbeiten. Wenn wir den Zutaten ihre Ballaststoffe entziehen, lassen sich die Nährstoffe aus dem Gemüse viel leichter und mit geringerer Belastung für Ihr Verdauungssystem resorbieren.

(Aber wundern Sie sich jetzt bitte nicht darüber, dass Sie abends Ballaststoffe einnehmen, Ihr Gemüse aber entsaften sollen – das liegt daran, dass rohes Gemüse schwer verdaulich ist und Ihr Darm die Nährstoffe daraus daher nicht so leicht aufnehmen kann. Der Saft macht es Ihren Verdauungsorganen leichter: Auf diese Weise lassen sich die Nährstoffe besser resorbieren, und Ihr Verdauungstrakt muss sich nicht mit den Ballaststoffen aus rohem Gemüse herumschlagen, die Beschwerden verursachen können. Die Ballaststoffe, die Sie abends als Nahrungsergänzungsmittel einnehmen, erfüllen hingegen eine wichtige Funktion: Sie binden Giftstoffe und sorgen dafür, dass diese aus Ihrem Körper ausgeschieden werden können.)

WARNHINWEIS FÜR MENSCHEN, DIE AN EINER ÜBERFUNKTION DER SCHILDDRÜSE LEIDEN

Falls bei Ihnen eine Überfunktion der Schilddrüse (auch unter der Bezeichnung Hyperthyreose oder Basedow-Krankheit bekannt) vorliegt, sollten Sie mit der Einnahme von Ashwagandha und Brahmi vorsichtig sein. Die Dosen, die ich empfehle, sind zwar ziemlich niedrig; doch man weiß, dass diese beiden Heilpflanzen die Schilddrüsenfunktion anregen, sodass die Drüse wieder normaler arbeitet. Für Menschen mit einer Unterfunktion der Schilddrüse (die häufiger vorkommt als eine Überfunktion) ist das wunderbar; doch Patienten mit einer Hyperthyreose, die normalerweise zu viele Schilddrüsenhormone produzieren, dürfen diese beiden pflanzlichen Heilmittel möglicherweise nicht einnehmen.

Das Problem bei der Empfehlung ayurvedischer Heilmittel für eine Einzeldiagnose wie beispielsweise Hyperthyreose besteht darin, dass wir sie in manchen Fällen mit Heilpflanzen wie Brahmi und Ashwagandha behandeln und in anderen nicht – denn wir stimmen unsere Behandlung genau auf den individuellen Patienten ab. Das mag unlogisch klingen; doch da diese Heilmittel in unserem Körper eine dynamische Rolle spielen und die Funktion mehrerer verschiedener Organe koordinieren, helfen sie manchen Patienten, bestimmte Aspekte ihrer Schilddrüsenüberfunktion besser unter Kontrolle zu bekommen, während sich die Beschwerden bei anderen Patienten verschlimmern können. Wenn Sie unter einer Hyperthyreose leiden, würde ich Ihnen empfehlen, sich von einem ayurvedischen Arzt beraten zu lassen: Er kann Ihnen sagen, ob es für Sie sinnvoll ist, Ashwagandha und Brahmi in dieser niedrigen Dosierung einzunehmen. Sie können aber auch mit Ihrem Hausarzt besprechen, dass er Ihre Schilddrüsenfunktion während des Stoffwechsel-Powerprogramms überwacht.

Der Stoffwechsel-Powersaft wirkt am besten morgens vor dem Frühstück oder nachmittags, wenn Sie Süßhunger bekommen. Er sollte zu 90 Prozent aus Gemüse und zu 10 Prozent aus Obst bestehen. Die kleine Menge Obst sorgt für einen angenehmen Geschmack, führt aber nicht zu einem zu starken Blutzuckeranstieg (was manchmal passieren kann, wenn Sie eine Frucht entsaften, die Ballaststoffe also nicht mitverzehren).

Ich empfehle für diesen Saft – je nach Jahreszeit und je nachdem, wie Sie sich fühlen – zwei verschiedene Rezepte. Geben Sie für jedes dieser beiden Rezepte sämtliche Zutaten in den Mixer und trinken Sie den Saft dann sofort; oder trinken Sie nur die Hälfte und bewahren Sie den Rest in einem luftdicht abgeschlossenen Behälter im Kühlschrank für Ihr nachmittägliches Energietief auf.

Stoffwechsel-Powersaft: Rezept Nummer 1

Diesen Saft sollten Sie trinken, wenn Sie sich unruhig, ängstlich oder flatterig fühlen oder wenn Sie träge und lustlos sind. Er eignet sich auch gut für Herbst, Winter und Frühjahr oder für kühlere Tage.

Zutaten für 1 Portion:

1 Gurke

1 Apfel (Kerngehäuse entfernen)

1 Handvoll frische Spinatblätter

¼ Kopf Rotkohl

1 Mohrrübe

1 Rote Bete

1 Zitrone (Sie können die ganze Frucht verwenden, aber vierteln Sie sie vor dem Entsaften)

ein 2,5 cm langes Stück geschälte frische Ingwerwurzel

Wahlweise können Sie ½ bis 1 Teelöffel Spirulinapulver in den Saft einrühren. Dieses Pulver hat ein sehr intensives Aroma; wenn Sie es ausprobieren möchten, fangen Sie also lieber erst einmal mit einer kleineren Menge an und steigern Sie diese dann langsam bis zu einem ganzen Teelöffel.

Schneiden Sie das Gemüse klein, sodass es in Ihren Entsafter passt. Entsaften Sie alle Zutaten und trinken Sie den Saft sofort. (Pürieren Sie die Zutaten nicht im Mixer!)

Stoffwechsel-Powersaft: Rezept Nummer 2

Diesen Saft sollten Sie trinken, wenn Sie gereizt sind, einen übersäuerten Magen haben oder Ihnen zu heiß ist. Er eignet sich auch gut für den Sommer oder für heiße Tage.

Zutaten für 1 Portion:

1 Gurke

1 Selleriestange

1 Apfel (Kerngehäuse entfernen)

½ Kopf Rotkohl

2 bis 3 Grünkohlblätter

1 Handvoll Korianderkraut

½ Zitrone (mit Schale)

Wahlweise können Sie ½ bis 1 Teelöffel Spirulinapulver in den Saft einrühren. Denken Sie daran: Dieses Pulver hat ein sehr intensives Aroma; wenn Sie es ausprobieren möchten, fangen Sie also lieber erst einmal mit einer kleineren Menge an und steigern Sie diese dann langsam bis zu einem ganzen Teelöffel.

Schneiden Sie das Gemüse klein, sodass es in Ihren Entsafter passt. Entsaften Sie alle Zutaten und trinken Sie den Saft sofort. (Pürieren Sie die Zutaten nicht im Mixer!)

Beide Varianten dieses Safts enthalten reine, leicht resorbierbare Nährstoffe und können zur Linderung von Entgiftungssymptomen beitragen.

STOFFWECHSEL-POWERBRÜHE

Knochenbrühe ist ein uraltes Hausmittel gegen Erkältungen, aber auch ein sehr nahrhaftes Lebensmittel mit hohem Mineralstoffgehalt und entzündungshemmender Wirkung.[12] Im Grunde handelt es sich dabei um eine Brühe, die man durch Kochen von Knochen (mit oder ohne Fleisch) und anderen nährstoffreichen Tierteilen herstellt. Normalerweise wird der Verzehr von Fleisch in der ayurvedischen Medizin nicht empfohlen (schon gar nicht zum Abnehmen) – mit Ausnahme in Form von Brühe, denn Knochenbrühe ist leicht verdaulich und reich an Nährstoffen: Sie enthält gelöste Mineralstoffe, die einem fehlernährten Körper wieder neue Kraft geben. Die Aminosäuren in der Brühe tragen zum Aufbau von Muskeln und Bindegewebe bei. Unter ihnen leistet vor allem Glycin einen wichtigen Beitrag zur Abheilung einer geschädigten, zu durchlässigen Darmschleimhaut; manche wissenschaftliche Untersuchungen legen sogar nahe, dass Glycin das Gehirn beruhigt und die Konzentration steigert. Außerdem wirkt es entgiftend, vor allem in der Leber.[13] Die in der Knochenbrühe ebenfalls enthaltene Aminosäure Prolin kann zum Abbau von Ablagerungen in den Arterien beitragen; und das Mark aus den Knochen ist leicht resorbierbar und von hoher Nährstoffdichte.

Viele übergewichtige Menschen sind gleichzeitig fehlernährt. Dieses Problem muss behoben werden, sonst hat der Körper nicht die Nährstoffe, die er braucht, um in Phase drei des Stoffwechsel-Powerprogramms richtig zu genesen. Die Stoffwechsel-Powerbrühe ist einer der besten Wege, um den Zustand der Fehlernährung zu beheben.

HINWEIS FÜR VEGETARIER UND VEGANER

Viele Vegetarier und Veganer unter meinen Patienten lehnen die Stoffwechsel-Powerbrühe ab. Die Vorstellung, Knochenbrühe zu sich zu nehmen, ist für sie schwer zu akzeptieren; dafür habe ich vollstes Verständnis. Auch für mich war das anfangs schwierig, denn ich war früher ebenfalls Vegetarierin, und die Vorstellung, tierische Produkte essen zu müssen, stieß mich ab. Doch wegen meiner Verdauungsprobleme riet mein ayurvedischer Arzt mir zum Verzehr von Knochenbrühe, um meine Darmschleimhaut zum Abheilen zu bringen. Ich wehrte mich fast zwei Jahre lang dagegen – bis ich einsah, dass mein Verdauungssystem diese Unterstützung tatsächlich brauchte. Schließlich gab ich den beharrlichen Überredungsversuchen meines Arztes nach – und das hat sich sehr positiv auf meine Gesundheit ausgewirkt.

Inzwischen würde ich mich als 90-prozentige Veganerin bezeichnen. Mit Ausnahme von Lassi, Ghee (über diese beiden Nahrungsmittel werden Sie später noch mehr erfahren) und der Stoffwechsel-Powerbrühe (die ich nach wie vor trinke, wenn ich mich erschöpft und ausgelaugt fühle) ernähre ich mich völlig vegan. Die Stoffwechsel-Powerbrühe verzehre ich als Medizin, wenn ich unterwegs bin, weil das Reisen mich sehr anstrengt. Aber ich esse nur Brühe von Tieren aus ökologischer Aufzucht, die human behandelt wurden; vor dem Essen spreche ich ein kleines Gebet und bedanke mich bei dem Tier für die Energie, die es mir schenkt, und das Opfer, das es mir gebracht hat.

In der westlichen Kultur wird Fleisch normalerweise nicht als Medizin, sondern einfach als alltägliches Nahrungsmittel betrachtet. Deshalb wird in westlichen Industrieländern viel zu viel Fleisch gegessen, und das aus den falschen Gründen. Nach Auffassung der ayurvedischen Medizin gehört Knochenmark zu den letzten Geweben, die der Körper bildet, und ist daher ausgesprochen nährstoffreich, und die darin enthaltenen Nährstoffe sind gut verwertbar. Muskelfleisch dagegen ist schwer aufspaltbar und erfordert eine starke Verdauung. Wenn Sie kein starkes Verdauungssystem haben, wird Ihr Körper dem Muskelfleisch seine Nährstoffe nur schwer entziehen können. Die in der Stoffwechsel-Powerbrühe enthaltenen Nährstoffe hingegen sind leicht resorbierbar. Außerdem fördert diese Brühe den Aufbau einer gesunden Darmflora.

Obwohl es mir nach wie vor widerstrebt, Tiere zu essen, ist die Stoffwechsel-Powerbrühe so mineralstoffreich und hat eine so heilsame Wirkung, dass es sich meiner Meinung nach lohnt, hier eine Ausnahme zu machen. Wenn Sie bereit sind, sie zu probieren, kann Ihr Verdauungssystem dadurch sehr viel schneller saniert werden. Sobald Sie das Stoffwechsel-Powerprogramm abgeschlossen und Ihre Nährstoffspeicher wieder aufgefüllt haben, brauchen Sie diese Brühe nicht mehr zu sich zu nehmen. Doch wenn sie Ihnen guttut, empfehle ich, sie auch weiterhin anstelle von Fleisch auf Ihrem Speisezettel zu belassen.

Wenn Sie moralische Bedenken gegen den Verzehr von Knochenbrühe haben, will ich Sie natürlich nicht zu etwas drängen, das Ihren Gefühlen widerstrebt. Auch ich habe immerhin zwei Jahre gebraucht, bis ich mich zum Verzehr dieser Brühe durchringen konnte, und meiner Meinung nach sollte niemand etwas tun, was er für falsch hält. In diesem Fall begnügen Sie sich einfach mit dem Stoffwechsel-Powersaft und den anderen pflanzlichen Bestandteilen dieser Phase des Programms.

Ich bereite meine Knochenbrühe am liebsten aus Geflügelknochen zu, denn Knochen von größeren Tieren enthalten Giftstoffe in höherer Konzentration; außerdem werden größere Tiere bei der Aufzucht häufiger schlecht behandelt. Doch wenn Sie Knochen von einem gesunden Tier (am besten aus ökologischer Aufzucht, grasgefüttert oder aus Freilandhaltung) finden können, wird Ihre Stoffwechsel-Powerbrühe auf jeden Fall eine heilsame Wirkung auf Sie haben. Verwenden Sie nach Möglichkeit auch Gemüse aus organischem Anbau.

Ich empfehle, diese Brühe im Schongarer zuzubereiten: Die Knochen müssen langsam bei niedriger Temperatur gekocht werden, um ihnen das Knochenmark zu entziehen. Das geht natürlich auch in einem Suppentopf auf dem Herd. Doch dazu müssten Sie Ihre Brühe dort acht bis zehn Stunden lang bei niedriger Temperatur köcheln lassen, und die meisten Menschen haben nicht die Zeit, ihren Herd so lange zu beaufsichtigen. Deshalb finde ich einen Schongarer sehr viel praktischer.

Hier nun das Rezept.

Stoffwechsel-Powerbrühe

1 Suppenhuhn oder eine kleine Pute (oder die entsprechende Menge Siedefleisch) oder 1,5 bis 3 kg Knochen jeglicher Art mit Fleisch und Knochenmark (je nachdem, wie groß Ihr Schongarer ist)

2 Zwiebeln, geviertelt

4 Selleriestangen, in große Stücke geschnitten (die Blätter können dranbleiben)

2 große Mohrrüben, in Stücke geschnitten

¼ Tasse (für 1,5 kg Knochen) bis ½ Tasse (für 3 kg Knochen) Apfelessig (ich bevorzuge rohen Apfelessig)

genügend Wasser, um den Schongarer bis etwa 5 cm unterhalb des oberen Randes aufzufüllen

1 Esslöffel Himalajasalz oder anderes reines Salz

Wahlweise: ein paar Hühnerfüße, um die Brühe mit Gelatine anzureichern (Hühnerfüße sind in Asiashops und auch bei manchen Bauern erhältlich – probieren Sie diese asiatische Delikatesse ruhig aus, wenn Sie nicht zu zartbesaitet dazu sind!)

Geben Sie Siedefleisch beziehungsweise Knochen und Gemüse in den Schongarer. Träufeln Sie den Essig über die Knochen; dann fügen Sie Wasser und Meersalz hinzu. Garen Sie das Ganze bei niedriger Stufe 24 bis 48 Stunden lang. Seien Sie nun die Knochen und das Gemüse ab. Diese Brühe können Sie bis zu einer Woche lang im Kühlschrank aufbewahren; im Tiefkühlfach hält sie sich, in Einzelportionen verpackt, bis zu sechs Monate lang. Bitte beachten: Im Kühlschrank wird die Stoffwechsel-Powerbrühe zu einer dicken Gelatine; doch beim Erhitzen verflüssigt sie sich wieder. Wenn Sie eine fettärmere Variante bevorzugen, können Sie das Fett, das sich in gekühltem Zustand oben auf der Brühe absetzt, abschöpfen; doch falls Ihre Brühe ein bisschen nahrhafter sein soll, lassen Sie es ruhig drin. Sie können auch gleich eine größere Menge Stoffwechsel-Powerbrühe zubereiten und diese dann für den späteren Gebrauch portionsweise einfrieren: Kochen Sie alle paar Wochen eine große Portion, dann haben Sie immer fertige Brühe, wenn Sie sie brauchen.

Sie können die Brühe pur essen; ich verwende sie aber lieber als Grundlage für eine Suppe. Diese Suppe esse ich dann als Vorspeise zu meinem Hauptgericht (Mittagessen) oder allein als leichtes Abendessen.

Variante der Stoffwechsel-Powerbrühe: Gemüsesuppe

Manchmal möchten Sie vielleicht etwas essen, was ein bisschen interessanter schmeckt als die immer gleiche Brühe. Wenn Sie noch weiteres Gemüse hinzufügen, wird diese Brühe zu einer herzhaften, sättigenden Mahlzeit. Sie können dafür jedes grüne Gemüse verwenden, das Sie gerade zur Hand haben – Hauptsache, es ist frisch und saisongerecht.

Hier mein Rezept:

Zutaten für 2 Portionen (Sie können diese Menge auch verdoppeln oder verdreifachen, wenn Sie Ihre Suppe gleich für eine Woche im Voraus zubereiten möchten):

250 ml Stoffwechsel-Powerbrühe

250 ml Wasser

175 g kleingehacktes grünes Gemüse (Sie können alles verwenden, was Sie gerade im Haus haben oder was der Jahreszeit entspricht: Grünkohl, Spinat, Zucchini, grüne Bohnen, Brokkoli, Spargel)

mindestens 1 Teelöffel Gewürze nach Belieben (In der nächsten Phase dieses Programms werden Sie ein Stoffwechsel-Powercurrypulver zubereiten, das sehr gut zu dieser Suppe passt. Wenn Sie bis zu Seite 167 vorblättern und das Pulver jetzt schon zubereiten möchten, habe ich nichts dagegen. Fügen Sie ungefähr ½ Teelöffel pro Portion, je nach Geschmack auch mehr von dem Currypulver hinzu.)

Geben Sie alle Zutaten in einen Kochtopf, lassen Sie sie aufkochen und anschließend 10 bis 12 Minuten lang kochen. Essen Sie die Suppe so, wie sie ist, oder pürieren Sie sie zu einer Cremesuppe.

> **KNOCHENBRÜHE KANN MAN AUCH KAUFEN!**
> Wenn Sie keine Zeit oder Lust haben, Ihre Knochenbrühe selbst zuzubereiten, können Sie sie stattdessen auch bei einer Firma kaufen, die für ihre Produkte gesunde Tiere verwendet. Das ist nicht das Gleiche wie Brühwürfel oder Brühpulver aus der Dose, wie es sie im Lebensmittelladen zu kaufen gibt – denn diese Fertigprodukte sind keine echte Knochenbrühe, sondern enthalten höchstens kleine Mengen davon, aber längst nicht so viel wie die Brühe, die Sie sich selbst zu Hause zubereiten oder bei besonderen Bezugsquellen bestellen können. Ich hatte das Glück, in der Nähe meines Wohnorts eine Firma zu finden, die Knochenbrühe herstellt (The Brothery in Carlsbad, Kalifornien). Inzwischen bereite ich meine Knochenbrühe nicht mehr selbst zu. The Brothery beliefert alle Kunden in den USA mit dieser Brühe; vielleicht finden Sie ja einen ähnlich guten Hersteller in Ihrer Wohngegend. Auf Bauernmärkten und bei Lebensmittelkooperativen (Food-Coops) kann man sich nach Bezugsquellen erkundigen.

HEISSHUNGER-TAGEBUCH

Der letzte Schritt in dieser Phase des Stoffwechsel-Powerprogramms besteht darin, ein Heißhunger-Tagebuch anzulegen. Sie brauchen in dieses Notizbuch (oder eine Notizbuch-App auf Ihrem Handy) nicht alles einzutragen, was Sie essen, sondern nur Ihre Heißhungerattacken: Schreiben Sie auf, wann sie auftreten, worauf Sie dann besonderen Appetit haben und wie Sie sich in diesem Augenblick fühlen. Das ist eine ausgezeichnete Methode, um Muster in Ihrem Verlangen nach bestimmten Lebensmitteln zu erkennen und sich bewusst zu machen, dass es nicht zufällig auftritt. Wenn Sie dies wissen, können Sie eher Maßnahmen ergreifen, um die Heißhungerattacken zu unterbinden. (Zum Beispiel könnten Sie eine halbe Stunde vor dem Zeitpunkt, zu dem Ihr Heißhunger sich normalerweise meldet, ein Glas Stoffwechsel-Powersaft oder eine Tasse Stoffwechsel-Powerbrühe trinken).

Das Tagebuch wird Ihnen auch verraten, ob diese Heißhungerattacken emotional bedingt sind – dann können Sie ihnen nämlich mit etwas anderem begegnen als mit Essen. Falls Sie beispielsweise immer, wenn Sie sich langweilen, sich einsam fühlen oder wütend sind, ein unwiderstehlicher Heißhunger auf bestimmte Lebensmittel überkommt, versucht Ihr Körper dieses Problem zwar zu lösen, aber Sie missverstehen seine Botschaft.

Ich verwende für dieses Tagebuch normalerweise folgende Tabelle:

Datum	**Uhrzeit**	**Heißhunger auf:**	**So fühle ich mich:**	**Was will ich wirklich?**

WIE WERDEN SIE SICH IN PHASE ZWEI FÜHLEN?

Viele Entgiftungssymptome, unter denen Sie in Phase eins zu leiden hatten, werden jetzt nach und nach abklingen. Denn Sie tun eine ganze Menge für eine Verbesserung Ihres Ernährungszustands, sodass die Entgiftungskanäle Ihres Körpers die Toxine besser ausscheiden können. Vermutlich fühlen Sie sich inzwischen auch schon wohler, und alles scheint besser zu laufen als am Anfang. Wunderbar! Falls Sie diese Verbesserung bisher noch nicht spüren sollten, bleiben Sie so lange bei Phase zwei, bis es Ihnen besser geht.

KARDAMOMKAPSELN: EINE WIRKSAME WAFFE GEGEN HEISSHUNGERATTACKEN

Einer der Vorteile von Phase zwei besteht darin, dass Sie jetzt nicht mehr unter so vielen unangenehmen Symptomen leiden wie in Phase eins (und wie Sie sie leider auch in Phase drei wieder verspüren werden). Denn Sie ernähren Ihren Körper jetzt so gut, dass Ihre Entgiftungssymptome abgeklungen sein dürften – mit einer einzigen Ausnahme: Süßhungerattacken. Bei manchen Menschen ist der Heißhunger auf Süßes jetzt sogar ganz besonders stark und unwiderstehlich. Ihre zuckerliebenden schlechten Darmbakterien wollen eben einfach nicht absterben! Deshalb geht es in dieser Phase vor allem darum, Ihren Süßhunger zu bekämpfen; trotzdem wird er hin und wieder zum Durchbruch kommen, und dieses Verlangen nach Zucker kann so stark sein, dass es sich beim besten Willen nicht bezähmen lässt. Der Heißhunger auf Süßigkeiten kann alle Ihre guten Absichten zunichtemachen. (Bei Frauen macht er sich vor allem während der Menstruation bemerkbar.) Wenn Sie gesund sind und kein Übergewicht haben, schadet es nichts, sich in solchen Situationen hin und wieder einen süßen Imbiss (aus naturbelassenen Lebensmitteln) zu gönnen. Doch falls Sie befürchten, wieder rückfällig zu werden, wenn Sie jetzt etwas Zuckerhaltiges zu sich nehmen, versuchen Sie es doch einmal mit einem Trick, der bei mir sehr gut funktioniert: Kardamomkapseln.

Kardamomkapseln sind eine hilfreiche Waffe gegen Süßhungerattacken; deshalb sollten Sie sie in Phase zwei des Programms stets griffbereit haben. Im Gegensatz zu den Kardamomsamen, mit denen Sie vielleicht Ihren Tee würzen, verwendet man hierbei die ganzen Kapseln (in denen die Samen enthalten sind). Immer wenn Sie das Gefühl haben, Ihren Hunger auf Süßes nicht beherrschen zu können, ihm aber auch nicht nachgeben möchten, weil Sie wissen, dass es Ihnen hinterher nicht gutgehen wird, stecken Sie sich einfach eine Kardamomkapsel in den Mund. Saugen Sie so lange daran, bis der Heißhunger abgeflaut ist, und spucken Sie sie dann wieder aus. Kardamom beeinflusst Ihr Dopamin-Belohnungssystem und lindert Ihren Hunger auf Süßigkeiten, enthält aber selbst keinen Zucker, der Ihre Dopaminrezeptoren überlasten würde. Kaufen Sie nach Möglichkeit Kardamomkapseln aus biologischem Anbau im Naturkostladen oder Reformhaus oder bestellen Sie solche Kapseln im Internet.

Die Kardamomkapseln können Ihnen auch dann noch gute Dienste leisten, wenn Sie das Stoffwechsel-Powerprogramm bereits abgeschlossen haben. Ich kaue diese Kapseln besonders gern während meiner Menstruation: Denn das ist nicht nur eine natürliche Entgiftungsphase, sondern auch eine Zeit, in der man häufig besonders gestresst ist und vielleicht öfter einmal Appetit auf einen süßen »Seelentröster« hat. Mich überkommt während meiner Menstruation und auf Reisen oft ein starker Wunsch nach Süßigkeiten; deshalb habe ich immer Kardamomkapseln bei mir.

Auch zwischen zwei Uhr nachmittags und sechs Uhr abends treten Süßhungerattacken besonders häufig auf. Die ayurvedische Medizin hat eine logische Erklärung dafür: Um diese Tageszeit ist der Körper am schwächsten und daher auch am anfälligsten für Auslöser von Suchtverhalten. Wenn Sie wissen, dass Sie am Nachmittag besonders stark zu Süßhungerattacken neigen, können Sie die Kardamomkapseln (zusätzlich zu den anderen in Phase zwei empfohlenen Maßnahmen) auch schon vorbeugend einsetzen: Stecken Sie einfach gegen zwei Uhr nachmittags eine Kardamomkapsel in den Mund und saugen Sie etwa eine Stunde lang daran. Das dürfte Ihnen über den schlimmsten Süßhunger hinweghelfen. Wenn Sie trotzdem immer noch Appetit auf Süßes verspüren, nehmen Sie noch eine Kardamomkapsel. Anfangs werden Sie dann vielleicht trotzdem immer noch Hunger auf etwas Süßes haben. Wenn Sie es mit den Kardamomkapseln versucht haben und Ihr Süßhunger trotzdem immer noch da ist, gönnen Sie sich einen süßen kleinen Snack; aber achten Sie darauf, ob Sie jetzt weniger davon essen möchten, als Sie es früher vielleicht getan hätten. Beim nächsten Mal werden Sie vielleicht gar keinen Appetit mehr darauf haben!

WIE LANGE SOLL MAN BEI PHASE ZWEI BLEIBEN?

Es ist sehr wichtig, Ihren Ernährungszustand zu verbessern, bevor Sie mit Phase drei weitermachen. Wenn Sie also das Bedürfnis haben, sich ein bisschen länger bei Phase zwei aufzuhalten, tun Sie es ruhig! In Phase drei werden Sie die Entgiftungskanäle Ihrer Leber auf Hochtouren bringen. Für diesen Entgiftungsprozess braucht Ihr Körper genügend Nährstoffvorräte. An folgenden Zeichen erkennen Sie, dass Sie für Phase drei gerüstet sind:

- Sie haben mehr Energie – vielleicht verlangt Ihr Körper jetzt sogar nach mehr Bewegung.
- Sie haben einen klareren Kopf.
- Ihre Heißhungerattacken sind spontan zurückgegangen.
- Sie sind ausgeglichener und leiden nicht mehr unter so starken Stimmungsschwankungen.

PHASE DREI

VERBRENNEN SIE FETT UND GEWINNEN SIE ENERGIE

Sie haben nun Ihren Körper von Abfallstoffen befreit und diese ausgeschieden. Sie haben ihm wichtige Nährstoffe geliefert und die lästigen Heißhungerattacken bekämpft. Jetzt ist es an der Zeit, noch einen Schritt weiter zu gehen. In Phase drei des Stoffwechsel-Powerprogramms werden wir Sie von den Gift- und Abfallstoffen befreien, die sich auf einer tieferen Ebene Ihres Körpers angesammelt haben. Bildlich gesprochen: Man kann sich ja schließlich auch erst dann auf Hände und Knie niederkauern und den Schmutz vom Boden wegschrubben, wenn man den Müll herausgetragen hat.

Außerdem werden wir in dieser Phase Ihr Verdauungsfeuer entfachen. Was Agni bedeutet, habe ich Ihnen ja schon erklärt – hier noch einmal zur Erinnerung: Im Verdauungssystem verbrennt Agni Ihr Essen, um Energie daraus zu gewinnen; in der Leber verbrennt es Giftstoffe. Diese beiden Feuer müssen sehr stark sein: Sie müssen Ihrem Essen möglichst viele Nähstoffe entziehen, um den Entgiftungsprozess zu unterstützen; und Sie müssen diese Giftstoffe so wirksam wie möglich ausscheiden. Es ist wichtig, beides gleichzeitig zu tun, denn ein starkes Verdauungsfeuer trägt zur Verbrennung des Mülls bei, den vor allem das pflanzliche Heilmittel Guggul aus Ihrem Körper entfernt und in den Verdauungstrakt transportiert.

PHASE DREI: DAS WICHTIGSTE AUF EINEN BLICK

- *»Gugguln« Sie:* Nehmen Sie jeden Morgen und jeden Abend 500 Milligramm Guggul ein. (An späterer Stelle in diesem Kapitel werde ich erklären, wann Sie diese Dosis erhöhen oder senken sollten.)
- *Würzen Sie Ihr Leben mit dem Stoffwechsel-Powercurrypulver.* Bereiten Sie jeden Monat eine gewisse Menge dieses Pulvers frisch zu und würzen Sie Ihre Speisen damit oder rühren Sie es in warmes oder zimmerwarmes Wasser ein. Sie sollten jeden Tag mindestens einen halben bis einen Teelöffel von diesem Pulver verzehren; Ihrer Fantasie sind keine Grenzen gesetzt, wie Sie es in Ihren Speiseplan einbauen. Es darf ruhig auch ein bisschen mehr sein – bis zu einer Gesamtmenge von drei Teelöffeln pro Tag, am besten auf das Mittag- und Abendessen verteilt. (Natürlich können Sie das Currypulver auch schon für Ihr Frühstück verwenden, wenn Sie morgens gern etwas Würziges essen.)
- *Reinigen Sie Ihren Darm mit Ingwer.* Die Ingwer-Darmreinigung hat eine starke verdauungsanregende Wirkung. Kauen Sie einfach während des Mittag- und Abendessens an einem Stück dieser ganz besonderen Ingwerzubereitung. Wenn Sie öfters unter Blähungen, einem aufgetriebenen Leib und Verstopfung leiden, steigern Sie die Dosis auf jeweils zwei bis drei Stücke zum Mittag- und Abendessen. Wenn Sie zu Sodbrennen oder Hautausschlägen neigen oder ein reizbares Naturell haben, sollten Sie den Ingwer lieber in Form eines Nahrungsergänzungsmittels zu sich nehmen. In diesem Fall nehmen Sie zum Mittag- und Abendessen jeweils 500 Milligramm ein. Falls Sie dadurch überhitzt werden sollten (also häufiger Sodbrennen oder Hautausschläge bekommen oder noch reizbarer sind als sonst), lassen Sie den Ingwer lieber ganz weg – dann ist er nicht für Sie geeignet.

Diese gesunden Lebensgewohnheiten aus Phase eins und zwei sollten Sie beibehalten
Lassen Sie sich nicht davon abschrecken, dass Ihr Programm allmählich umfangreicher wird: All diese Maßnahmen kosten Sie nur ein paar Minuten, manchmal sogar nur Sekunden, und man kann sie bündeln (zum Beispiel mehrere Nahrungsergänzungsmittel auf einmal einnehmen), in seine Mahlzeiten integrieren oder nebenbei erledigen (zum Beispiel Teetrinken). Auch wenn Ihnen diese Liste auf den ersten Blick ziemlich lang erscheint – sobald Sie diese Gewohnheiten zu einem Teil Ihres Lebens gemacht haben, wird Ihnen der Zeitaufwand sehr gering erscheinen.

- *Gönnen Sie sich morgens vor dem Duschen eine Trockenmassage.* Nun, da Ihr Entgiftungsprozess sich beschleunigt, sind diese Massagen sogar noch wichtiger, also bleiben Sie dabei!

- *Bereiten Sie sich weiterhin Ihren Stoffwechsel-Powertee zu* und trinken Sie ihn den ganzen Tag über.
- *Nehmen Sie Triphala ein*, und zwar in der gleichen Dosis wie vorher – es sei denn, Sie haben bisher weniger als 1000 Milligramm genommen. In diesem Fall wäre es sinnvoll, Ihre Dosis jetzt auf 1000 Milligramm pro Abend zu steigern. In dieser Phase kommt eine Menge Arbeit auf Ihren Darm zu; dafür kann er schon einen kleinen Energieschub gebrauchen!
- *Nehmen Sie jeden zweiten Tag Ballaststoffe ein*, und zwar in der gleichen Dosis wie in Phase zwei – es sei denn, Sie haben bisher weniger als jeweils einen Teelöffel geschrotete Leinsamen und Flohsamenschalen genommen. In diesem Fall wäre es sinnvoll, Ihre Dosis jetzt auf je einen Teelöffel zu steigern, um Ihrem Körper bei der Ausscheidung der vielen Giftstoffe zu helfen, von denen er sich jetzt befreit.
- *Nehmen Sie Ashwagandha ein*, und zwar in der gleichen Dosis wie in Phase zwei. Falls Sie trotzdem immer noch mit Heißhungerattacken zu kämpfen haben, können Sie die Dosis auf 800 bis 1000 Milligramm zweimal täglich erhöhen.
- *Nehmen Sie Brahmi ein* (ebenfalls in der gleichen Dosis wie vorher). Falls Sie trotzdem immer noch unter Heißhungerattacken und »*Brain Fog*« leiden, können Sie die Dosis erhöhen und zweimal täglich bis zu 1000 Milligramm einnehmen.
- *Trinken Sie weiterhin Stoffwechsel-Powersaft und Stoffwechsel-Powerbrühe*, um Heißhunger zu bekämpfen und Ihren Ernährungszustand zu verbessern. Falls bei Ihnen in dieser Phase starke Entgiftungssymptome auftreten sollten, trinken Sie den Saft und die Brühe an fünf Tagen pro Woche, sofern Sie diese Dosis bisher noch nicht erreicht hatten. Sie können auch beides – Saft und Brühe – zweimal täglich trinken. Je mehr Nährstoffe Sie Ihrem Körper zuführen, umso leichter wird Ihnen der Entgiftungsprozess fallen.
- *Führen Sie Buch über Ihre Heißhungerattacken.* Schreiben Sie weiterhin genau auf, wann bei Ihnen Heißhunger oder starke Gelüste auf bestimmte Lebensmittel auftreten. Wenn Sie möchten, können Sie auch jeden Tag notieren, wie Sie sich nun fühlen, da Sie das Ama abbauen, das sich in den Tiefen Ihres Körpers angestaut hat.

GUGGUL

Außer Triphala verwende ich in meinem Programm noch eine weitere Geheimwaffe: Guggul. Das ist das wirksamste entgiftende Heilmittel, das ich kenne. Wenn Ihr Körper bereit dafür ist, kann es wahre Wunder bewirken. Sie brauchen zwar Triphala, um die Wirkung von Guggul zu unterstützen; doch der eigentliche Superstar ist Guggul. Triphala bereitet Ihren Körper auf die Entgiftung vor, und Guggul walzt Ihr Ama nieder wie eine Planierraupe.

Dieses Mittel verstärkt die Entgiftungsfähigkeit Ihrer Leber, indem es den Spiegel des Enyzms Cytochrom P450 in der Leber und die Sekretion von Gallensalzen erhöht, die an der Entfettung der Leber mitwirken.[14] Dieser Wirkmechanismus steckt hinter der uralten Erkenntnis, dass Guggul den Cholesterinspiegel senkt und gegen Fettleibigkeit und Herz-Kreislauf-Erkrankungen hilft. Die bluttfettsenkende Wirkung von Guggul wurde bereits in vielen Untersuchungen nachgewiesen.[15] In der ayurvedischen Medizin heißt es, dass Guggul das Ama aus den Organen herauskratzt. Das ist eine bildhafte Umschreibung für den in wissenschaftlichen Untersuchungen festgestellten Wirkmechanismus von Guggul: dass nämlich dieses Mittel den Cytochrom-P450-Spiegel in der Leber erhöht und eine wirksamere Entgiftung ermöglicht. Außerdem sendet Guggul ein Signal an die Organe, ihre Giftstoffe zu mobilisieren, damit sie ausgeschieden werden können. Zu diesen Toxinen gehören zum Beispiel die Fettablagerungen in den Arterien, die über die Leber ausgeschieden werden. Alle Giftstoffe, die sich tief in Ihrem Gewebe angesammelt haben, werden jetzt herausgezogen und verstoffwechselt. Dank Guggul findet in Phase drei des Stoffwechsel-Powerprogramms der wirksamste Entgiftungsprozess statt (auf den Sie erst jetzt richtig vorbereitet sind, nachdem Sie Phase eins und zwei durchlaufen haben).

Guggul trägt auch dazu bei, dass Ihr Körper wieder richtig auf Lebensmittel reagiert. Dieses Mittel hat mir beispielsweise den Käsegenuss verdorben. Erst nachdem ich mit der Einnahme von Guggul begonnen hatte, wurde mir klar, wie stark Käse mein Verdauungssystem belastet. Vielleicht fallen Ihnen jetzt ähnliche Zusammenhänge auf: Wenn die Lebensmittel, die Sie essen, bisher keine besonderen Reaktionen bei Ihnen hervorgerufen haben, wird sich das ganz bestimmt ändern, sobald Sie mit der Einnahme von Guggul beginnen. Ich zum Beispiel habe früher furchtbar gern Erdnussbutter-Schokoladeneis gegessen; doch seit ich Guggul einnehme, wird mir schon nach ein paar Bissen schlecht davon. Viele Menschen essen und trinken Dinge, die sich negativ auf ihren Körper auswirken; doch diese Zusammenhänge fallen ihnen gar nicht auf. »Warum bekomme ich von Wein immer Kopfschmerzen?« »Wieso verursacht Käse bei mir Magenschmerzen?« »Weshalb bekomme ich jedes Mal Sodbrennen, wenn ich Fleisch esse?« All das sind Zeichen von Toxizität; und dank Guggul werden Sie jetzt eine gesteigerte Sensibilität für solche Symptome entwickeln.

Doch keine Sorge: Dieser Verzicht auf bestimmte Lebensmittel wird Ihnen nicht schwerfallen. Sobald Ihr Dopaminspiegel sich zu normalisieren beginnt, werden Sie spüren, dass

Essen keine Kontrolle mehr über Sie ausübt. Sie verlieren dabei gar nichts – nur das Essen verliert seine Macht über Sie. Der größte Schock wird darin bestehen, dass Sie jetzt gar nicht mehr an die Lebensmittel denken, die Sie vorher total beherrscht haben. Sie werden keinen Gedanken mehr an Käse, Eis oder Wein verschwenden. Wirklich erstaunlich!

Wenn Sie einen Blick auf die wissenschaftlichen Untersuchungen werfen, die sich mit Guggul beschäftigen, wird Ihnen vielleicht auffallen, dass in diesen Studien höhere Dosen verwendet wurden als in meinem Stoffwechsel-Powerprogramm. Guggul hat eine so starke entgiftende Wirkung, dass ich Sie damit – selbst in dieser dritten Phase des Programms – nicht übermäßig belasten möchte. Deshalb werden Sie mit der niedrigstmöglichen wirksamen Dosis beginnen. Vielleicht haben Sie das Bedürfnis, die Dosis zu erhöhen, wenn Ihr Körper sich auf Phase drei dieses Programms eingestellt hat. Sobald Ihre Entgiftungssymptome nachlassen, können Sie Ihre Guggul-Dosis auf 1000 Milligramm zweimal täglich erhöhen. Eine noch höhere Dosis kann ich Ihnen ohne ärztliche Aufsicht jedoch nicht empfehlen. Bei den meisten Menschen wirken sich bereits 500 Milligramm zweimal täglich sehr positiv aus.

SEIEN SIE VORSICHTIG MIT GUGGUL, WENN SIE BLUTDRUCKSENKENDE MEDIKAMENTE EINNEHMEN!

Da Guggul den Entgiftungsprozess in der Leber beschleunigt, kann es sein, dass auch Ihre blutdrucksenkenden Medikamente während der Dauer der Einnahme dieses Mittels schneller verstoffwechselt werden. Doch normalerweise hat das Stoffwechsel-Powerprogramm eine blutdrucksenkende Wirkung. Deshalb sollten Sie nicht gleich mit einer zu hohen Guggul-Dosis beginnen. Falls Sie blutdrucksenkende Mittel einnehmen, sollten Sie sich jetzt ärztlich untersuchen lassen. Wenn der Arzt feststellt, dass Ihr Zustand sich verbessert, können Sie Ihre Blutdruckmitteldosis vielleicht senken (oder diese Medikamente womöglich sogar ganz weglassen; aber bitte tun Sie das nicht, ohne vorher Rücksprache mit Ihrem Arzt gehalten zu haben).

STOFFWECHSEL-POWERCURRYPULVER

Das nächste Element, das in Phase drei des Stoffwechsel-Powerprogramms neu hinzukommt, ist ungeheuer schmackhaft – und nicht nur das: Es entfacht auch Ihr Verdauungsfeuer (Agni). Das ist sehr wichtig, denn sobald sich die Entgiftungsprozesse in Ihrem Körper beschleunigen, brauchen Sie ein starkes Verdauungsfeuer, um all diese Giftstoffe zu verarbeiten und auszuscheiden. Sie können sämtliche pikanten Gerichte, die Sie zubereiten (zum Beispiel Suppen, gebratenes Gemüse, Gemüsepfannen und Aufläufe) mit diesem Currypulver würzen und auch etwas davon in einen Salzstreuer geben und Ihr Essen damit aromatisieren. Wenn Sie das Pulver nicht in Ihr Essen mischen möchten, können Sie es stattdessen in eine halbe Tasse warmes Wasser einrühren und dieses Wasser vor oder nach den Mahlzeiten trinken. Falls Sie häufiger Heißhunger bekommen und zu viel essen, können Sie dieses Getränk 20 Minuten bis kurz vor dem Verzehr einer Mahlzeit zu sich nehmen. Wenn Sie häufiger Probleme mit der Verdauung und Nährstoffverwertung haben und nach dem Essen einen aufgetriebenen Leib oder Blähungen bekommen, rülpsen und müde werden, sollten Sie es nach den Mahlzeiten trinken, und zwar möglichst schnell: Denn wenn man es nicht ins Essen gibt, hat dieses Currypulver einen sehr starken Eigengeschmack, der Ihnen anfangs zu intensiv sein könnte.

Ich bereite normalerweise jeden Monat eine größere Menge dieses Pulvers frisch zu. Das untenstehende Rezept reicht für ungefähr einen Monat – je nachdem, wie viel Currypulver Sie verwenden. Anfangs sollten Sie versuchen, einmal täglich einen halben bis einen Teelöffel davon zu verzehren; später können Sie die Dosis auf einen halben bis einen Teelöffel zweimal täglich erhöhen.

Sie können die Samen, die Sie für Ihr Currypulver verwenden, immer wieder frisch in einer Gewürzmühle zermahlen; es gibt aber auch pulverisierte Samen. Die meisten dieser Gewürze sind in Lebensmittelgeschäften und Naturkostläden erhältlich. Falls Sie Probleme damit haben sollten, Amlapulver zu finden, suchen Sie im Internet oder in einem indischen Lebensmittelladen danach. Das Stoffwechsel-Powercurrypulver hat einen köstlichen, würzigen Geschmack und wird Ihren Gerichten eine exotische Note geben – und darüber hinaus ist es auch noch gesund! So wird es zubereitet:

Stoffwechsel-Powercurrypulver

8 Teelöffel gemahlener Kreuzkümmel (Kuminpulver)

8 Teelöffel gemahlener Koriander (Korianderpulver)

8 Teelöffel gemahlene Fenchelsamen (Fenchelpulver)

8 Teelöffel Ingwerpulver (falls Sie empfindlich auf Ingwer reagieren, können Sie die Dosis auf 4 Teelöffel senken; ganz weglassen sollten Sie den Ingwer wegen seiner positiven gesundheitlichen Wirkung aber nicht)

4 Teelöffel Kurkumapulver (Gelbwurzpulver)

4 Teelöffel Amlapulver

Verrühren Sie alle Zutaten gründlich mit einem Löffel und bewahren Sie die Gewürzmischung in einem luftdichten Behälter auf. Wenn Sie das Pulver als Gewürz verwenden möchten, können Sie einen halben Teelöffel pro Essensportion dazugeben. Wenn Sie also beispielsweise acht Portionen Suppe kochen, können Sie diese mit vier Teelöffeln Currypulver würzen. (Wenn Sie mehr verwenden, kommt das Aroma Ihres Essens nicht mehr richtig zur Geltung, weil dann alles nur noch nach Curry schmeckt.)

Ich empfehle, das Currypulver als Küchengewürz zu verwenden, denn in gegarten Gerichten kann der Körper es am besten verwerten. Es ist wichtig, den Geschmack dieser Gewürze auf der Zunge zu haben! Viele pflanzliche »Wundermittel« sind in Kapselform erhältlich; und das ist auch sehr sinnvoll, wenn diese Pflanzen ein so intensives Aroma haben, dass die meisten Menschen sie in Pulverform nicht essen könnten. Doch das Stoffwechsel-Powercurrypulver schmeckt köstlich und ist außerdem wirksamer, wenn Sie es zusammen mit einer Mahlzeit einnehmen. Denn dann hat es eine stärkere Wirkung aufs Gehirn, kann die Zusammenarbeit zwischen Gehirn und Darm besser koordinieren, und schon allein der Geschmack erhöht die Ausschüttung von Verdauungsenzymen.

Nun möchte ich Ihnen die Zutaten dieser fantastischen Gewürzkombination vorstellen. Die positiven Auswirkungen von Kreuzkümmel, Koriander, Fenchel und Amlabeeren kennen Sie ja bereits aus Phase eins. Aber was ist mit den anderen Gewürzen? Warum sind Ingwer und Kurkuma so gesund?

Ingwer

Ingwer ist eine Blütenpflanze. Ihre Wurzel (genauer gesagt: das Rhizom) wird in der indischen Küche – ebenso wie in den Küchen vieler anderer Kulturen – schon seit Jahrtausenden verwendet. Ingwer ist bekannt für seine magenberuhigende Wirkung.[16] Und nicht nur das: Dieses Gewürz beruhigt den ganzen Verdauungstrakt und kann Bauchkrämpfe und Blähungen lindern. Dank der darin enthaltenen Gingerole hat Ingwer hervorragende entzündungshemmende Eigenschaften;[17] manche wissenschaftliche Untersuchungen deuten sogar darauf hin, dass dieses Gewürz eine krebshemmende Wirkung haben könnte.[18] Außerdem unterstützt Ingwer das Verdauungsfeuer (Agni). Das ist ein weiterer Grund, warum ich Ingwer in Phase drei meines Programms einführe: Dieses Gewürz regt die Ausschüttung von Verdauungsenzymen an, mit deren Hilfe der Körper Lebensmittel besser aufspalten und ihre Nährstoffe besser verwerten kann.

Kurkuma (Gelbwurz)

Die Gelbwurz ist mit der Ingwerpflanze verwandt; der Gelbwurzextrakt namens Kurkumin ist wegen seiner positiven Wirkungen auf die Gesundheit am bekanntesten. In Indien ist Gelbwurz so verbreitet, dass die Menschen sie jeden Tag essen. Es gibt viele wissenschaftliche Untersuchungen, welche die positive Gesundheitswirkung von Kurkuma beweisen: Das Gewürz senkt den Cholesterin- und (bei Diabetikern) auch den Blutzuckerspiegel,[19] lindert Arthritis-[20] sowie Menstruationsschmerzen und wirkt entzündungshemmend.[21] Außerdem kann es die Wundheilung beschleunigen und zerstörte in wissenschaftlichen Untersuchungen viele Arten von Krebszellen.[22] Mehrere Studien zeigen, dass Kurkumin Melanomzellen[23] (die häufig resistent gegen Chemotherapie sind) und Dickdarmkrebszellen abtöten kann.[24] Außerdem bessert Kurkumin nachweislich die Symptome der Alzheimer-Krankheit.[25] Zudem ich stelle immer wieder fest, dass dieses Gewürz der Haut extrem guttut. In meiner Jugend wurde Kurkuma mit etwas Wasser zu einer Paste verrührt – ein beliebtes Mittel gegen Hautinfektionen: Kurkuma wirkt antimikrobiell, antiseptisch und entzündungshemmend. Wenn wir krank waren, nahmen wir zwei- bis dreimal täglich eine Mischung aus Kurkuma und Honig ein; damit ließen sich die meisten Virus- und bakteriellen Infektionen der oberen Atemwege behandeln. Dieses Gemisch eignet sich auch gut als Gesichtsmaske und kann einige der bei Akne auftretenden Bakterien abtöten; doch am wirksamsten ist es bei innerlicher Einnahme. Mit seiner natürlichen antimikrobiellen Wirkung trägt es zur Wiederherstellung einer gesunden Darmflora und zur Bekämpfung von Krankheitserregern bei; als entzündungshemmendes Mittel lindert es Entzündungsprozesse in den Darmwänden und lässt die Darmschleimhaut abheilen.

INGWER-DARMREINIGUNG

Die Ingwer-Darmreinigung ist eine der besten mir bekannten Methoden zur Entfachung des Verdauungsfeuers (Agni) und Aufwärmung des Körpers. Ich empfehle diese Darmreinigung vor allem dann, wenn Sie mehr als 15 Kilo abnehmen möchten und/oder wenn Ihre Punktzahl beim Darm-IQ-Test im mittleren bis oberen Bereich lag. Ich selbst führe die Darmreinigung im Winter durch, weil meine Verdauungsenergie um diese Jahreszeit nachlässt; dann beugen ihre wärmenden Eigenschaften der Ansammlung von Ama vor.

Und so bereitet man die Ingwer-Darmreinigung zu:

Ingwer-Darmreinigung

1 frische Zitrone (oder genug für eine halbe Tasse: etwa 120 ml Saft)

eine ungefähr 2,5 cm dicke, geschälte frische Ingwerwurzel

½ Teelöffel natürliches Salz (vorzugsweise Himalaja- oder Meersalz)

Pressen Sie die Zitrone aus (sie sollte etwa 120 ml Saft ergeben), seien Sie die Kerne ab und geben Sie den Saft in ein verschließbares Gefäß. Schneiden Sie die Ingwerwurzel in dünne Scheiben und geben Sie diese in den Zitronensaft. Fügen Sie das Salz hinzu und rühren Sie so lange um, bis es sich aufgelöst hat. Dann decken Sie die Mischung ab und stellen sie in den Kühlschrank.

Essen Sie vor jeder Mahlzeit ein bis zwei Scheiben des in der Salz-Zitronensaft-Lösung eingeweichten frischen Ingwers. Bereiten Sie zu Beginn jeder Woche eine größere Menge von dieser Mischung zu; sie hält sich im Kühlschrank sieben Tage lang. Falls Sie unter starken Entgiftungssymptomen leiden und diese abschwächen möchten, essen Sie den Ingwer nicht vor jeder Mahlzeit, sondern immer nur vor der Hauptmahlzeit. Dadurch bereiten Sie Ihr Agni darauf vor, Ihre größte Mahlzeit zu verdauen, wirken aber einem zu schnellen Entgiftungsprozess entgegen.

WANN SOLLTE MAN LIEBER AUF DIE INGWER-DARMREINIGUNG VERZICHTEN?

Nur in folgenden Situationen rate ich von der Ingwer-Darmreinigung ab:

- wenn es draußen heiß ist und Sie keine Möglichkeit haben, sich abzukühlen,
- wenn Sie zu viel Magensäure haben,
- wenn Sie gerade gereizt, wütend oder unbeherrscht sind.

In solchen Fällen lassen Sie die Ingwer-Darmreinigung einfach weg und nehmen Sie sie erst wieder auf, wenn Sie sich abgekühlt haben – sowohl körperlich als auch emotional!

WIE WERDEN SIE SICH IN PHASE DREI FÜHLEN?

In Phase drei des Stoffwechsel-Powerprogramms werden Sie viele Veränderungen durchmachen. Normalerweise ist der Veränderungsprozess in dieser Phase am stärksten, weil Guggul Ihnen jetzt Giftstoffe entzieht, die sich tief in Ihrem Körper abgelagert haben, und weil sich nun außerdem Ihr Agni verstärkt und all diese alten Toxine zu verbrennen beginnt – sowohl auf körperlicher als auch auf geistiger und emotionaler Ebene. In dieser Phase erleben die meisten Menschen die schlimmsten Entgiftungssymptome. Das kann einen schon durchaus schlauchen. Vielleicht fragen Sie sich jetzt, warum es so lange dauert, bis man in dieses Stadium kommt. Wenn Sie früher schon einmal eine sieben- bis zehntägige Entschlackungskur durchgeführt haben und glaubten, danach »entgiftet« zu sein, kommt Ihnen das vielleicht komisch vor. Aber es gibt einen guten Grund dafür, warum der intensivste Entgiftungsprozess erst in Phase drei dieses Programms stattfindet: Kürzere Entschlackungskuren beseitigen die »oberflächlichen« Giftstoffe (was wichtig ist); aber an die Toxine, die sich bereits seit vielen Jahren in Ihren Organen angesammelt haben, kommen sie nicht heran. Viele dieser Giftstoffe sind fettlöslich oder in Fett gespeichert – und zwar nicht nur in dem Fett unter Ihrer Haut, sondern auch in dem Fett in Ihren Organen. Guggul zieht Toxine aus Ihrem Körper heraus, die sich schon jahrelang dort angestaut haben und die häufig in den Fettgeweben Ihrer Organe gespeichert sind. Mit kürzeren Entschlackungskuren erreichen Sie teilweise das Gleiche wie in Phase eins und zwei des Stoffwechsel-Powerprogramms (auch wenn diese Entgiftung meiner Erfahrung nach weniger gründlich ist): Sie öffnen den Darm und beseitigen die oberflächlichen Abfallstoffe aus dem Verdauungstrakt; doch das tiefer in Ihren Organen abgelagerte Ama kann man damit nicht mobilisieren. Trotzdem hören die meisten Menschen in diesem Stadium mit ihrer Entgiftungskur auf, obwohl das eigentlich erst der Anfang sein sollte. Erst in Phase drei wird es so richtig spannend – und vielleicht auch ein bisschen unangenehm (aber nur vorübergehend). Während Phase drei werden bei Ihnen vielleicht einige der folgenden Symptome auftreten:

- Hautausschlag
- Kopfschmerzen
- Gelenkschmerzen
- Übelkeit
- Appetitverlust (achten Sie darauf, *warum* Sie keinen Appetit haben! Essen Sie vielleicht irgendetwas, was Ihr Körper im Augenblick eigentlich gar nicht will?)

- dicker, klebriger oder seltsam aussehender Stuhl; oft ist Ihr Stuhlvolumen größer, als Sie es aufgrund dessen, was Sie gegessen haben, für möglich halten würden
- Müdigkeit, Abgeschlagenheit oder Energielosigkeit
- Reizbarkeit
- innere Anspannung
- Depressionen
- ungewöhnlich lebhafte Träume
- Unzufriedenheit mit Ihrem Beruf und/oder Ihren zwischenmenschlichen Beziehungen
- Sie stellen den Sinn Ihres Lebens infrage.

Glauben Sie mir: Diese unangenehmen Symptome werden bald wieder abklingen. Deshalb sollten Sie so lange bei Phase drei bleiben, wie es Ihnen notwendig erscheint, und sich nicht übereilt in die letzte Phase stürzen, nur um dieses Programm endlich abschließen zu können. Einige meiner Patienten dehnen Phase drei sogar monatelang aus.

Unterschätzen Sie die emotionale Komponente dieses Stadiums Ihres Entgiftungsprozesses nicht! Normalerweise ist dies die turbulenteste Phase, weil die Menschen jetzt »aufwachen« und erkennen, was in Ihrem Leben alles aus dem Gleichgewicht geraten ist – in ihrer Ernährung, ihrem Berufsleben, ihren Beziehungen. Jetzt schalten Ihr Körper und Ihr Geist in den Frühjahrsputzmodus um. Viele Menschen verspüren in dieser Phase den Wunsch, etwas an ihrem Leben zu ändern.

Vielleicht sind Sie unzufrieden damit, wo Sie im Augenblick stehen, wissen aber noch nicht genau, was Sie dagegen tun sollen oder wo Sie hinmöchten. Ich empfehle Ihnen, sich von diesen Gedanken und Gefühlen nicht zu sehr überwältigen zu lassen. Sie müssen nicht alles auf einmal verändern! Das ist kein gutes Erfolgsrezept. Achten Sie lieber erst einmal darauf, wie Sie auf die Lebensmittel reagieren, die Sie zu sich nehmen, wie Sie sich dabei fühlen – und wenn Sie spontan etwas an Ihrer Ernährung ändern möchten und Ihnen das leicht und mühelos gelingt, dann tun Sie es ruhig. Sobald Sie eine gesteigerte Sensibilität für Ihren Körper entwickelt haben, können Sie diese innere Antenne auch darauf richten, wie andere Aspekte Ihres Lebens sich für Sie anfühlen, und dann genauso vorgehen: Nehmen Sie Veränderungen in Angriff, die Ihnen spontan in den Sinn kommen und Ihnen leichtfallen. Kleine, konsequente Schritte sind ein viel erfolgreicherer Weg zu einer Veränderung, als wenn Sie gleich in allen Richtungen mit Siebenmeilenstiefeln vorwärtsstürmen würden.

ENTGIFTUNGSTIPPS FÜR PHASE DREI

Falls Sie ein bisschen Hilfe brauchen, um mit Ihren Entgiftungssymptomen in Phase drei zurechtzukommen, versuchen Sie es mit folgenden Tipps:

- Mehr Wasser, mehr Tee, mehr Ballaststoffe, mehr Ruhe und Erholung, mehr Stoffwechsel-Powersaft und mehr Stoffwechsel-Powerbrühe – intensivieren Sie alle wichtigen ersten Schritte dieses Programms!
- Falls bei Ihnen in dieser Phase Verstopfung auftreten sollte, müssen Sie vielleicht Ihre Triphala-Dosis erhöhen. Aber steigern Sie sie langsam: von 2000 auf 3000 und (bei Bedarf) höchstens 4000 Milligramm. Bleiben Sie bei der Dosis, bei der Sie mindestens einmal täglich genügend Stuhlgang haben.
- Es kann Ihnen auch helfen, mehr zu schwitzen: Gehen Sie einmal pro Woche in die Sauna oder gönnen Sie sich ein Bad mit Bittersalz. (Intensive körperliche Aktivität ist während des Stoffwechsel-Powerprogramms – vor allem in Phase drei – nicht notwendig: Sie verbrauchen jetzt eine Menge Energie für Ihren Entgiftungsprozess; daher könnte es kontraproduktiv sein, zusätzlich auch noch Energie in ein intensives Training zu investieren.)
- Wenn Sie wirklich unter schweren Entgiftungssymptomen leiden, senken Sie Ihre Guggul-Dosis auf 500 Milligramm pro Tag. Sobald es Ihnen besser geht, können Sie sie wieder erhöhen.
- Wenn Sie bei einem Heilpraktiker oder Arzt in Behandlung sind, der sich in funktioneller oder integrativer Medizin auskennt, können Sie auch Nahrungsergänzungsmittel wie Glutathion, Alpha-Liponsäure und N-Acetylcystein einnehmen, um den Entgiftungsprozess zu unterstützen. *Das sollten Sie aber nur unter ärztlicher Aufsicht tun.*

WIE LANGE SOLL MAN BEI PHASE DREI BLEIBEN?

Überstürzen Sie nichts! Folgende Anzeichen verraten Ihnen, dass die in Phase drei ablaufenden Veränderungen nicht mehr so intensiv sind:

- Die Entgiftungssymptome lassen nach. (Sie müssen nicht völlig verschwinden.)
- Sie haben mehr Energie und einen klareren Kopf und können sich besser konzentrieren.
- Sie sind nicht mehr so reizbar und angespannt; ein Gefühl innerer Ruhe breitet sich in Ihnen aus.

Sobald Sie diese Veränderungen spüren, können Sie mit Phase vier weitermachen. Doch wenn Ihr Entgiftungsprozess immer noch in vollem Gang ist, wird es Ihnen schwerfallen, etwas an Ihrer Lebensweise zu ändern. Also seien Sie geduldig und bleiben Sie so lange bei Phase drei, bis Sie das Schlimmste hinter sich haben. Sie dürfen durchaus immer noch unter Entgiftungssymptomen leiden, wenn Sie mit Phase vier beginnen; doch diese Beschwerden sollten jetzt so gut zu handhaben sein, dass sie Sie im Tagesgeschehen nicht weiter stören. Auch diese Restsymptome werden bald verschwinden, wenn Sie Phase vier durchlaufen.

PHASE VIER

SCHLAGEN SIE IHREN UNGESUNDEN LEBENSGEWOHNHEITEN EIN SCHNIPPCHEN

Wahrscheinlich fühlen Sie sich jetzt schon ganz anders als zu Beginn des Stoffwechsel-Powerprogramms. Vielleicht haben Sie mehr Energie; Ihr enterisches Nervensystem funktioniert wieder; und Sie leiden auch nicht mehr so stark unter Heißhungerattacken wie früher. Falls Sie übergewichtig sind, haben Sie inzwischen wahrscheinlich auch abgenommen – vielleicht sogar eine ganze Menge. Das ist alles wunderbar; trotzdem sind wir noch nicht fertig. In dieser letzten Phase des Stoffwechsel-Powerprogramms gibt es etwas noch Wichtigeres zu tun; dazu brauchen Sie aber keine weiteren Kräuter, Gewürze oder sonstigen Nahrungszusätze. Stattdessen werden wir uns jetzt darauf konzentrieren, Ihre Lebensweise wieder in Ordnung zu bringen, damit sie besser zu Ihrem entschlackten, energiegeladenen Körper und Geist passt.

In dieser Phase geht es hauptsächlich um Ihren Tagesablauf. Jetzt werden Sie ein paar alte Gewohnheiten ablegen und sich neue Verhaltensweisen angewöhnen. Anfangs wird Ihnen diese Vorstellung vielleicht Angst einjagen; denn den meisten Menschen ist ihr Tagesablauf so in Fleisch und Blut übergegangen, dass sie sich gar nichts anderes vorstellen können. Doch schon allein die Tatsache, dass Sie sich gewisse Verhaltensweisen angewöhnt haben, beweist, dass man stets etwas ändern kann. In dieser Phase sollen Sie bestimmte Lebensgewohnheiten (zum Beispiel Ihre Essens- und Zubettgehzeiten) umstellen. Sie können diese Veränderungen entweder alle auf einmal oder der Reihe nach durchführen. Denken Sie daran: Langsame Veränderungsprozesse sind in der Regel dauerhafter; also nehmen Sie sich für diese Phase des Stoffwechsel-Powerprogramms ruhig Zeit! Stellen Sie Ihren Tagesablauf langsam und allmählich um und bleiben Sie so lange bei dieser Phase, bis Ihnen die neuen Verhaltensweisen so sehr in Fleisch und Blut übergegangen sind, dass es Ihnen unangenehm wäre, jetzt wieder in Ihre alten Gewohnheiten zurückzufallen.

PHASE VIER: DAS WICHTIGSTE AUF EINEN BLICK

- *Machen Sie das Mittagessen zu Ihrer Hauptmahlzeit.* Das heißt, Sie werden jetzt mittags am meisten essen und dafür ein leichteres Abendessen zu sich nehmen. Sie brauchen deshalb nicht weniger zu essen als früher, sondern Ihre Mahlzeiten einfach nur umzustellen.
- *Wärmen Sie Ihren Verdauungstrakt auf.* In dieser Phase sind sämtliche rohen Nahrungsmittel tabu. Außerdem sollten alle Ihre Speisen und Getränke warm sein – nicht nur Ihr Tee, sondern auch Ihr Wasser, das Glas Limonade, das Sie sich gerade einschenken, ja sogar Ihr Salat: Schwenken Sie ihn einfach ein bis zwei Minuten lang in einer warmen Pfanne, bevor Sie ihn essen. Durch das Aufwärmen wird alles, was Sie essen und trinken, bekömmlicher und leichter verdaulich.
- *Meditieren Sie.* Das ist gar nicht so schwierig, und es wird Ihr Leben verändern. Sie müssen dafür nur ein kleines Zeitfenster in Ihrem Tagesablauf schaffen.
- *Gehen Sie zeitig schlafen.* Ihre neue Zubettgehzeit ist zehn Uhr abends. Wenn Sie normalerweise sehr viel länger aufbleiben, drehen Sie die Uhr schrittweise zurück: Gehen Sie jede Woche 15 bis 30 Minuten früher zu Bett, bis Sie so weit sind, dass Sie um zehn Uhr abends das Licht ausschalten.

Diese gesunden Lebensgewohnheiten aus Phase eins, zwei und drei sollten Sie beibehalten

- *Guggul.* Nehmen Sie weiterhin zweimal täglich 500 Milligramm Guggul ein (oder auch mehr, falls Sie die Dosis in Phase drei steigern konnten).
- *Stoffwechsel-Powercurrypulver.* Verzehren Sie weiterhin einen halben bis einen Teelöffel von diesem Pulver zu den Mahlzeiten (oder auch mehr, falls Sie die Dosis in Phase drei gesteigert haben).
- *Ingwer-Darmreinigung.* Nehmen Sie weiterhin täglich zwei bis drei Scheiben Ingwer zum Mittag- und/oder Abendessen ein.
- *Ashwagandha.* Nehmen Sie weiterhin zweimal täglich 400 bis 500 Milligramm Ashwagandha (oder die Dosis, bei der Sie in Phase drei angelangt sind) ein.
- *Brahmi.* Nehmen Sie weiterhin zweimal täglich 400 bis 500 Milligramm Brahmi (oder die Dosis, bei der Sie in Phase drei angelangt sind) ein.
- *Verwöhnen Sie Ihren Körper mit Stoffwechsel-Powersaft und Stoffwechsel-Powerbrühe.* Genießen Sie den Saft und die Brühe weiterhin je nach Bedarf.

- *Führen Sie Buch über Ihre Heißhungerattacken.* Schreiben Sie weiterhin genau auf, wann bei Ihnen Heißhunger auftritt und auf welche Lebensmittel Sie dann Appetit haben. In Phase vier haben Sie noch mehr Gelegenheit, sich und Ihren Körper besser kennenzulernen. Ihre inzwischen gesteigerte Sensibilität wird Ihnen dabei helfen.
- *Gönnen Sie sich morgens weiterhin vor dem Duschen eine Trockenmassage.* Verwenden Sie dafür nach wie vor einen rohseidenen Handschuh oder eine eigens für solche Massagen bestimmte Bürste.
- *Bereiten Sie Ihren Stoffwechsel-Powertee zu* und trinken Sie ihn den ganzen Tag über wie bisher.
- *Nehmen Sie Triphala ein:* 1000 Milligramm pro Tag oder Ihre bisherige Dosis.
- *Nehmen Sie Ballaststoffe zu sich:* jeweils einen Teelöffel Leinsamen und Flohsamenschalen pro Tag oder Ihre bisherige Dosis.

Vielleicht trauen Sie es sich durchaus zu, ein paar dieser Lebensstiländerungen durchzuführen – aber nicht alle. Möglicherweise schaffen Sie es einfach nicht (oder glauben es nicht zu schaffen), Ihre größte Mahlzeit mittags einzunehmen; oder es ist für Sie unvorstellbar, schon um zehn Uhr abends ins Bett zu gehen. Aber werfen Sie die Flinte nicht ins Korn! Lesen Sie weiter: Denn nun werde ich Ihnen erklären, welchen Sinn diese Veränderungen haben – und warum sie nicht nur machbar sind, sondern der letzte Sargnagel für Ihre bisherigen ungesunden Lebensgewohnheiten sein können.

WAS SIE ÜBER DAS MITTAGESSEN WISSEN SOLLTEN

In den USA und vielen Ländern Westeuropas ist es üblich, die Hauptmahlzeit abends zu essen; doch das ist viel belastender für Ihr Verdauungssystem, als den größten Teil Ihrer Kalorien um die Mittagszeit aufzunehmen, zu der Sie die Energie ohnehin am dringendsten brauchen. Das ist ein uraltes ayurvedisches Ernährungskonzept, wird aber auch in vielen anderen Kulturkreisen praktiziert. Es gibt übrigens auch wissenschaftliche Untersuchungen zu diesem Thema. Eine Studie hat beispielsweise gezeigt, dass Insulinresistenz, Fettleibigkeit und Typ-2-Diabetes entstehen können, wenn unsere Essenszeiten nicht mit unserem zirkadianen Rhythmus im Einklang stehen, der tagsüber mehr und nachts weniger Energie benötigt.[26] Eine andere Studie hat ergeben, dass man mehr abnimmt und seinen Blutzucker besser unter Kontrolle halten kann, wenn man zum Frühstück und Mittagessen mehr isst und abends nur wenig zu sich nimmt oder das Abendessen ganz ausfallen lässt, als wenn man sechs kleinere Mahlzeiten über den Tag verteilt zu sich nimmt.[27]

Nach Ansicht der ayurvedischen Medizin steht Ihr Agni (Verdauungsfeuer) mit den Sonnenzyklen in Verbindung. Wenn die Sonne am stärksten ist (um die Mittagszeit), hat auch das Agni in Ihrem Körper am meisten Kraft. Mittags mehr zu essen ist einfach effizienter – denn wenn Ihr Körper auf Hochtouren läuft, nimmt er mehr Nährstoffe aus dem Essen auf und erzeugt weniger Ama. Ich verzehre immer ein reichhaltiges Mittagessen; wenn ich etwas Schweres essen oder mir einen Nachtisch gönnen möchte, versuche ich diese Mahlzeit auf die Mittagszeit zu legen. Um die Abendessenszeit beginnt Ihr Körper sich bereits auf die Entgiftung vorzubereiten, die vor allem während der nächtlichen Ruhephase stattfindet. (Das ist übrigens auch der Grund, warum die meisten Menschen morgens Stuhlgang haben – denn dann gibt der Körper die Abfälle von sich, die er nachts während des Schlafs produziert hat.) Ein reichliches Abendessen kann nicht nur den Schlaf stören; dadurch wird auch der Entgiftungsprozess weniger wirksam, weil Ihr Körper zusätzliche Energie aufwenden muss, um die Speisen, die Sie abends gegessen haben, aufzuspalten.

Manche Menschen klagen darüber, dass sie nach dem Essen müde werden; deshalb essen sie um die Mittagszeit weniger und warten mit ihrer Hauptmahlzeit lieber bis zum Abend, wenn sie keine Energie mehr benötigen. Doch wenn man nach dem Essen müde wird, liegt das an einer zu schwachen Verdauung. Dieses Problem dürfte sich im Rahmen des Stoffwechsel-Powerprogramms von selbst erledigen – je nachdem, was Sie in den ersten drei Phasen dieses Programms getan haben. Wahrscheinlich haben Sie nun, da Sie sich stärker auf die natürlichen Rhythmen Ihres Körpers einstimmen, tagsüber mehr und abends weniger Hunger.

Trotzdem ist die Kultur, in der wir aufgewachsen sind, natürlich ein wichtiger Einflussfaktor. Vielleicht erscheint es Ihnen unmöglich, Ihre Hauptmahlzeit auf mittags zu verlegen (vor allem, wenn Sie dieses Kapitel lesen, bevor Sie mit Phase drei des Stoffwechsel-Powerprogramms begonnen haben). Schließlich möchte Ihre Familie gern ein ausgiebiges gemeinsames Abendessen genießen! Oder Sie gehen abends häufiger mit Freunden aus und essen dann gern viel und trinken Wein dazu! Das kann ich gut verstehen. Auch meine sozialen Kontakte fanden früher hauptsächlich beim Abendessen statt. Natürlich redete ich mir ein, dass ich abends auch ein reges Gesellschaftsleben führen konnte, ohne dabei viel zu essen; doch wenn alle anderen reichlich zugriffen und nur ich mich zurückhielt, kam ich mir irgendwie ausgeschlossen vor.

Doch wie ich bereits erwähnt habe, ist das nur eine Angewohnheit; und etwas an seinen Gewohnheiten zu ändern ist leichter, als man denkt. (Und Sie brauchen deshalb auch nicht auf ein geselliges Leben zu verzichten!) Nachdem Sie mit der Einnahme von Guggul begonnen haben, wird es Ihnen schwerfallen, nur um der Geselligkeit willen etwas zu tun, was Ihrem Körper schadet. Guggul gibt Ihnen ein *Gefühl* dafür, wann Sie mehr und wann Sie weniger essen sollten. Wenn Sie abends zu viel essen, wird Ihnen das gesellige Miteinander weniger Spaß machen, weil es Ihnen jedes Mal schlecht geht, sobald Sie etwas tun, was den Bedürfnissen Ihres Körpers zuwiderläuft.

Dass man »mittags wie ein König und abends wie ein Bettler« essen sollte, ist längst kein bloßes Sprichwort mehr, sondern eine physiologische Realität. Die Überaktivierung des Dopaminsystems trägt zu dem Hochgefühl des Essengehens bei; doch sobald Ihr Dopaminsystem sich normalisiert, ist das Essen nur noch ein unwichtiges Beiwerk: Der eigentliche Höhepunkt des Abends sind jetzt Ihre Freunde.

Außerdem werden Sie in Phase drei feststellen, dass es gar kein so großes Opfer ist, wie Sie dachten, sich mit einem leichten Abendessen zu begnügen. (Nach meiner Definition bedeutet ein leichtes Abendessen, nur ungefähr halb so viel zu verzehren wie mittags; außerdem sollte die Abendmahlzeit mehr Gemüse und Suppen und weniger stark fetthaltige Lebensmittel und Fleisch beinhalten, weil man dafür eine Menge Verdauungsenergie benötigt.) Jetzt sind Sie stärker auf Ihre »innere Familie« (Ihre Organe) eingestimmt und spüren, welchen Preis Sie dafür zahlen müssen, wenn Sie etwas tun, das dieser Familie schadet. Ich habe inzwischen keine Freude mehr an einem ausgiebigen Abendessen, kann mich abends aber trotzdem immer noch mit Freunden oder Familienangehörigen zum Essen zusammensetzen. Früher sind wir mehrmals pro Woche abends mit Freunden essen gegangen. Inzwischen schaudert es mich schon beim bloßen Gedanken daran; denn wenn ich dabei zu viel esse, geht es mir hinterher tagelang schlecht. Inzwischen treffe ich mich mit meinen Freunden zum Mittagessen. Oder wenn ein Abendessen im Restaurant sich absolut nicht vermeiden lässt, bestelle ich mir etwas Leichtes und konzentriere mich in erster Linie auf die nette Gesellschaft und die Gespräche. Schließlich gehe ich nicht aus, um mich zu überessen, sondern um die Gesellschaft der Menschen zu genießen, mit denen ich zusammen bin! Außerdem hat sich gleichzeitig mit meinen gesunden Lebensgewohnheiten auch mein soziales Umfeld verändert; keiner der Menschen, mit denen ich jetzt eng befreundet bin, empfindet ein reichliches Abendessen als besonderen Genuss. Selbst meine Familienmitglieder, bei denen ich gefürchtet hatte, dass sie sich nie daran gewöhnen würden, haben ihre Einstellung schließlich geändert, als sie gesundheitliche Probleme entwickelten: Plötzlich merkten sie, dass es auch ihnen besser bekommt, abends weniger zu essen.

Das Problem besteht nicht darin, dass Sie nicht auf Geselligkeit beim Abendessen verzichten möchten, sondern darin, dass Ihr enterisches Nervensystem bisher nicht richtig funktioniert hat. Erst wenn dieses Problem behoben ist, werden Ihnen solche Entscheidungen nicht mehr schwerfallen. Sobald Ihr ENS wieder alles im Griff hat, werden Sie sich fragen, wie Sie jemals ein anderes Leben führen konnten! Deshalb empfehle ich meinen Patienten diese Lebensstiländerungen erst, nachdem sie mit der Einnahme von Guggul begonnen haben. Anfangs sind meine Patienten oft die Einzigen in ihrer Familie, die ein gesundes Leben führen; doch für sie ist das keine schwere Entscheidung mehr – sie können einfach nicht anders, denn sonst wären sie ständig müde, und ihnen wäre dauernd übel. Manchmal dauert es zwei bis drei Jahre, bis auch beim Rest ihrer Familie der Groschen fällt, und manchmal passiert das auch nie; doch meinen Patienten fällt es mit der Zeit immer leichter, bei ihrer neuen Lebensweise zu bleiben. Sie werden sehen: Sobald Ihr ENS wieder die Kontrolle ausübt, wiegen die Vorteile dieser Lebensweise weitaus schwerer als die vorübergehenden euphorisierenden Dopaminspitzen. Dann empfinden Sie diese Lebensgewohnheiten nicht mehr einfach nur als sinnvoll, sondern als unumgänglich. Dann wird in Ihrem Inneren tatsächlich ein biochemischer (kein psychischer) Schalter umgelegt, und Ihre gesunde neue Lebensweise wird Ihnen zur zweiten Natur.

UND WAS IST MIT DEM FRÜHSTÜCK?

Viele meine Patienten fragen mich, was sie denn eigentlich frühstücken sollen, wenn sie ihre Hauptmahlzeit auf den Mittag legen. Das kommt auf Ihr Agni und Ihr morgendliches Befinden an. Meine Verdauung ist morgens nicht stark genug, sodass ich keinen Appetit auf ein Frühstück habe. Stattdessen trinke ich nach dem Aufwachen lieber etwas warmes Wasser mit Zitrone und zum Frühstück vielleicht noch ein bisschen warme Milch; doch normalerweise esse ich vor zehn Uhr vormittags nichts. Erst dann nehme ich einen kleinen Imbiss zu mir – zum Beispiel ein paar Mandeln oder etwas Trockenobst. Normalerweise bekomme ich erst um die Mittagszeit richtigen Hunger und gönne mir dann eine reichliche Mahlzeit. Das Abendessen fällt dann wieder ziemlich klein aus; oft esse ich abends nur noch einen Teller Suppe oder gegrilltes Gemüse.

Doch wenn ich mich mehr bewege, kommt es manchmal vor, dass ich morgens hungriger bin; und dann gönne ich mir auch ein richtiges Frühstück. Also achten Sie einfach darauf, wie Sie sich morgens fühlen. Wenn Sie Hunger haben, frühstücken Sie ruhig; vergessen Sie dabei aber nicht, dass in Ihrem Magen auch noch Platz für ein ausgiebiges Mittagessen bleiben muss. Wenn Sie keinen Hunger haben, zwingen Sie sich nicht zum Frühstücken. Die Menschen sind verschieden: Vielleicht gehören Sie zu den Leuten, die morgens ein richtiges Frühstück brauchen, vielleicht aber auch nicht. Also hören Sie in sich hinein – vor allem nachdem Sie ein paar Tage lang ausgiebig zu Mittag gegessen haben. Dann werden Sie feststellen, dass Ihr Appetit auf ein Frühstück ab-, vielleicht aber auch zunimmt. Wie auch immer – achten Sie auf die Signale Ihres Körpers! Vertrauen Sie auf die Richtigkeit seiner Instinkte.

KEINE ROHKOST!

Die nächste wichtige Lebensstiländerung wird Ihnen vielleicht seltsam erscheinen: Sie sollen kein rohes Gemüse mehr essen. Rohes Obst ist kein Problem (mit Ausnahme von Äpfeln, die man lieber in gegarter Form verzehren sollte); doch ansonsten sollte jede feste Nahrung, die Sie zu sich nehmen, gegart sein. Vielleicht leuchtet Ihnen das nicht ein. Nimmt man von Rohkost denn nicht ab? Und soll man während einer Diät denn nicht mehr Salat essen? Nein! Sie sollen in dieser Phase aus zwei Gründen nur gegarte Lebensmittel zu sich nehmen:

1. Durch die warmen Speisen erhöht sich der Blutfluss zu Ihren Verdauungsorganen, was die Verdauung verbessert.

2. Durch das Garen wird die Zellmatrix der Lebensmittel teilweise aufgespalten, sodass die Nährstoffe besser verwertbar werden.

Das ist mittlerweile sogar durch wissenschaftliche Untersuchungen bewiesen. Eine dieser Untersuchungen analysierte die Auswirkung des Garens auf die Verwertbarkeit von Nährstoffen in Gemüse – mit dem Ergebnis, dass der Gehalt an Antioxidantien (vor allem an Karotinoiden, aber auch an Vitamin C) durch Garen in Wasser (beispielsweise Dünsten oder Kochen) besonders gut erhalten blieb. Auch die antioxidativen Eigenschaften blieben durch das Garen in Wasser (egal mit welcher Methode) besser bewahrt. Die Autoren der

Studie gelangten zu der Hypothese, dies sei darauf zurückzuführen, »dass die Matrix dadurch weicher wird und die Substanzen den Lebensmitteln leichter entzogen werden können«.[28]

Doch die bessere Verwertbarkeit ist nicht der einzige Grund: Rohes Gemüse ist auch schwerer verdaulich. Jeder, der unter einem Reizdarmsyndrom leidet, weiß das. Auch wenn man noch so gut kaut: Kalte, harte, rohe Lebensmittel können die Verdauung ganz schön durcheinanderbringen, vor allem wenn diese ohnehin nicht optimal funktioniert. Sobald Sie das Stoffwechsel-Powerprogramm hinter sich und Ihre Verdauung wieder in Ordnung gebracht haben, können Sie sich ruhig einen großen Salat zum Mittagessen gönnen (abends sollte man grundsätzlich keine rohen Lebensmittel essen, weil das Verdauungsfeuer um diese Zeit schwächer ist); doch vorläufig sollten Sie damit noch warten und stattdessen lieber gekochtes Gemüse zu sich nehmen. Dünsten Sie es, dämpfen Sie es oder braten Sie es an; aber geben Sie Ihrer Verdauung diesen kleinen Anstoß, den sie vorläufig noch braucht! Wenn Sie Ihr Gemüse in Ghee (geklärter Butter) garen, wird es sogar noch leichter verdaulich, denn Ghee verstärkt das Agni. (Über Ghee werden Sie im nächsten Kapitel mehr erfahren.)

Was die Getränke anbelangt, habe ich Ihnen ja bereits beim Rezept für den Stoffwechsel-Powertee erklärt, warum sie lieber warm sein sollten. Von jetzt an gilt das für alle Ihre Getränke. Lassen Sie die Eiswürfel weg! Trinken Sie Ihr Wasser warm oder zimmerwarm und verzichten Sie auf eisgekühlte Drinks jeglicher Art: keine eiskalte Limonade, kein eiskaltes Bier, kein eiskaltes Mineralwasser, kein Eiswasser. Bei zimmerwarmem Wasser und warmen Kräutertees wird Ihre Verdauung besser funktionieren. Die Menschen in den meisten Kulturkreisen geben keine Eiswürfel in ihre Getränke. Jetzt wissen Sie, warum.

KLEINER TIPP FÜR SALATFREUNDE

Wenn Sie zum Mittagessen gern Salat essen, müssen Sie nicht völlig darauf verzichten. Schwenken Sie ihn vor dem Essen einfach ein bis zwei Minuten lang in einer warmen beschichteten Pfanne, um ihn aufzuwärmen und um die Salatblätter ein bisschen weicher werden zu lassen. Warme Salate schmecken köstlich! Probieren Sie einmal einen Salat aus angebratenem Wurzelgemüse oder leicht angedünstete grüne Salatblätter mit gebratenem Gemüse. Auch nach Beendigung des Stoffwechsel-Powerprogramms ist es besser, Ihre Salate in der kalten Jahreszeit anzuwärmen. Im Sommer, wenn Ihre Verdauung am stärksten ist, sind Sie in der richtigen Verfassung, um den kalten, knackigen Salat zu verdauen, den Sie zum Mittagessen so gern mögen.

TÄGLICHE ENTGIFTUNG FÜR IHR GEHIRN: MEDITIEREN SIE!

Obwohl ich versucht war, die Meditation schon zu einem früheren Zeitpunkt einzuführen, nehme ich sie erst jetzt in mein Programm auf, weil ich sichergehen möchte, dass Sie auch wirklich bereit dafür sind. Meditation ist ein sehr wirksames Heilmittel für Ihr Gehirn. Außerdem ist sie ein wichtiger Bestandteil Ihrer geistigen Entgiftungskur. Ich erkläre meinen Patienten immer wieder, dass bei ihnen im Rahmen dieses Programms Emotionen (gewissermaßen geistige Toxine) an die Oberfläche steigen werden, wenn ihr Körper seine auf tieferer Ebene gespeicherten physischen Giftstoffe freisetzt. Nun, da Sie Phase drei des Stoffwechsel-Powerprogramms abgeschlossen haben und Guggul einnehmen, fällt Ihnen vielleicht auf, dass Ihre Gefühle in Aufruhr geraten sind. Vielleicht leiden Sie unter Stimmungsschwankungen: Freudenausbrüchen und plötzlichen Anfällen von Traurigkeit. Vielleicht sind Sie reizbarer als sonst oder wütend, ohne zu wissen, warum. Denken Sie daran: Wenn in Ihrem Körper Depressionen gelöst werden, äußern sich diese oft in Form von Zorn – denn als Zorn hatten sie ursprünglich begonnen. Das bedeutet, dass jetzt Ihre toxischen Emotionen an die Oberfläche steigen; und das ist wunderbar. Doch ohne eine Strategie zum Umgang mit diesen Gefühlen laufen Sie Gefahr, davon überwältigt zu werden und dieses Programm dann womöglich sogar abzubrechen. Emotionen können sehr stark sein. Aber auch die Meditation hat eine starke Wirkung!

Außerdem bewirkt das Meditieren mehr, als Ihnen einfach nur bei der Bewältigung Ihrer Emotionen zu helfen: Es hat eine direkte entzündungshemmende Wirkung auf Gehirn und Körper. Meditation macht die vollständige Stressreaktion und deren Signalkaskade rückgängig[29] und verbessert außerdem die Immunfunktion.[30] Sogar zur Behandlung chronischer Schmerzen wurde sie schon erfolgreich eingesetzt.[31] Sie reguliert die Aktivität von Neuronen in Ihrem Gehirn, erhöht die Intelligenz Ihres zentralen Nervensystems und verbessert die Zusammenarbeit zwischen Gehirn und Darm. Mehrere Studien zeigen, dass Meditation Funktionsstörungen des Darms wie beispielsweise Verdauungsprobleme[32] und das Reizdarmsyndrom[33] lindert. Meditieren tut Ihrem Gehirn einfach gut! Es verbessert die Aufmerksamkeit, erhöht Ihre Fähigkeit zur Selbstbeherrschung[34] und ist eine wirksame Behandlungsmethode gegen Angststörungen[35] und das Aufmerksamkeitsdefizit-Hyperaktivitätssyndrom (ADHS) bei Erwachsenen und Kindern.[36] Außerdem hilft Meditation Ihnen dabei, Ihre Heißhungerattacken in den Griff zu bekommen. Wie Sie inzwischen wissen, entstehen diese Attacken durch eine Überstimulation des Lustzentrums in Ihrem Gehirn, die zu Neuroadaptation und Suchtverhalten führt. Das Meditieren hemmt diese

Überstimulationsreaktion und bringt Ihrem Gehirn bei, dass es sich dadurch nicht in die Irre führen lassen soll. Studien haben gezeigt, dass Meditation zu einem Rückgang von Substanzmissbrauch führt.[37] Außerdem erhöht Meditieren auf sanfte, natürliche Weise Ihren Serotoninspiegel, sodass Sie sich selbst bei Entgiftungssymptomen noch wohlfühlen. Diese positiven Wirkungen wurden bereits in Hunderten wissenschaftlicher Studien nachgewiesen. Bei der Meditation handelt es sich also unbestreitbar um ein sinnvolles Vorgehen. Sie bringt Ihnen so viele Vorteile in so vielen verschiedenen Lebensbereichen, dass ich Ihnen empfehle, eine dauerhafte Gewohnheit daraus zu machen.

Wie meditiert man? Ich wurde in Transzendentaler Meditation (TM) – einer der am besten erforschten Meditationsformen, die ihren Ursprung in Indien hat – ausgebildet und empfinde die TM als ausgesprochen einfach und wirksam. Bei mir funktioniert dieses Meditationsverfahren sehr gut; deshalb empfehle ich es auch meinen Patienten. Bei der TM meditiert man auf ein Mantra: Das heißt, man wiederholt einen bestimmten Laut in Gedanken immer wieder, und zwar mithilfe spezieller Techniken, die Sie bei einem Meditationslehrer lernen müssen; nur so können Sie sichergehen, es richtig zu machen. Sie können zum Beispiel einen Kurs belegen, um TM zu erlernen (was ich empfehle), oder auch andere Meditationstechniken ausprobieren, falls Ihnen das lieber ist. Viele dieser Techniken werden in Büchern oder auf Webseiten erklärt, auch Meditations-Apps werden inzwischen angeboten; es gibt sogar Videos und CDs mit geführten Meditationen. Studien belegen positive Wirkungen für viele verschiedene Meditationsformen (obwohl die TM in wissenschaftlichen Untersuchungen normalerweise am besten abschneidet). Ein- bis zweimal täglich 15 bis 20 Minuten lang still und ungestört dazusitzen und sich auf Ihre Atmung zu konzentrieren wird Ihnen spürbare Vorteile bringen. Das Wichtigste dabei ist, ein Meditationsverfahren zu finden, das sich für Sie eignet, und dieses dann regelmäßig zu praktizieren.

GEHEN SIE ZEITIG SCHLAFEN!

Schließlich und endlich möchte ich, dass Sie spätestens um 22 Uhr zu Bett gehen. Vielleicht sind Sie es nicht gewöhnt, so früh schlafen zu gehen; aber das ist so ziemlich das Beste, was Sie für Ihre Gesundheit tun können – und zwar aus dem gleichen Grund, aus dem Sie auch Ihre Hauptmahlzeit mittags einnehmen sollten: So können Sie Ihren natürlichen zirkadianen Rhythmus am besten nutzen. Ab 22 Uhr steigt die Entgiftungsenergie im Körper an. Wenn Sie nach 22 Uhr noch wach sind, verwandelt sich diese Entgiftungsenergie in geistige Energie; und dann können Sie vielleicht nicht mehr einschlafen und liegen stundenlang wach – oder Sie bekommen um Mitternacht Hunger. Das liegt daran, dass Sie die eigentlich für Ihre Entgiftung bestimmte Energie durch das späte Aufbleiben einem falschen Zweck zugeführt haben. Zwischen 22 Uhr abends und 2 Uhr morgens sollten Sie Ihren tiefsten, erholsamsten Schlaf haben.

Durch zeitigeres Zubettgehen beugen Sie auch Schlafmangel vor, denn die meisten Menschen müssen morgens um eine bestimmte Uhrzeit aufstehen. Außerdem kommt es bei Menschen, die unter Schlafmangel leiden, zu einer Fehlsteuerung zweier wichtiger appetitregulierender Hormone: Ghrelin, das Ihnen signalisiert, dass Sie Hunger haben und etwas essen müssen, und Leptin, das Sie darauf hinweist, dass Sie satt sind und mit dem Essen aufhören sollten. Deshalb haben Menschen, die nicht genügend Schlaf bekommen, normalerweise mehr Hunger, neigen dazu, zu viel zu essen (insbesondere zuckerhaltige Speisen), und wiegen deshalb auch mehr.[38] Schlaf ist also eine wichtige Investition in Ihre Gesundheit – selbst wenn Sie dafür Ihre Lieblings-Nachtsendung auf Video aufzeichnen müssen, um sie sich am nächsten Tag zu einem früheren Zeitpunkt anschauen zu können!

Wahrscheinlich haben Sie durch das Stoffwechsel-Powerprogramm bereits eine gesteigerte Sensibilität für die natürlichen Rhythmen Ihres Körpers entwickelt und verspüren ganz von selbst das Bedürfnis, zeitiger schlafen zu gehen. Bitte hören Sie auf dieses biologische Signal! Das ist sehr wichtig für Ihre Entgiftung. Wenn Sie aus beruflichen Gründen beim besten Willen nicht zeitig zu Bett gehen können, achten Sie wenigstens darauf, genügend zu schlafen (ungefähr acht Stunden pro Nacht), und halten Sie sich auch an alle anderen für Ihren Entgiftungsprozess wichtigen Verhaltensregeln.

WIE WERDEN SIE SICH IN PHASE VIER FÜHLEN?

Dies ist in der Regel die Phase, in der sich alle Puzzleteile zusammenfügen. Jetzt fühlen Sie sich deutlich wohler, und die neue Lebensweise, die Sie sich nun angewöhnen, trägt dazu bei, die positiven biochemischen Veränderungen in Ihrem Körper zu verfestigen. Wenn Sie die Vorschläge für Phase vier umgesetzt haben, werden Sie viel ausgeglichener sein – es ist ein Gefühl, als würde man aus dem Gefängnis entlassen. Ihre Stimmung ist jetzt keinen starken Schwankungen mehr unterworfen, Sie haben mehr Energie und einen klareren Kopf. Auch Ihre Heißhungerattacken haben nachgelassen, und natürlich haben Sie auch abgenommen. Doch was am allerwichtigsten ist: Jetzt fühlen Sie sich dafür gewappnet, all die Veränderungen in Ihrem Leben in Angriff zu nehmen, von denen Sie nun endlich wissen, dass sie richtig für Sie sind. Das kommt Ihnen jetzt nicht mehr so beängstigend vor, denn nun haben Sie mehr Selbstvertrauen und kennen außerdem die richtigen Strategien, um Probleme auf eine neue Art und Weise anzugehen. Probleme gehören zum Leben dazu – doch jetzt sind Sie in der richtigen Verfassung, um ihnen gegenüberzutreten!

WIE LANGE SOLLTEN SIE BEI PHASE VIER BLEIBEN?

Sobald Sie das Gefühl haben, dass Ihre Heißhungerattacken vollständig verschwunden sind und Sie wieder klarer denken können; sobald Sie nicht mehr unter Stimmungsschwankungen leiden und so viel abgenommen haben, wie Sie möchten, sind Sie bereit für das Stoffwechsel-Powererhaltungsprogramm.

KAPITEL 7

IHR LEBEN NACH DEM STOFFWECHSEL-POWERPROGRAMM

Nun, da Sie alle vier Phasen des Stoffwechsel-Powerprogramms durchlaufen haben, wird es Zeit, sich darüber klarzuwerden, ob Sie jetzt wirklich bereit für ein neues Leben sind. Woran merken Sie, ob Sie tatsächlich so weit sind? Eigentlich sollten Ihr Körper und Ihr Gehirn jetzt wissen, was Sie tun müssen, um sich wohlzufühlen und gesund zu bleiben; denn nun haben Sie eine dauerhafte Sensibilität für sich und Ihre Bedürfnisse entwickelt. Sie spüren, ob eine Entscheidung für Ihren Geist und Ihren Körper richtig ist oder nicht. Das ist das wichtigste Anzeichen dafür, dass Sie bereit für das Stoffwechsel-Powererhaltungsprogramm sind.

Machen Sie den Ihren Darm-Intelligenztests auf Seite 121 noch einmal. Daran können Sie ablesen, welche Fortschritte Sie in der Zwischenzeit gemacht haben – und welcher Weg noch vor Ihnen liegt. Vielleicht verrät Ihr neuer Darm-IQ Ihnen, dass Sie Phase vier eigentlich noch gar nicht richtig abgeschlossen haben und lieber noch ein bisschen länger dabeibleiben sollten. Vielleicht erzielen Sie in dem Test inzwischen aber auch schon ein richtig gutes Ergebnis – was bedeutet, dass Sie jetzt zu Ihrem Erhaltungsprogramm übergehen können.

Wenn Sie so weit sind, müssen Sie zunächst einmal entscheiden, welche Elemente des Stoffwechsel-Powerprogramms Sie für den Rest Ihres Lebens beibehalten möchten. Das ist individuell verschieden, da die Menschen unterschiedlich gut auf die einzelnen Bestandteile dieses Programms ansprechen. Mich könnte zum Beispiel niemand dazu überreden, auf Triphala, Flohsamenschalen oder meinen Stoffwechsel-Powertee zu verzichten, weil es mir damit so gut geht. Mein Körper reagiert positiv darauf, das spüre ich einfach – und das ist die einzige Motivation, die ich brauche, um diese Lebensgewohnheiten langfristig beizubehalten. Man braucht mich auch nicht mehr davon zu überzeugen, dass mir Lassi (ein Getränk aus verdünntem Joghurt) zum Mittagessen guttut, weil mir dadurch mein Nachmittagstief erspart bleibt. (Über Lassi werde ich Ihnen später noch mehr erzählen.) Und wenn ich meine Morgenmeditation versäume, hängt mir das den ganzen Tag lang nach: Bei mir löst das eine Stressreaktion aus, weil mein Nervensystem sich an den ruhigen, gelassenen Zustand gewöhnt hat, in den die Meditation mich versetzt. Wenn ich gestresst bin, weiß meine Familie, dass sie mir Zeit zum Meditieren lassen muss, weil das Problem sich dadurch schnell und mühelos löst. Manchmal weiß ich instinktiv, dass ich jetzt sofort meditieren muss – ich kann einfach nicht mehr länger warten, und man darf mir dann auch keine einzige Frage mehr stellen. Ich muss es einfach jetzt auf der Stelle tun! Positive Neuroadaptationsprozesse führen dazu, dass man ein Bedürfnis nach Lebensgewohnheiten entwickelt, durch die man gesünder wird, sich wohler fühlt, klarer denken und ein normales Körpergewicht erreichen kann – man wird dann richtig »süchtig« nach diesen Verhaltensweisen.

Als Nächstes sollten Sie über Ihre jetzigen Lebensgewohnheiten nachdenken. Wenn Ihr Nervensystem sich an positive Verhaltensweisen gewöhnt hat und nicht mehr Ihre schädlichen Darmbakterien darüber entscheiden, was Sie essen möchten, sondern Ihr ENS, dann wissen Sie, dass Sie bereit sind, etwas an Ihrem Leben zu ändern. Sobald Sie sich nicht mehr in einer negativen, sondern einer positiven Feedbackschlaufe befinden, werden Sie genau wissen, was Ihr Körper benötigt – zum Beispiel, dass Sie jetzt wieder einmal eine Auszeit oder eine Knochenbrühe brauchen oder dass es Zeit ist, ins Bett zu gehen. Denn jetzt geben Sie mehr acht auf sich und Ihren Körper als früher.

Sobald alle vier Phasen des Stoffwechsel-Powerprogramms ihre Wirkung entfaltet haben und Sie sich an diese neuen Lebensgewohnheiten neuroadaptiert haben, können Sie auf ein Erhaltungsprogramm umsteigen, das Sie nicht ständig zu praktizieren brauchen. Bei Feiern oder sonstigen Veranstaltungen, auf Reisen oder an Wochenenden können Sie sich ruhig hin und wieder ein paar Gaumenfreuden gönnen, die Sie sich sonst versagen; denn jetzt ist Ihr Körper in der richtigen Verfassung, um das zu verkraften. Doch die meiste Zeit Ihres Lebens sollten Sie die Gewohnheiten, die Sie aus dem Stoffwechsel-Powerprogramm übernommen haben, auch weiterhin praktizieren. Das dürfte Ihnen auch gar nicht mehr schwerfallen, weil Sie es schon so lange tun, dass es Ihnen zur zweiten Natur geworden ist.

Ihr Tagesablauf während des Erhaltungsprogramms

Hier kommen meine Vorschläge für Ihr Stoffwechsel-Powererhaltungsprogramm. Natürlich können Sie diese Empfehlungen Ihren eigenen Vorstellungen entsprechend abwandeln:

- Wenn Sie Ihre Triphala-Dosis zwischenzeitlich erhöht haben, können Sie sie jetzt wieder senken; aber Sie sollten weiterhin täglich Triphala einnehmen. Normalerweise empfehle ich, sich jeden Abend 1000 bis höchstens 2000 Milligramm zu verabreichen.

- Wenn Ihre Verdauung jetzt gut funktioniert, brauchen Sie das Wasser mit den Ballaststoffen nicht mehr so oft zu trinken. Ich empfehle, weiterhin etwa zweimal pro Woche Flohsamenschalen und Leinsamen zu nehmen. Falls Sie feststellen sollten, dass Ihr Darm wieder träger wird, nehmen Sie einfach mehr Ballaststoffe ein, bis Ihre Verdauung wieder reibungslos funktioniert.

- Viele meiner Patienten trinken ihren Stoffwechsel-Powertee weiterhin, weil sie sich so sehr daran gewöhnt haben. Normalerweise empfehle ich, den Tee unter der Woche (montags bis freitags) zu sich zu nehmen; am Wochenende können Sie eine »Teepause« einlegen. Sie können sich dabei auch an den Jahreszeiten orientieren: Im Herbst und Winter braucht Ihr Körper etwas mehr Wärme und Hilfe bei der Verdauung, zumindest wenn Sie schwer verdauliche Speisen zu sich nehmen und in einer Region mit kaltem Klima leben. Ich schlage vor, den Tee im Herbst und Winter montags bis freitags zu trinken, im Frühjahr und Sommer aber nur noch an zwei bis drei Tagen pro Woche. Ich selbst trinke ihn ungefähr zweimal pro Woche; doch wenn ich unterwegs bin oder viel Stress habe, wenn ich krank bin oder es richtig kalt wird, erhöhe ich mein Teepensum wieder auf fünf Tage pro Woche.

- Den meisten meiner Patienten empfehle ich, weiterhin jeden Tag Brahmi und Ashwagandha einzunehmen. Das sind neuroregenerative pflanzliche Heilmittel, die man regelmäßig einnehmen kann, ohne negative Auswirkungen befürchten zu müssen; und Sie tun dem Gehirn gerade während des Alterungsprozesses so gut, dass es meiner Meinung nach jedem Menschen besser ginge, wenn er sie einnehmen würde. Falls Sie Ihre Dosis im Lauf des Programms erhöht hatten, können Sie sie jetzt auf jeweils 400 bis 500 Milligramm zweimal täglich senken. Das ist eine gute Erhaltungsdosis.

- Ich lege Ihnen ans Herz, beim Kochen weiterhin so oft wie möglich das Stoffwechsel-Powercurrypulver zu verwenden. Einmal pro Tag ist nicht zu oft. Wenn ich das Gefühl habe, dass meine Verdauung nicht so gut funktioniert wie sonst oder dass ich mein Agni anregen muss, rühre ich mir manchmal einfach einen Teelöffel von dem Pulver in warmes Wasser ein.

- Die Meditation ist zu einem wichtigen Teil meines Lebens geworden; ich kann nur Positives darüber berichten. Wenn Sie es schaffen, für den Rest Ihres Lebens einmal (besser: zweimal) täglich zu meditieren, wird das Ihrem Körper und Ihrem Geist sehr guttun.

- Pflegen Sie Ihren gesunden Lebensstil weiter, so oft Sie können: Nehmen Sie weiterhin an den meisten Tagen mittags Ihre Hauptmahlzeit ein und gehen Sie an den meisten Abenden spätestens um zehn Uhr zu Bett. Je öfter Sie das tun, umso leichter wird es Ihnen fallen. Ich weiß, dass in unserer Kultur eher ein leichtes Mittagessen und ein ausgiebiges Abendessen üblich sind; doch wenn Sie es schaffen, abends nur noch eine leichte Mahlzeit einzunehmen und zeitiger schlafen zu gehen, werden Sie sich leichter und kräftiger fühlen und mehr Energie haben. Außerdem haben Sie dann eine der schlechtesten Angewohnheiten unserer Kultur abgelegt!

Mittel, die Sie nur zu bestimmten Jahreszeiten oder bei Bedarf einnehmen sollten

Die nun folgenden Empfehlungen brauchen Sie nicht jeden Tag zu befolgen. Da Sie jetzt eine gesteigerte Sensibilität für Ihren Körper entwickelt haben, müssten Sie es eigentlich spüren, wenn er diese Nährstoffe und Verdauungshilfen benötigt.

- Ich empfehle, Guggul je nach Jahreszeit einzunehmen, und zwar zu Beginn von Frühjahr und Herbst jeweils einen Monat lang. Denn diese Übergangszeiten, in denen Ihr Körper in einen anderen Modus umschaltet, eignen sich hervorragend für eine Entschlackungskur. Guggul reinigt Ihren Körper von Grund auf. Es ist wie eine Art Frühjahrs- beziehungsweise Herbstputz für Ihr ganzes Verdauungssystem. Vor allem im Frühjahr beginnt Ihre Leber mit einem natürlichen Entgiftungsprozess; daher bringt es Ihnen am meisten, wenn Sie Guggul um diese Jahreszeit einnehmen. Ich habe vor Kurzem auch angefangen, im Urlaub und an Feiertagen ein bisschen Guggul einzunehmen; denn in solchen Zeiten vernachlässigen die meisten Menschen ihre gesunden Lebensgewohnheiten. Ich halte durch die Einnahme von Guggul mein vermehrtes Essen an freien Tagen unter Kontrolle.

- Auch die Ingwer-Darmreinigung brauchen Sie nicht das ganze Jahr über durchzuführen. Bereiten Sie im Herbst oder Winter (oder wann immer Sie das Gefühl haben, dass Ihre Verdauung träger wird) jeweils eine größere Menge davon zu. Mir tut diese Darmreinigung im Herbst besonders gut, weil meine Verdauung um diese Jahreszeit normalerweise Unterstützung braucht.

- Die Stoffwechsel-Powerbrühe und den Stoffwechsel-Powersaft können Sie jederzeit genießen; aber Sie müssen sie jetzt nicht mehr regelmäßig trinken, wenn Sie es nicht möchten. Wenn Sie diese Getränke jedoch mögen und das Gefühl haben, dass sie Ihnen guttun, können Sie abwechselnd ein paar Wochen lang den Saft und dann wieder ein paar Wochen lang die Brühe trinken. Außerdem ist es sinnvoll, die Stoffwechsel-Powerbrühe und den Stoffwechsel-Powersaft zu den Jahreszeiten zu trinken, in denen Sie Guggul einnehmen (siehe oben). Oder Sie setzen den Saft und die Brühe immer dann auf Ihren Speisezettel, wenn Sie nicht genügend konzentrierte Nährstoffe bekommen – zum Beispiel wenn Sie unterwegs sind oder Überstunden machen müssen. Sie brauchen keinerlei negative Auswirkungen zu befürchten.

- Immer wenn Sie den Eindruck haben, dass Ihre Verdauung zu schwach ist (oder wenn Sie unter Verdauungsstörungen oder Blähungen leiden), wenn Sie geistig erschöpft sind, wenn Sie nicht mehr so klar denken können wie sonst, wenn es Ihnen an Kreativität mangelt oder Sie zunehmen, sollten Sie wieder anfangen, auf Rohkost und kalte Getränke zu verzichten. Garen Sie die meisten Lebensmittel (bis auf Obst, mit Ausnahme von Äpfeln) und meiden Sie kalte Getränke so lange, bis Ihre Verdauung wieder in Ordnung ist. Solche Probleme werden am ehesten im Herbst und Winter auftreten; um diese Jahreszeit fällt es dem Körper manchmal schwer, sich warm zu halten, und dann kann es sein, dass Ihre Verdauung ins Stocken gerät. Falls Sie beschließen sollten, für immer auf kalte Getränke zu verzichten, ist das völlig in Ordnung.

Wann sollte man das Stoffwechsel-Powerprogramm wiederholen?

Da das Stoffwechsel-Powerprogramm eine so wirksame Entschlackungskur ist, empfehle ich, es zweimal jährlich zu wiederholen, und zwar zu den Jahreszeiten, in denen Ihr Körper naturgemäß auf Reinigung und Entgiftung eingestellt ist: Frühjahr und Herbst. Bei diesen Wiederholungen brauchen Sie aber nicht mehr jede Phase wochenlang auszudehnen. Wenn es Ihnen gut geht, dürfte eine Woche pro Phase ausreichen, um sich auf den Jahreszeitenwechsel vorzubereiten. Doch wenn Sie inzwischen wieder in ungesunde Lebensgewohnheiten verfallen sein sollten und das Gefühl haben, eine gründlichere Entschlackung zu brauchen, nehmen Sie sich ruhig mehr Zeit dafür! Es gibt keinen Grund zur Eile. Gesundheit ist eine Reise, und das Stoffwechsel-Powerprogramm ist Ihr Fahrzeug. Entspannen und regenerieren Sie sich und geben Sie gut auf sich acht – dann wird Ihr Leben sich in jeder Hinsicht gleich viel besser anfühlen.

Ich halte meine jetzige gesunde Lebensweise ziemlich konsequent durch, weil ich »süchtig« danach geworden bin, mich wohlzufühlen. Deshalb halte ich mich an viele der Prinzipien, die ich in den nächsten Kapiteln beschreiben werde; doch den Jahreszeitenwechsel im Frühjahr und Herbst spürt selbst mein Körper deutlich. Beim Stoffwechsel-Powerprogramm und dem darauffolgenden Erhaltungsprogramm sollte man auf seinen Körper hören; also achten Sie darauf, wie Sie sich fühlen, und verhalten Sie sich dementsprechend. Sie sollten so weit kommen, dass Sie es spüren, wenn Sie etwas Bestimmtes tun müssen, weil Sie wissen, dass es Ihnen hilft. So etwas geht nicht über Nacht. Ein tiefes Verständnis für den eigenen Körper zu entwickeln erfordert Übung. Doch mit Ausdauer und Durchhaltevermögen schaffen meine Patienten das – und Sie können es auch!

Der goldene Mittelweg

Zunächst möchte ich Ihnen einen wichtigen Rat ans Herz legen: Es ist niemals gut, zu starr an Prinzipien festzuhalten. Als ich Vegetarierin und später Veganerin wurde, war ich in dieser Hinsicht hundertprozentig konsequent und nahm absolut keine tierische Nahrung zu mir. Doch bald spürte ich, dass dies meinem Körper nicht guttat. Ich habe lange gebraucht, um die Knochenbrühe und später auch Ghee und Lassi in meinen Speisezettel aufzunehmen; doch diese Veränderungen waren heilsam für mich. Ich halte mich nach wie vor für eine fast hundertprozentige Veganerin, weil ich das für die gesündeste (sowie für die humanste und umweltbewussteste) Ernährungsweise halte – was übrigens inzwischen auch wissenschaftlich erwiesen ist.

Wenn Sie zu konsequent an Ihren Grundsätzen festhalten, werden Sie wahrscheinlich irgendwann feststellen, dass Ihnen das nicht viel bringt: Denn dadurch verlieren Sie Ihre geistige und körperliche Flexibilität. Andererseits habe ich auch Phasen durchgemacht, in denen ich sehr nachlässig mit meiner Gesundheit umging und wieder in negative Lebensgewohnheiten verfiel, obwohl ich spürte, dass sie mir schadeten. Es gibt einen goldenen Mittelweg, und den muss jeder Mensch für sich selbst finden. Wir lassen unser Kind zum Beispiel einmal pro Woche entscheiden, wo wir essen gehen sollen – und haben unseren Spaß dabei. Hin und wieder gönne ich mir auch Süßigkeiten, die in der ayurvedischen Medizin in kleinen Mengen und bestimmten Formen sogar als Medizin gelten. Von industriell verarbeiteten Lebensmitteln lasse ich normalerweise die Finger; doch auch in dieser Hinsicht versuche ich locker zu bleiben und den goldenen Mittelweg zu gehen. Das trägt zu einem gesunden geistigen und körperlichen Gleichgewicht bei; und wenn Ihr Körper und Ihr Geist in der richtigen Verfassung dafür sind, können Sie einen solchen Kompromiss auch gut verkraften.

Sie haben es geschafft! Sie haben das Stoffwechsel-Powerprogramm abgeschlossen – und das Beste daran ist, dass Ihr neues Leben jetzt erst anfängt. Denn nun werden Ihnen Änderungen in Ihrem Leben gelingen, zu denen Sie früher nicht in der Lage waren. Wahrscheinlich haben Sie bereits eine ganze Menge an Ihrer Lebensweise verändert, indem Sie einfach nur Ihren spontanen Eingebungen folgten – aber es kommen noch mehr Veränderungen auf Sie zu! In Teil vier dieses Buches habe ich noch weitere Informationen für Sie: Jetzt geht es darum, wie man nach Abschluss des Stoffwechsel-Powerprogramms weiterlebt und gesund bleibt.

Teil 4

GESUNDHEITSTIPPS FÜR FORTGESCHRITTENE

KAPITEL 8

URALTES ERNÄHRUNGSWISSEN FÜR UNSER MODERNES LEBEN

Ich habe bisher noch nicht viel zum Thema Ernährung gesagt, denn während des Stoffwechsel-Powerprogramms war es noch zu früh, um etwas an Ihrem Essverhalten zu ändern: Zu diesem Zeitpunkt waren Sie innerlich noch nicht bereit dafür, auf Lebensmittel zu verzichten, nach denen Ihr Gehirn und Ihr Darm süchtig waren. Deshalb wollte ich nicht, dass Sie sich während des Programms allzu sehr auf Ihre Ernährung konzentrieren; Sie sollten einfach nur darauf achten, wie Ihr Körper auf verschiedene Speisen und Lebensmittel reagiert, während Sie diesen Prozess der Entgiftung und Sanierung Ihres Verdauungssystems durchlaufen. Denn dieser Prozess muss erst einmal abgeschlossen sein: Solange Sie sich immer noch in einem toxischen Entzündungszustand befinden, werden höchstwahrscheinlich all Ihre Versuche, etwas an Ihrer Ernährung zu ändern, zum Scheitern verurteilt sein – zumindest langfristig.

Doch jetzt sind Sie bereit für eine Veränderung; also wollen wir uns nun ernsthaft darüber unterhalten, was Sie mindestens dreimal täglich tun: essen.

Was essen Sie?

Nun, da Sie das Stoffwechsel-Powerprogramm durchlaufen haben, hat Ihr Essverhalten sich wahrscheinlich ganz von allein verändert – vielleicht sogar ziemlich stark. Aber Sie sind noch nicht so ganz zufrieden mit diesen Veränderungen oder würden gern noch einen Schritt weiter gehen. Ihr Essverhalten zu ändern ist eine sehr gute Idee; denn dadurch können Sie noch mehr für Ihre Gesundheit tun und noch weitere Fortschritte in Ihrem Heilungsprozess machen.

Wie sollen Sie sich also ernähren? Wir wissen heute mehr über Ernährung als je zuvor, weil man sich diese Informationen ganz leicht beschaffen kann; doch gerade dieses Überangebot an Ernährungsinformationen kann auch sehr verwirrend sein. Denn wenn man ständig von vielen verschiedenen Kostformen und Ernährungsempfehlungen hört und liest, die alle irgendwie sinnvoll zu sein scheinen, ist es gar nicht so einfach, eine Entscheidung zu treffen. Deshalb haben so viele Menschen Angst vor dem Essen; oder sie verfallen ins andere Extrem und kümmern sich vor lauter Frustration einfach gar nicht mehr um ihre Ernährung, sondern essen mehr oder weniger alles.

Bei industriell verarbeiteten und raffinierten Lebensmitteln ist Vorsicht durchaus berechtigt; denn diese Produkte tragen zu einem toxischen Entzündungszustand bei, weil sie so viele unnatürliche chemische Stoffe und veränderte Substanzen enthalten. Doch die Ängste der meisten Menschen beschränken sich nicht auf den Verzehr solcher künstlicher Lebensmittel: Viele meiner Patienten haben eine panische Angst vor Kohlenhydraten oder Fetten oder empfinden eine Hassliebe gegenüber Zucker. So etwas kann tatsächlich passieren, wenn man jahrelang durch verschiedene Modediäten indoktriniert worden ist.

Doch wer Angst vor dem Essen hat, begreift nicht, worauf es eigentlich ankommt: nämlich dass Ihr Körper insgesamt weniger anfällig für die potenziell gesundheitsschädlichen Auswirkungen von Lebensmitteln wird, wenn Sie Ihre Verdauung stärken. Getreide, Fett und Zucker können nur bei einer schwachen Verdauung Schaden anrichten. Industriell verarbeitete, unnatürliche Lebensmittel sind niemals gesund; doch Vollkornprodukte und naturbelassene Fette und Zucker können durchaus gut für Sie sein, und eine starke Verdauung kann selbst gelegentliche Ernährungssünden mit künstlichen Lebensmitteln verkraften, ohne dass Sie dadurch allzu starke Beschwerden bekommen. Das ist der rote Faden, der sich durch die ganze ayurvedische Medizin zieht: Wer eine starke Verdauung hat, dem schadet sogar Gift nicht; bei einer schwachen Verdauung dagegen verwandeln sich selbst die gesündesten Lebensmittel in Giftstoffe.

Natürlich sollen Sie nichts Giftiges essen! Doch viele Menschen betrachten inzwischen sogar schon Kohlenhydrate, Fett oder Zucker als »Gift« – nicht nur, weil man ihnen eingeredet hat, dass sie schädlich sind, sondern weil sie sich tatsächlich unwohl fühlen, wenn sie sie essen. Selbst Menschen, die um sogenannte ungesunde Lebensmittel grundsätzlich einen großen Bogen machen, fühlen sich häufig nicht besonders wohl, ohne zu wissen, warum. Dieses Phänomen beobachte ich immer wieder. Die gesundheitsbewussten Menschen, von denen mit der Zeit immer mehr den Weg in meine Praxis fanden, klagten mir oft schon beim ersten Besuch ihr Leid: »Ich esse eigentlich nur gesunde Sachen; trotzdem fühle ich mich nicht wohl« oder: »Nach Ansicht meiner Ärzte bin ich nicht chronisch krank. Aber warum fühle ich mich dann so elend?«

Einige dieser Menschen haben schon einmal unter einer chronischen Krankheit gelitten, diese aber durch eine strikte Diät und andere Maßnahmen überwunden. Doch in Anbetracht der großen Mühe, die diese Einschränkung ihrer Lebensmittelauswahl sie kostet, fühlen sie sich trotzdem immer noch nicht richtig wohl, sondern haben das Gefühl, gerade so über die Runden zu kommen. Und damit haben sie gar nicht so unrecht: Dieser prekäre Zustand (eine strenge Diät, die einem jedoch keine Energie oder Vitalität schenkt) kann jederzeit wieder in eine Erkrankung »umkippen«. Dieser labile Gesundheitszustand lässt sich nur durch Entsagung aufrechterhalten. Das kommt mir vor wie Gefangenschaft – auch wenn man dabei in einem besseren Gefängnis sitzt als all die vielen süchtigen und kranken Menschen. Es ist ungefähr so, als würde man aus einer grauenerregenden, schmuddeligen Einzelhaftzelle in ein Luxusgefängnis verlegt. Aber ein Gefängnis ist es trotzdem immer noch.

Wie kann es sein, dass man durch Diät zu einem prekären Gleichgewicht findet, das zwar eigentlich keine Krankheit ist, aber auch nicht auf einer stabilen Gesundheitsbasis ruht? Auch das hängt mit der Verdauung zusammen. Wenn Sie eine starke Verdauung haben, werden Sie sich kräftig, vital und voller Energie fühlen; und dann brauchen Sie auch nicht in einem Ernährungsgefängnis zu leben. Dann müssen Sie nicht so vorsichtig mit Kohlenhydraten, Fetten, Rohzucker und anderen Lebensmitteln umgehen, die Sie gern essen, von denen Sie aber glauben, dass Sie lieber darauf verzichten sollten. Das gilt vor allem dann, wenn Sie diese Lebensmittel in ihrer gesünderen Form zu sich nehmen (beispielsweise Vollkorngetreide wie Naturreis, unraffinierte Fette, wie sie unter anderem in Avocados oder Ghee enthalten sind, und natürliche Zucker wie Kokospalmzucker oder echter, naturreiner Ahornsirup).

Mit einer starken Verdauung können Sie sich Ihre Lieblingslebensmittel ruhig gönnen – wenn auch in Maßen. Wenn es sich dabei um wohlschmeckende, nahrhafte, kalorienreiche Lebensmittel handelt, wird ein gesundes Verdauungssystem Ihrem Gehirn schon ganz von allein sagen, dass Ihr Körper solche Speisen nicht ständig braucht. Mit »gesunder Verdauung« meine ich, wie Sie inzwischen wissen:

- eine Neuroadaptation an naturbelassene, nährstoffreiche Lebensmittel,
- eine nicht zu durchlässige Darmschleimhaut und Blut-Hirn-Schranke,
- eine ausgewogene Darmflora
- und ein robustes, gut funktionierendes enterisches Nervensystem.

Ein solcher Darm und ein solches Gehirn senden Ihnen die Botschaft, dass Sie die Lebensmittel, die Sie gern mögen, durchaus zu besonderen Gelegenheiten als Bereicherung genießen dürfen, dass sie aber nicht Ihren Alltag bestimmen sollten.

Der Zweck des Stoffwechsel-Powerprogramms besteht darin, Sie aus *allen Gefängnissen* zu befreien – aus dem Gefängnis der Krankheiten und Funktionsstörungen ebenso wie aus dem Gefängnis strenger Diätvorschriften. Meiner Meinung nach sollte eine gesunde Lebensweise Ihnen Freude machen; Sie sollten so leben, weil Sie es *wollen* (weil sich das für Sie gut und richtig anfühlt), und nicht, weil Sie *müssen* – also nicht im Sinne einer Bestrafung oder Drohung (»Entweder du isst das jetzt, oder ...«). Mit einem starken Verdauungssystem wird es Ihnen selbst dann noch gut gehen, wenn hin und wieder einmal nicht das gesündeste Essen vor Ihnen auf dem Tisch steht – und genau so soll es auch sein: Sie brauchen ein *widerstandsfähiges Verdauungssystem*. Das bedeutet nicht, dass Sie regelmäßig »Gift« (beispielsweise toxische, industriell verarbeitete Lebensmittel) zu sich nehmen sollen; aber wenn das von Zeit zu Zeit doch einmal vorkommen sollte, werden Sie sich dank Ihres robusten Verdauungssystems auch ohne übermenschliche Anstrengungen wieder davon erholen.

Allerdings braucht dieser Heilungsprozess seine Zeit. Bei manchen Menschen läuft er ziemlich schnell ab: Diese beneidenswerten Leute haben vielleicht schon am Ende von Phase vier eine starke, gesunde Verdauung. Bei anderen Menschen dauert er länger. Das hängt vom Ausmaß der Schädigung des Verdauungssystems ab; doch wenn meine Patienten alle vier Phasen des Stoffwechsel-Powerprogramms durchlaufen haben, sind sie normalerweise schon so weit, dass sie mich um Informationen zum Thema Ernährung bitten. Denn jetzt spüren sie, dass sie bereit sind, etwas an ihrer Lebensweise zu ändern – und dass sie diese Veränderungen nun als einfacher und natürlicher empfinden werden als vorher. Sie möchten wissen, wie sie sich ernähren sollen, um ihre gesundheitlichen Probleme nicht noch weiter zu verschlimmern und die Fortschritte, die sie in ihrem Genesungsprozess machen, nicht zu verlangsamen – aber diese Ernährung soll trotzdem immer noch abwechslungsreich und genussvoll sein. Allmählich wird ihnen bewusst, dass es ihnen nach dem Verzehr bestimmter Lieblingsspeisen jetzt hundeelend geht. Aber sie wollen nicht mehr nur durch Versuch und Irrtum lernen. An diesem Punkt ihres Entwicklungsprozesses wünschen sie sich einfach mehr Informationen; deshalb gebe ich auch Ihnen diese Informationen erst im letzten Teil meines Buches.

Das Problem ist Folgendes:

1. Eigentlich sollten Sie in der Lage sein, so ziemlich alle naturbelassenen, vollwertigen Nahrungsmittel zu essen, und sich dabei im Großen und Ganzen wohl fühlen. *Aber* …

2. … vielen Menschen geht es sogar dann noch schlecht, wenn sie sich gesund ernähren.

Eigentlich paradox, nicht wahr? Aber trösten Sie sich: Einen Teil dieses Dilemmas haben Sie bereits überwunden. Denn dank des Stoffwechsel-Powerprogramms reagiert Ihr Körper jetzt sensibler auf Lebensmittel, und zwar sowohl auf solche, die Ihnen nicht guttun, als auch auf solche, die gesund für Sie sind. Auch Ihr Verdauungssystem ist inzwischen stärker geworden. Trotzdem haben Sie vielleicht noch das Gefühl, sich an bestimmte Diätvorschriften halten zu müssen – oder Sie tun genau das Gegenteil und lehnen sämtliche Vorschriften ab. Nun, da Sie sich wirklich Gedanken über Ihre Ernährung machen, wissen Sie vielleicht gar nicht mehr, was Sie tun sollen.

Keine Angst! Dank des Stoffwechsel-Powerprogramms werden Sie ganz von selbst zu den Informationen und Erkenntnissen gelangen, die ich Ihnen in diesem Kapitel gebe. Denn selbst wenn Sie im Anschluss daran einfach nur das Stoffwechsel-Powererhaltungsprogramm praktizieren, werden Sie im Lauf der nächsten drei bis fünf Jahre dennoch viele der Veränderungen vornehmen, die ich in diesem Kapitel vorschlage – und zwar ganz von selbst, auf langsame und natürliche Art und Weise. Einige dieser Veränderungen haben Sie wahrscheinlich schon vor der Lektüre dieses Kapitels in Angriff genommen.

Wenn Sie aber das Gefühl haben, offen für einen noch gesünderen Lebensstil zu sein, brauchen Sie nicht unbedingt mehrere Jahre darauf zu warten. Dann kann ich Ihnen helfen, ein bisschen Zeit zu sparen! Denn nun, da Sie die richtigen biochemischen Voraussetzungen für eine Ernährungsumstellung mitbringen, liefere ich Ihnen in diesem Kapitel genau die Ratschläge und Informationen, die Sie dazu brauchen. Für den ersten Heilungsprozess und Gewichtsverlust im Rahmen des Stoffwechsel-Powerprogramms brauchten Sie ja nichts an Ihrer Ernährung zu ändern; und jetzt, da Sie dieses Ziel erreicht haben, können Sie auf dem Weg zu Ihrer körperlichen und geistigen Genesung ruhig einen Schritt weiter gehen, wenn Sie möchten.

Ernähren Sie sich vollwertig!

Wir wollen mit einer ganz einfachen Prämisse und ein paar grundlegenden Empfehlungen beginnen, die Ihnen vielleicht ohnehin schon einleuchten.

Vor gar nicht allzu langer Zeit gab es nichts anderes als vollwertige Nahrungsmittel. In Anbetracht der langen Menschheitsgeschichte stehen uns erst seit Kurzem industriell verarbeitete, verpackte Lebensmittel zur Verfügung, die (leider) auch von den meisten Menschen bevorzugt werden. Es heißt zwar immer, dass man den Fortschritt nicht aufhalten kann; doch zumindest in dieser Hinsicht hat der »Fortschritt« uns geschadet. Denn Nahrungsmittel enthalten Informationen für Ihren Organismus: Aus der Ganzheit und Vielschichtigkeit vollwertiger Lebensmittel »lernt« die Biochemie Ihres Körpers etwas. Diese Lebensmittel bringen Ihrem Darm alles bei, was er wissen muss, um intelligenter zu werden. Künstliche, industriell verarbeitete Lebensmittel dagegen liefern Ihrem Darm unvollständige, veränderte oder falsche Informationen: Eine solche Ernährung bietet ihm gewissermaßen nur eine suboptimale oder irreführende Ausbildung. Vollwertkost ist die hochintelligente, engagierte Professorin, von der Ihr Körper etwas fürs Leben lernen kann; industriell verarbeitete, künstliche Lebensmittel dagegen sind langweilige, desinteressierte Lehrer, die einfach nur stumpfsinnig ihre Lektionen herunterrattern. Solcher Lehrer können Sie mit ihrer negativen Einstellung und ihren Fehlinformationen so sehr in die Irre führen, dass Sie in Ihrem Leben nicht so schnell vorwärtskommen, wie Sie eigentlich sollten.

Leider haben unsere Lebensmittel sich inzwischen so weit von ihrem eigentlichen Aussehen und Geschmack entfernt, dass wir völlig vergessen haben, was Essen bedeuten kann. Wir haben uns inzwischen schon so an unsere schlechten Lehrer gewöhnt, dass ihre mangelhafte Qualität uns gar nicht mehr auffällt: Wir halten diesen Zustand für »normal«. Doch nun sollen Sie wieder Ihr menschliches Recht in Anspruch nehmen, sich von vollwertigen Lebensmitteln zu ernähren: Sie sollen wieder lernen, dass man Nahrungsmittel in ihrer natürlichen Form (so wie sie aussähen, wenn man sie von einer Pflanze abpflücken, aus der Erde ziehen oder vielleicht auch erjagen würde) gefahrlos essen kann: Diese Lebensmittel sind kein Feind, sondern ein Freund Ihres Körpers!

Vollwertige Nahrungsmittel kommen normalerweise nicht aus Dosen, Tüten oder Schachteln und enthalten keine Konservierungsmittel, künstlichen Farb- und Aromastoffe oder sonstigen Chemikalien. Es wird ihnen auch kein Salz, Zucker oder Fett zugesetzt. Sie sind frisch (wie beispielsweise Blaubeeren oder Spargelstangen) und enthalten noch all ihre ursprünglichen Bestandteile (so wie Naturreis), statt dass ihnen diese teilweise entzogen wurden wie etwa beim Weißmehl. Natürlich kann man solche vollwertigen Lebensmittel im Rahmen ihrer Zubereitung auch verarbeiten: Man kann sie zum Beispiel kochen, backen, dünsten oder als Zutat in eine Suppe geben. Trotzdem sind sie immer noch vollwertig.

Aber was essen die meisten Menschen in unserer heutigen Zeit? Fertiggerichte. Diese Entwicklung ist nicht von heute auf morgen, sondern ganz allmählich gekommen: Zuerst wurden die Lebensmittel gegart und anschließend eingelegt oder eingefroren (was die meisten Menschen früher noch selbst erledigten). Als Nächstes wurden sie mit Konservierungs- und Aromastoffen versehen und in Supermarktregale gelegt – fragmentiert und mit Chemikalien vollgespritzt, damit sie immer noch wie Lebensmittel aussahen und schmeckten. Und schließlich wurden sie so stark verändert, dass man in dem, was man da auswickelt, auspackt oder in die Mikrowelle schiebt, gar kein richtiges, vollständiges Lebensmittel mehr erkennen kann.

Können wir wieder zu der Ernährung zurückkehren, die eigentlich für uns bestimmt ist? Natürlich; aber das ist gar nicht immer so einfach. Denn Bequemlichkeit ist in unserer schnelllebigen Welt ein starker Anreiz. Für manche Menschen bedeutet es eine enorme Veränderung, sich wieder vollwertig zu ernähren. Anderen ist diese Idee nicht ganz so fremd; sie müssen einfach nur mehr naturbelassene Nahrungsmittel in ihren Speisezettel aufnehmen.

Doch wie bei allen anderen Umstellungen Ihrer Lebensweise empfehle ich Ihnen auch hier wieder, diesen Veränderungsprozess langsam anzugehen. Wenn ich Ihnen rate, sich vollwertig zu ernähren, meine ich damit nicht, dass Sie von einem Tag auf den anderen nur noch naturbelassene Lebensmittel auf den Tisch bringen sollen. Wer an Fertiggerichte gewöhnt ist, fühlt sich vielleicht überfordert, wenn er sich plötzlich nur noch von Vollwertkost ernähren soll. Viele Menschen wissen gar nicht mehr genau, was das überhaupt ist (handelt es sich bei Naturreis beispielsweise um ein vollwertiges Lebensmittel, obwohl er in Tüten verkauft wird?) oder wie man sie zubereitet. Ich empfehle Ihnen einfach nur, erste Schritte in diese Richtung zu unternehmen. Gehen Sie Ihre Ernährungsumstellung ruhig langsam an.

Beginnen Sie damit, jeden Tag ein bis zwei Lebensmittel zu essen, die so aussehen, als hätte man sie in einem Garten oder einer Obstplantage gepflückt: Essen Sie statt eines Kekses eine Birne oder statt tiefgekühlter, mit Aromastoffen gewürzter grüner Bohnen mit Fertigsauce frische, gedünstete grüne Bohnen. Ich habe Jahre gebraucht, um mich auf so eine Ernährung umzustellen; warum sollte es bei Ihnen schneller gehen? Es ist nicht immer einfach und manchmal sogar schlichtweg unmöglich, zu jeder Mahlzeit vollwertige, naturbelassene Nahrungsmittel zu essen. Doch wenn Sie sich *meist* vollwertig ernähren, werden Sie feststellen, dass solche Lebensmittel hoch konzentrierte Nährstoffe enthalten und Ihrem Körper genau das liefern, was er braucht.

> ACHTUNG VEGETARIER!
> Vielleicht glauben Sie, gesund zu leben, weil Sie vegetarische Burger und Hotdogs essen; doch wenn Ihnen eine vollwertige Ernährung wirklich wichtig ist, sollten Sie sich bewusst machen, dass es sich dabei meist nicht um Naturprodukte, sondern um stark verarbeitete Sojaerzeugnisse handelt. Es gibt zwar auch ein paar hochwertige Marken, deren Produkte aus naturbelassenem Getreide und Gemüse hergestellt werden; doch normalerweise verbergen sich hinter »vegetarischem Fleisch« und »vegetarischen Würstchen« einfach nur stark verarbeitete Sojaprodukte. Deshalb ist es besser, einfache vegetarische Gerichte zu essen, die man sich selbst zubereitet. Eine angebratene Scheibe frischer Tofu oder Tempeh ist besser als ein künstlicher vegetarischer Burger oder Hotdog!

Welches Getreide soll man essen?

Seit einiger Zeit wird in den Medien immer wieder über die angeblichen Gefahren von Getreide berichtet und ich stelle fest, dass bei vielen Verbrauchern in dieser Hinsicht große Verwirrung herrscht – vor allem jetzt, da kohlenhydratarme Kost und Paläo-Diäten sich so großer Beliebtheit erfreuen. Viele Diät-Anhänger glauben, dass Getreide grundsätzlich für alle Menschen schlecht ist. Es gibt tatsächlich ein paar überzeugende Argumente für die schädlichen Auswirkungen eines übermäßigen Kohlenhydratverzehrs. Ich stehe jedoch allen einseitigen Behauptungen, denen zufolge eine ganze Lebensmittelgruppe für alle Menschen ungesund sein soll, skeptisch gegenüber, denn dabei wird die biologische Vielfalt nicht berücksichtigt. Das Pauschalurteil »Getreide ist ungesund« entspricht überhaupt nicht der ayurvedischen Sichtweise. Alles, was man bis zum Exzess praktiziert, kann dem Körper schaden; und Menschen der westlichen Welt neigen tatsächlich dazu, zu viele Getreideprodukte zu essen. Doch das Getreide selbst ist nicht das Problem. In der ayurvedischen Medizin gilt Getreide als sehr nahrhaft, aber auch als »gehaltvolles« Lebensmittel, das man der Stärke seines Agni und seinem Konstitutionstyp entsprechend verzehren sollte.

Mit zunehmendem Alter wird die Verdauung naturgemäß schwächer. Im Allgemeinen empfehle ich dann, weniger Kohlenhydrate (vor allem weniger Zucker) zu sich zu nehmen, um eine gesunde Darmflora aufrechtzuerhalten und die Energieaufnahme einzuschränken, weil man sich jetzt vielleicht auch nicht mehr so viel bewegt und die Muskelmasse abnimmt. Doch bei den meisten Menschen durchläuft der Körper während des Alterungsprozesses gewisse Veränderungen (beispielsweise wird er dünner und kleiner), und im Hinblick auf diese Veränderungen ist der Verzehr von Getreide in kleinen Mengen gut, weil es Kraft und Substanz verleiht.

Aber in unserer Kultur hat sich vieles verändert. Die meisten Menschen werden im Alter dick, was vollkommen unnatürlich ist – und durch Getreide verschlimmert sich dieser Zustand noch. Außerdem können sie Getreide nicht mehr so gut verdauen aufgrund zunehmender Verdauungsstörungen und unausgewogener physiologischer Verhältnisse, die entstehen, wenn man älter wird und gleichzeitig übermäßig zunimmt. Deshalb haben heutzutage so viele Menschen Probleme mit Getreide oder glauben, überempfindlich darauf zu reagieren. Wie gesagt: Eigentlich *sollte* Getreide für alternde Menschen nahrhaft sein; aber man darf es mit zunehmendem Alter eben nur noch in kleineren Mengen zu sich nehmen (wie man auch insgesamt weniger essen sollte, wenn man älter wird). Doch stattdessen ist Getreide für Menschen, die altern und gleichzeitig auf ungesunde Art und Weise zunehmen, toxisch geworden.

Was kann man gegen dieses Problem tun? Sollen wir dem Genuss von Getreide für immer entsagen? Nein. Stattdessen müssen wir unsere Verdauung wieder in ein gesundes Gleichgewicht bringen, um das Getreide richtig verwerten zu können. Nun, da Sie an Ihrer Ernährung und Ihrer Verdauung arbeiten und in eine dauerhafte Stoffwechsel-Powererhaltungsphase eingestiegen sind, bringt Ihr Körper genau die richtigen Voraussetzungen dafür mit. Jetzt können Sie sich an folgende Faustregel halten: Bei jeder Mahlzeit sollte der Gemüseanteil deutlich höher sein als der Getreideanteil. Solange das Agni (also Ihre Verdauung) schwach ist, empfehlen wir normalerweise nur leicht verdauliche Getreidearten wie beispielsweise weißen, schon etwas älteren Basmatireis. Wenn Getreide Ihnen nicht gut bekommt, dürften möglichst naturbelassene Produkte aus raffiniertem Getreide für Sie leichter verdaulich sein. Naturreis enthält zwar mehr Nährstoffe als weißer Basmatireis; doch wenn Ihr Körper diese Stoffe nicht verwerten kann, weil er den Reis nicht richtig verdaut, nützen sie Ihnen nichts – im Gegenteil: Dann verwandeln sie sich in Ihrem Darm in toxisches Ama. Welche Lebensmittel für Sie nahrhaft sind, hängt davon ab, was Ihr Darm verdauen kann.

Menschen mit Blutzuckerschwankungen, inneren Entzündungsprozessen und Insulinresistenz müssen mit dem Verzehr von Kohlenhydratquellen so lange vorsichtig sein, bis in ihrem Körper wieder stabilere Verhältnisse herrschen. Für alternde und abnehmwillige Menschen ist eine Kost mit hohem Getreideanteil normalerweise nicht zu empfehlen; denn mit zunehmendem Alter wird die Verdauung naturgemäß ein bisschen schwächer. Also sollten Sie dann auch weniger Hunger haben – sofern Sie nicht von bestimmten Lebensmitteln abhängig sind. Wenn es Ihnen gelingt, auch mit zunehmendem Alter gesund zu bleiben und sich ein starkes Agni zu bewahren, ist Getreide für Sie nahrhaft und gibt Ihnen Kraft. Dann dürfen Getreideprodukte (in Maßen) durchaus jeden Tag auf Ihrem Speisezettel stehen.

Sobald Ihre Verdauung wieder in Ordnung ist, können auch Vollkornprodukte einen wichtigen Bestandteil Ihrer Kost ausmachen – vor allem wenn Sie kein Fleisch essen und Getreide Ihnen (und Ihrem jetzt wieder sanierten Darm) gut bekommt. Denken Sie nur einmal daran, in wie vielen Kulturen dieser Welt die Menschen hauptsächlich von kohlenhydratreichen Lebensmitteln wie Reis oder stärkehaltigen Wurzeln und Knollen leben. Milliarden von Leuten ernähren sich auf diese Weise und sind dabei kerngesund! Bei diesen Menschen, die naturbelassene Nahrungsmittel essen, sind keine solchen gesundheitlichen Probleme zu beobachten wie bei Amerikanern und Westeuropäern. Ich glaube, unsere Probleme rühren daher, dass wir viel zu viel industriell verarbeitetes Getreide und raffinierten Zucker zu uns nehmen; das hat unserem Darm und unserer Verdauung geschadet. Denn in zu großen Mengen begünstigen Getreide und Zucker Entzündungsprozesse im Körper – vor allem wenn es sich dabei um industriell verarbeitete Produkte handelt. Sie können zur Entstehung eines *Leaky-Gut-* und *Leaky-Brain-*Syndroms beitragen. Doch wenn man einen gesunden Darm hat und solche Lebensmittel nur in Maßen (und in Kombination mit einer vollwertigen Ernährung) zu sich nimmt, verursachen sie normalerweise keine Probleme.

VOLLKORN VERSUS RAFFINIERT

»Vollkorn« bedeutet, dass kein Teil des Getreidekorns (beispielsweise Kleie oder Keim) entfernt und auch nichts hinzugefügt wurde. (Zum Beispiel enthält Vollkorngetreide keine künstlichen Aromastoffe.) Beispiele dafür sind Naturreis, Quinoa, Hafer, Hirse, Teff, Buchweizen, Dinkel und Amaranth. Diese Getreidearten können zwar durchaus auch in verpackter Form (beispielsweise in Plastiktüten) in den Handel kommen, sind aber trotzdem vollkommen naturbelassen. Bei industriell verarbeitetem Getreide dagegen wird nur ein kleiner Teil des Korns (der stärkehaltige Bestandteil) verwendet; die meisten Vitamine, Mineral- und Ballaststoffe gehen bei dieser Verarbeitung verloren. Beispiele dafür sind Weißmehl, weißer Reis und Getreideprodukte mit Aromastoffen (etwa gesüßte Frühstücksflocken oder Reisgerichte mit Sauce und Geschmacksstoffen).

Angehörige anderer Kulturen bereiten ihre Kohlenhydrate auf intelligente Art und Weise zu, sodass ihr Körper sie leichter verwerten kann. So werden zum Beispiel die Kohlenhydratmahlzeiten mit anderen Elementen angereichert – und zwar nicht mit den Konservierungsstoffen, raffinierten Zuckern sowie Fetten, die wir unseren Speisen normalerweise zusetzen, sondern mit Kräutern und Gewürzen, welche die Verdauung anregen und den Blutzuckerspiegel normalisieren. Dank dieser Zusätze schmecken kohlenhydratreiche Speisen auch besser, ohne jedoch eine zu starke Dopaminausschüttung und Suchtreaktion auszulösen; der Blutzucker bleibt dann auch nach einer kohlenhydratreichen Mahlzeit relativ stabil.

Denken Sie zum Beispiel an die Zutaten des Stoffwechsel-Powercurrypulvers, das Sie in Ihrer Küche inzwischen verwenden: Die darin enthaltenen Gewürze tragen zur Normalisierung des Blutzuckerspiegels und der Insulinausschüttung bei. (Amla kommt in der ayurvedischen Medizin sogar als orales Antidiabetikum zum Einsatz.[1]) In Indien ist Amla ein fester Bestandteil der täglichen Ernährung. Das beantwortet einige der Fragen, mit denen Amerikaner und Westeuropäer zu kämpfen haben, wenn sie Kohlenhydrate essen, ohne gleichzeitig diese Gewürze zu sich zu nehmen. Kurkuma wird in Indien schon seit Langem zur Vorbeugung von Demenzerkrankungen eingesetzt; neue wissenschaftliche Untersuchungen zeigen, dass dieses Gewürz tatsächlich eine messbare Wirkung auf psychische und verhaltensbezogene Demenzsymptome ausübt.[2] In Indien kommt die Alzheimer-Krankheit seltener vor als in den USA;[3] und doch basiert die indische Ernährung hauptsächlich auf Kohlenhydraten. Doch da wir Inder unsere Kohlenhydrate mit Kurkuma und anderen entzündungshemmenden, blutzuckernormalisierenden, antioxidantienhaltigen Gewürzen kombinieren, führt die kohlenhydratreiche Kost nicht zu Verdauungsproblemen und folglich auch nicht zu Funktionsstörungen des Gehirns. Außerdem beinhaltet die traditionelle indische Kost keine stark verarbeiteten Lebensmittel, die das Darmhirn schädigen und die Reaktion des Körpers auf Kohlenhydrate verändern.

Das bedeutet natürlich nicht, dass alles in schönster Ordnung ist, solange Sie ein bisschen Currypulver über Ihren Doughnut streuen. Ich spreche hier von einer Kombination gesunder Kohlenhydrate (beispielsweise Vollkornprodukte und stärkereiche Gemüse wie Süßkartoffeln) mit Gewürzen, die dem Körper helfen, diese Kohlenhydrate zu verdauen und zu verwerten. Wenn Sie sich so ernähren, werden Sie in Zukunft nicht mehr in ständiger Angst vor Kohlenhydraten zu leben brauchen – vorausgesetzt, es handelt sich um gesunde Kohlenhydrate. Doch selbst solche Kohlenhydrate können nur von einem intelligenten Darm richtig verdaut werden, und manche (vor allem ältere) Menschen vertragen keine allzu großen Mengen davon.

WIE STEHT ES MIT BROT – UND GLUTEN?

Die meisten Menschen lieben Brot. Es hat so etwas Gemütliches, Nostalgisches an sich; nicht umsonst ist in der Bibel von »unserem täglichen Brot« die Rede. Auch heute noch gehört Brot für viele Menschen zu den Grundnahrungsmitteln. Wir essen es morgens und abends, als Sandwich-Unterlage, vor oder zu den Mahlzeiten. Doch das Brot, das es im Supermarkt zu kaufen gibt, hat normalerweise nicht mehr viel mit vollwertiger Kost zu tun.

Es ist schon ziemlich verwirrend: Viele sogenannte Weizenvollkornbrote enthalten hauptsächlich Weißmehl und nur ein kleines bisschen Vollkorngetreide. Selbst hundertprozentiges Vollkornbrot ist verarbeitet: Der Weizen wird zu Mehl vermahlen, und dieses Mehl wird wiederum mit weiteren Zutaten wie Hefe und Zucker vermischt (und oft auch noch mit Konservierungsstoffen und anderen chemischen Substanzen wie beispielsweise Teigverbesserern und zusätzlichem Gluten angereichert, um die Backwaren weich, locker und schmackhaft zu machen). Vor Kurzem habe ich ein fast völlig naturbelassenes Brot entdeckt, das nur gekeimtes Vollkorn, Hefe, Wasser und Salz enthielt. Allerdings hatte es nicht die Konsistenz, an die Sie bei Brot wahrscheinlich gewöhnt sind. Wenn man ein Stück Brot in der Hand zu einem kleinen Kügelchen zusammendrücken kann, handelt es sich dabei nicht um ein vollwertiges Lebensmittel. Echtes Vollkornbrot schmeckt anders: eher hart, körnig, schwer kaubar und alles andere als weich und locker. Mir schmecken diese Brote sehr gut: Sie haben ein vielschichtigeres, interessanteres Aroma als Weißmehlbrot.

Einer der Gründe, warum Menschen so an ihrem Brot hängen, besteht meiner Meinung nach darin, dass die meisten Brote Weißmehl und Weißzucker enthalten. Beide Lebensmittel führen zu einem starken Dopaminanstieg. Sobald Sie das Stoffwechsel-Powerprogramm durchlaufen haben und Ihr Dopaminspiegel sich dadurch wieder normalisiert hat, werden Sie stattdessen vielleicht lieber Vollkornbrot essen. Sie brauchen also nicht ganz auf Brot zu verzichten. Bringen Sie erst einmal Ihre Verdauung in Ordnung, und dann essen Sie Vollkornbrot ohne Zusatz von Zucker, Konservierungsstoffen sowie sonstigen Chemikalien und warten ab, ob Sie es vertragen.

Allerdings gilt es in diesem Zusammenhang auch noch ein anderes gravierendes Problem zu berücksichtigen. Von allen Getreideeiweißen, die es gibt, geht eines mit ganz besonderen Risiken einher. Ausgerechnet dieses Eiweiß ist in vielen unserer Nahrungsmittel enthalten: Gluten – das Getreideeiweiß in Weizen, Gerste und Roggen – kommt leider nicht nur in Lebensmitteln vor, die aus diesen Getreidearten hergestellt werden, sondern wird in extrahierter Form auch vielen anderen Nahrungsmitteln zugesetzt (beispielsweise

Sojasoße, Salatdressing und Konservensuppen). Außerdem enthalten alle Weißmehlprodukte in unseren Supermarktregalen – Kekse und Cracker, Brot und Brötchen – Gluten. Viele im Handel erhältlichen Brote enthalten nicht nur das Gluten aus dem Weizenmehl, aus dem sie hergestellt werden, ihnen wird sogar noch weiteres Gluten zugesetzt!

Es gibt gute Gründe dafür, die Finger von Gluten zu lassen – vor allem während Ihrer Darmsanierung im Rahmen des Stoffwechsel-Powerprogramms. Doch selbst ein intelligenter Darm kann Gluten nicht vollständig verdauen: Wir Menschen haben einfach nicht die Enzyme, die nötig sind, um die großen Glutenmengen in unseren heutigen Weizenmehlprodukten zu verarbeiten. Wenn ihr Darm nicht zu durchlässig ist und ihre Entgiftungskanäle nicht überlastet sind, vertragen die meisten Menschen Gluten in Maßen (und mit »in Maßen« meine ich nicht täglich, *sondern höchstens einmal pro Woche und wenn möglich nicht öfter als ein paarmal im Monat*). Warum ist unser heutiger Weizen so anders als früher? Erstens essen wir viel mehr Weizenmehlprodukte, als wir eigentlich sollten, und nehmen somit mehr Gluten zu uns, als normal ist. Zweitens ist Weizen in sehr vielen industriell verarbeiteten Lebensmitteln enthalten, und die meisten Menschen sind es gewöhnt, viel Brot, Brötchen, Kräcker, Pasta und Backwaren zu essen.

Außerdem handelt es sich bei dem heute im Handel erhältlichen Weizen größtenteils um Hybridweizen, der ganz andere Eigenschaften hat als der frühere Weizen und auch sehr viel mehr Gluten enthält; selbst wenn man Weizenmehlprodukte aus biologischem Anbau kauft, ist man nicht vor Kreuzkontamination geschützt, denn der Wind und die Bienen halten sich nicht an die Grenzen zwischen biologischen und nicht-biologischen Anbauflächen. Deshalb ist es schwer festzustellen, ob Sie wirklich gesunden Weizen essen.

Im Ayurveda und in anderen alten Traditionen wurde das Weizenmehl fast sofort nach dem Mahlen verbraucht, weil man wusste, dass es durch Oxidationsprozesse schnell (normalerweise innerhalb von zwei Wochen) ranzig wird. Das in unseren heutigen Lebensmitteln enthaltene Weizenmehl ist fast immer sehr viel älter. Wenn Sie nach Abschluss des Stoffwechsel-Powerprogramms das Gefühl haben, dass Ihr Körper negativ auf bestimmte Lebensmittel reagiert, Sie aber nicht wissen, auf welche, versuchen Sie doch einmal, sich mindestens einen Monat lang glutenfrei zu ernähren, und achten Sie darauf, ob es Ihnen dadurch besser geht. Wenn ja, ist es an der Zeit, Gluten von Ihrem Speisezettel zu streichen – zumindest so lange, bis Ihre Verdauung wirklich sehr stark geworden ist. Danach können Sie vielleicht einmal pro Woche oder alle zwei Wochen Gluten aus einer hochwertigen Quelle essen – oder vielleicht reagieren Sie auch für immer negativ darauf. In diesem Fall lohnt es sich, darauf zu verzichten; denn dann ist der Preis, den Sie dafür zahlen müssen, einfach zu hoch.

BEZÄHMEN SIE IHRE NASCHSUCHT!

Die meisten Menschen mögen Zucker, neigen aber dazu, ihn für »ungesund« oder für eine »Ernährungssünde« zu halten. Eigentlich ist das paradox: Warum sollen wir ausgerechnet auf das Lebensmittel verzichten, auf das wir am meisten Appetit haben? In der ayurvedischen Ernährungslehre hat man eine ganz andere Einstellung zu Süßwaren. In bestimmten Fällen gilt Zucker sogar als Medizin. »Süß« ist eine der sechs Geschmacksrichtungen im Ayurveda und spielt für die Verdauung eine wichtige Rolle. In Indien isst man Zucker häufig in Form von Jagrezucker: dunklen, kristallisierten, unraffinierten Rohrzuckerstücken. Dieser Zucker ist Bestandteil vieler ayurvedischer Rezepturen zur Normalisierung neurologischer Erkrankungen; er hat ein sehr intensives Aroma, und man kann nicht viel davon essen. Deshalb gelten süße Lebensmittel (im Gegensatz zum Weißzucker in westlichen Ländern) in der ayurvedischen Medizin nicht automatisch als »ungesund«. Selbst für Menschen, die abnehmen wollen, sind süße Lebensmittel nicht kontraindiziert.

Gegen den Verzehr von Zucker in natürlicher Form und in kleinen Mengen ist nichts einzuwenden. Das Problem besteht (genau wie beim Weizen) nur darin, dass er in unserer Kultur in zu stark raffinierter Form und in zu großen Mengen gegessen wird. Dem Zucker, den die meisten Menschen heutzutage zu sich nehmen, sind all seine natürlichen Nährstoffe entzogen worden. Zuckerrohrsaft enthält Chrom, Eisen, Kalium, Kalzium, Kobalt, Kupfer, Magnesium, Mangan, Phosphor, Zink, die Vitamine A, C, B1, B2, B3, B5 und B12 und viele andere natürliche Inhaltsstoffe, für die es noch nicht einmal einen Namen gibt. Was für eine Verschwendung, das alles wegzuwerfen! Wenn man zu viel davon isst, ist industriell verarbeiteter Zucker das gefährlichste aller Kohlenhydrate: Er kann den Darm (und somit auch das Gehirn) am stärksten schädigen. Das sage ich aber nicht, um den Zucker zu verteufeln, sondern um Klarheit zu schaffen, damit Sie mit Ihrem Zuckerkonsum Frieden schließen können: Sie können lernen, ihn hin und wieder in kleinen Mengen und in natürlicher Form zu genießen; so wird er nicht nur für Ihre Geschmacksknospen, sondern auch für Ihren Körper zu einem ganz besonderen Leckerbissen.

Mit dem Stoffwechsel-Powerprogramm sind Sie schon einen weiten Weg in diese Richtung gegangen. Wahrscheinlich haben Sie Ihren Zuckerkonsum inzwischen bereits von selbst reduziert. Aber vielleicht möchten Sie noch einen Schritt weiter gehen: Nun, da Sie Ihre Heißhungerattacken immer besser unter Kontrolle bekommen und Ihr Blutzuckerspiegel sich normalisiert, sind Sie bereit, fundierte, konsequente Entscheidungen im Hinblick auf Ihren Süßigkeitskonsum zu treffen.

Ich empfehle Ihnen, diese Umstellung Ihrer Essgewohnheiten langsam anzugehen; denn dann ist sie am effektivsten. Setzen Sie die folgenden Empfehlungen der Reihe nach um und nehmen Sie den nächsten Schritt immer erst dann in Angriff, wenn Sie sich mit der vorherigen Maßnahme wohlfühlen:

1. *Verwenden Sie statt raffiniertem, künstlichem Zucker hauptsächlich naturbelassene Produkte.* Das ist kein Problem, solange Sie überwiegend zu Hause essen, wird aber schon schwieriger, wenn Sie Ihren Zucker in Form von gekauftem Gebäck oder Süßwaren aus dem Automaten verzehren. Essen Sie nach Möglichkeit keine Desserts, die Sie nicht selbst mit natürlichen Zuckerarten zubereitet haben – es sei denn, Sie kennen eine gute Bezugsquelle für Süßwaren, die mit natürlichem Zucker hergestellt werden. Sie können natürlich auch selbst zubereitete Süßwaren mitnehmen, wenn Sie unterwegs sind oder zur Arbeit fahren, damit Sie nicht in Versuchung kommen, Süßigkeiten im Kiosk oder aus dem Automaten zu kaufen oder sich an der Kuchentheke eines Cafés zu bedienen. Naturbelassene Zuckerarten sind beispielsweise Kokospalmzucker, unraffinierter Rohrzucker (wie Jagrezucker oder Sucanat-Vollrohrzucker), Dattelzucker, Honig und echter Ahornsirup – und zwar möglichst aus biologischem Anbau. Wenn Sie auf diese Zuckerarten umsteigen, werden Sie wahrscheinlich bald feststellen, dass Sie gar nicht mehr so viel Appetit auf Zucker haben; denn diese natürlichen Zucker haben eine befriedigendere Wirkung, weil sie auch Nährstoffe enthalten. Ich weiß noch, dass wir uns als Kinder in Indien gar nicht an Zucker überessen *konnten*: Das Aroma des Jagrezuckers war viel zu intensiv; deshalb wollten oder brauchten wir immer nur ein kleines bisschen davon. Je weniger stark raffiniert ein Zucker ist, umso weniger stimuliert er Ihr Suchtzentrum; also werden Sie keinen Drang verspüren, immer mehr davon zu essen.

2. *Schränken Sie Ihren Konsum an naturbelassenem Zucker ein.* Ein sinnvolles Ziel könnte zum Beispiel sein, sich ungefähr einmal pro Woche einen süßen Leckerbissen mit Zuckerzusatz zu gönnen. Doch wenn Sie derzeit jeden Tag Zucker essen, versuchen Sie lieber erst einmal an einem Tag pro Woche darauf zu verzichten und reduzieren Sie Ihren Zuckerkonsum dann schrittweise immer weiter. Gehen Sie bei dieser Umstellung ruhig langsam vor; es ist wichtig, dass Sie sich dabei wohlfühlen!

3. *Schränken Sie Ihren Getreidekonsum ein.* Selbst Vollkorngetreide regt die Insulinausschüttung an. Ich empfehle zwar nicht, Vollkornprodukte von Ihrem Speisezettel zu streichen; doch wenn Sie zurzeit zu jeder Mahlzeit Getreideprodukte essen oder sehr große Portionen davon verzehren, sollten Sie Ihren Getreidekonsum allmählich reduzieren. Dann werden Ihr Insulin- und Ihr Blutzuckerspiegel künftig keinen so großen Schwankungen mehr unterworfen sein. Achten Sie auch darauf, Ihr Getreide so oft wie möglich mit Stoffwechsel-Powercurrypulver zu würzen.

4. *Trinken Sie weniger Fruchtsaft oder verzichten Sie ganz darauf.* Obst steckt voller wertvoller Nähr- und Ballaststoffe; doch Fruchtsaft besteht fast nur aus reinem Zucker – und zwar selbst dann, wenn es sich um frisch gepressten Saft ohne Zuckerzusatz handelt. Ohne Fruchtfleisch und Ballaststoffe geht der natürliche Zucker aus dem Saft schnell ins Blut über und kann dann ähnliche Auswirkungen haben wie raffinierter Zucker: Er stimuliert die Suchtzentren in Ihrem Gehirn, sodass Sie immer mehr davon haben möchten. Wenn Sie gern frisch zubereitete Säfte trinken, sollten diese zu 90 Prozent aus Gemüse und nur zu 10 Prozent aus Obst bestehen, so wie es bei den Rezepten für Stoffwechsel-Powersaft in diesem Buch der Fall ist. Bei mir zu Hause ist Fruchtsaft für meinen Sohn wie eine Süßigkeit: Einmal pro Woche darf er sich einen süßen Leckerbissen aussuchen und entscheidet sich dann oft für ein Glas Fruchtsaft.

5. *Reduzieren Sie Ihren Obstverzehr auf zwei bis drei Portionen am Tag.* Obst ist ein sehr wertvolles und nahrhaftes Lebensmittel; aber es enthält eine Menge an natürlichem Zucker. Genießen Sie es ruhig, vor allem zum Nachtisch (nun, da Sie Ihren Verzehr von Speisen mit Zuckerzusatz einschränken); aber übertreiben Sie es damit nicht, wenn Sie abnehmen möchten. Obst ist das »Bonbon der Natur«; und früher oder später werden Sie vielleicht ohnehin feststellen, dass Sie nicht mehr so oft Appetit darauf haben wie früher, weil Ihr Körper sich jetzt umstellt und empfindlicher auf süße Aromen reagiert. Schon ein Frucht-Smoothie kann vier bis fünf Obstportionen enthalten, und das ist eine Menge Obst für einen Tag. Aber wenn Sie vor der Wahl stehen, eine Speise mit raffiniertem Zucker oder ein Stück Obst zu essen, sollten Sie sich auf jeden Fall für das Obst entscheiden!

Denken Sie daran: Das sind allgemeine Empfehlungen für Lebensstiländerungen, die Sie in Angriff nehmen können, wenn Sie möchten und sich innerlich dazu bereit fühlen.

Aber reden Sie sich deshalb kein schlechtes Gewissen ein! Denken Sie nicht, dass Sie alles kaputt machen, wenn Sie ab und zu ein Stück Schokolade essen. Denn es geht hier nicht um Verzicht, sondern um eine *freiwillige* Änderung Ihres Essverhaltens; also entscheiden Sie sich nur dann dafür, wenn Sie auch wirklich dazu bereit sind. Wie stark jemand seinen Zuckerkonsum einschränken sollte, ist individuell verschieden und hängt davon ab, wie intelligent sein Darm durch das Stoffwechsel-Powerprogramm geworden ist. Das hier sind lediglich Vorschläge für Menschen, die das Gefühl haben, dass ihr Darm noch ein bisschen mehr Hilfestellung gebrauchen könnte. Echte, dauerhafte Veränderungen sind kein geradliniger Prozess: Dabei geht man oft zwei Schritte vor und wieder einen zurück.

KLETTERN SIE DIE ZUCKERLEITER HOCH!

Wenn Sie die Qualität Ihrer Süßungsmittel verbessern und deren Toxizität reduzieren möchten, können Sie wie auf einer Leiter Schritt für Schritt von den minderwertigsten zu den hochwertigsten Produkten aufsteigen. Schritt Nummer eins: Finger weg von künstlichen Süßstoffen! Steigen Sie lieber auf Weißzucker um. Ehrlich: Sogar dieser Zucker ist besser als das künstliche Zeug. Künstliche Süßstoffe sind das einzige Süßungsmittel, das Sie wirklich niemals verwenden sollten – unter gar keinen Umständen. Auch wenn es auf den ersten Blick absurd erscheinen mag: Man weiß, dass künstliche Süßstoffe zur Gewichtszunahme führen[4] und das Risiko für die Entstehung eines metabolischen Syndroms (Prädiabetes) noch stärker erhöhen als »richtiger« Zucker. Eine besonders interessante Studie führt das darauf zurück, dass künstliche Süßstoffe die Darm-Mikrobiota verändern und dadurch zu einer Glukoseunverträglichkeit führen.[5] Meiner Meinung nach liegt es unter anderem daran, dass künstliche Süßstoffe Entzündungen hervorrufen, welche die Darmflora verändern und Heißhungerattacken verschlimmern, was wiederum dazu führt, dass man mehr süße »Seelentröster« isst. Außerdem verstärkt es das Verlangen nach Süßigkeiten noch mehr, wenn man seinen Gaumen ständig süßen Aromen aussetzt.[6]

Wenn Sie Stevia mögen, können Sie als Nächstes auf dieses Süßungsmittel umsteigen. Dabei handelt es sich um eine Pflanze, und ich kenne keine wissenschaftlichen Untersuchungen, denen zufolge sie irgendwelche gesundheitsschädlichen Auswirkungen hat; doch ich persönlich bin kein Fan von Stevia. Ich spüre, dass dieses Süßungsmittel bei mir und meiner Familie die Entstehung von Entzündungsprozessen fördert. Wenn Sie mögen, können Sie diese Stufe der Leiter also gern überspringen und gleich zu den natürlichen, unraffinierten Süßungsmitteln übergehen. Ganz zuletzt sollten Sie auch Ihren Konsum dieser natürlichen Zucker einschränken und sich stattdessen wann immer möglich lieber ein Stück Obst gönnen. Nehmen Sie sich für diesen Umstellungsprozess so viel Zeit, wie Sie brauchen; doch wenn Sie Ihre Darmflora verbessern, Ihr Energieniveau erhöhen und die Giftstoffbelastung und die Entzündungsprozesse in Ihrem Körper reduzieren möchten, sollten Sie auf jeden Fall immer höher klettern, bis Sie die oberste Stufe der Leiter erreicht haben.

Obst

↑

natürliche, unraffinierte Süßungsmittel

↑

Stevia

↑

Weißzucker

↑

künstliche Süßstoffe

Bitte beachten: Süßen Sie heiße Getränke nicht mit Honig und verwenden Sie ihn auch nicht zum Backen. Denn wenn Honig erhitzt wird, setzt er ein Toxin namens Hydroxymethylfurfural (HMF) frei.[7] Außerdem verändern sich durch das Erhitzen auch die anderen chemischen Inhaltsstoffe des Honigs; zum Beispiel nimmt sein Wasserstoffperoxidgehalt zu. Nicht zuletzt wird Honig in erhitztem Zustand auch schwerer verdaulich. Dadurch werden seine Moleküle wie Leim, der an den Schleimhäuten kleben bleibt und alle Kanäle im Körper (die im Ayurveda als *Srotas* bezeichnet werden) verstopft, was die Entschlackung behindert und Giftstoffe (Ama) erzeugt. Charak, der alte Weise der ayurvedischen Medizin, hat zu diesem Thema Folgendes geschrieben: »Nichts bereitet dem Körper so viele Beschwerden wie Ama, das durch unsachgemäßen Verzehr von Honig entsteht.« Daher empfehle ich, Honig bei Zimmertemperatur aufzubewahren und zu essen oder ihn Speisen und Getränken hinzuzufügen, die nur so warm sind, dass man sie noch problemlos mit den Händen anfassen kann.

Essen Sie mehr pflanzliche Lebensmittel

Je weiter Sie mit dem Stoffwechsel-Powerprogramm vorwärtskommen, umso wichtiger kann die Rolle werden, die pflanzliche Lebensmittel wie Obst, Gemüse, Bohnen, Nüsse und Kerne in Ihrer Ernährung spielen; denn wahrscheinlich werden Sie jetzt automatisch weniger Hunger auf Fleisch und mehr Appetit auf pflanzliche Kost haben, und diese Ernährung wird Ihnen auch gut bekommen. Pflanzliche Lebensmittel sind sehr nahrhaft und (wenn sie aus biologischem Anbau stammen) die am wenigsten mit Giftstoffen belasteten Produkte, die es gibt.

Bohnen und andere Hülsenfrüchte wie beispielsweise Linsen sind hervorragende Eiweißquellen und außerdem ein gutes Beispiel dafür, dass selbst teilweise verarbeitete Lebensmittel immer noch vollwertig und gesund für Ihren Darm sein können: Auch Bohnen aus der Dose, denen nur Wasser und ein bisschen Salz zugesetzt wurden, kommen ihrer natürlichen Form immer noch sehr nahe. Getrocknete Bohnen sind noch naturbelassener; aber ihre Zubereitung dauert sehr viel länger, weil sie zuerst eingeweicht und dann gekocht werden müssen. Also essen Sie ruhig Bohnen aus der Dose, bei denen man nur noch das Wasser abzugießen braucht. Manche Menschen haben Probleme mit der Verdauung von Bohnen, obwohl sie sie gern essen. Die ayurvedische Gesundheitslehre vertritt die Ansicht, dass Bohnen und Linsen zwar ein bisschen schwer verdaulich sind, man sie wegen ihrer gesundheitlichen Vorzüge aber trotzdem essen sollte. Um sie bekömmlicher zu machen, weichen wir sie sechs bis acht Stunden in Wasser ein und geben eine Prise Bockshornkleesamen ins Einweichwasser. Während des Garens werden dann noch Gewürze wie beispielsweise Stoffwechsel-Powercurrypulver hinzugefügt, um sie leichter verdaulich zu machen. Wenn Ihnen Bohnen und Linsen nicht so gut bekommen, versuchen Sie es zunächst einmal mit diesen Tricks. Falls Sie nach dem Verzehr der Hülsenfrüchte trotzdem immer noch unter Beschwerden leiden, essen Sie anfangs nur gespaltene Mungobohnen und Linsen; sobald Ihre Verdauung stärker wird, können Sie Ihren Bohnen- und Linsenkonsum erhöhen. Bei vielen Menschen stellt der Körper mehr von den natürlichen Enzymen her, welche die Verdauung von Bohnen erleichtern, sobald ihr Verdauungssystem sich an diese Hülsenfrüchte gewöhnt. Dann bereitet ihnen der Genuss eines Bohnengerichts keine Beschwerden mehr.

Was Sie beim Verzehr von Milchprodukten beachten sollten

In der ayurvedischen Medizin wird Milchprodukten eine wichtige heilende Wirkung zugeschrieben. In Indien spielen Kühe und Kuhprodukte (Milch, Kolostralmilch, Joghurt, Ghee, ja sogar Rinderurin) eine ganz besondere medizinische Rolle. Kühe werden in Indien verehrt, weil man sie für eine Manifestation der heilenden göttlichen weiblichen Energie hält; Kuhmilch ist angeblich besonders reich an *Ojas*, einer Körperflüssigkeit, die im Ayurveda als Quell der Gesundheit gilt. Sie können sich Ojas als eine Art »Gegengift« gegen Ama vorstellen. Aber der Ojas-Gehalt von Milchprodukten hängt großenteils davon ab, wie die Kühe behandelt werden – ob es sich um »glückliche Kühe« handelt oder nicht. Wenn man im Ayurveda über die heilsame Wirkung von Milchprodukten spricht, geht man also davon aus, dass sie von gesunden, artgerecht behandelten Kühen stammen, die unter natürlichen Bedingungen gehalten werden.

Außerdem ist im Ayurveda natürlich auch von den Milcherzeugnissen die Rede, die es vor Jahrtausenden gab, und nicht von den stark industriell verarbeiteten Milchprodukten, die in unseren heutigen Supermarktregalen stehen. Die Milch wird in Indien auch ganz anders zubereitet. Zum Beispiel würden wir niemals kalte Milch trinken. In Indien wird die Milch gleich nach dem Melken gekocht; dann stellt man die Herdplatte ab und serviert sie. Diese Milch ist cremig und süß; wie ich bereits im ersten Kapitel dieses Buches erzählt habe, konnten meine Schwester und ich nach unserem Umzug in die Vereinigten Staaten mehrere Jahre lang keine Milch trinken, weil wir den Geschmack der hiesigen Milch als so sauer empfanden. Irgendwann habe ich mich daran gewöhnt; doch inzwischen trinke ich hauptsächlich Rohmilch in fermentierter Form (Lassi).

Obwohl die Milch in den westlichen Ländern nicht so frisch ist wie in Indien, hat sie trotzdem immer noch ihre Vorzüge – allerdings nur dann, wenn man die richtigen Milchprodukte wählt. Da es in der Kultur, aus der ich stamme, üblich ist, Milch zu kochen, habe ich nichts gegen Pasteurisation (ein Verfahren, bei dem die Milch erhitzt wird, um Bakterien abzutöten). Ich empfehle Ihnen, Rohmilch zu kaufen, wenn Sie sie bekommen können, und immer nur kleine Mengen davon zu kochen, und zwar direkt vor dem Verzehr. Rohmilch ist im Gegensatz zu anderen Arten von Milch nicht verarbeitet und kommt dem natürlichen, vollwertigen Zustand dieses Lebensmittels somit am nächsten. Sie enthält auch noch mehr intakte Enzyme und Bakterien, welche die Aufspaltung der Milch im Darm erleichtern. Selbst diejenigen meiner Patienten, die unter starker Laktoseintoleranz leiden, vertragen Rohmilch häufig gut, sobald ihr Darm wieder intakt ist. Bei Rohmilch besteht zwar ein gewisses, wenn auch geringes Risiko einer bakteriellen Verunreinigung; doch durch Kochen sterben die Bakterien ab. In meiner Familie trinken wir durchaus manchmal Rohmilch; aber ich koche sie vorher stets ab, weil sie dadurch besser verdaulich wird. In erster Linie verwende ich Rohmilch jedoch zur Herstellung von Joghurt, aus dem wir Lassi zubereiten.

WAS IST, WENN SIE AN EINER NAHRUNGSMITTELUNVERTRÄGLICHKEIT ODER -ÜBEREMPFINDLICHKEIT LEIDEN?

Vielleicht glauben Sie, Milchprodukte nicht zu vertragen oder überempfindlich auf Zucker, Gluten, Fett oder Kohlenhydrate zu reagieren. Das muss aber nicht unbedingt stimmen.

Manche Menschen halten es für ein Zeichen einer Lebensmittelüberempfindlichkeit, wenn sie nach dem Essen müde werden oder Bauchschmerzen bekommen – dann glauben sie, dass sie »keine Kohlenhydrate vertragen« oder »Fett nicht richtig verdauen können«. Doch wie gut Sie bestimmte Lebensmittel vertragen oder wie empfindlich Sie darauf reagieren, hängt von der Stärke Ihrer Verdauung ab. Wenn Sie ein starkes Agni haben (wie beispielsweise die meisten Teenager), können Sie so gut wie alles essen. Doch sobald Sie älter werden und Ihr Agni schwächer wird, reagieren Sie naturgemäß ein bisschen empfindlicher auf bestimmte Lebensmittel. In unserer Kultur ist dieses Phänomen allerdings besonders ausgeprägt – und was wir in dieser Hinsicht derzeit in den westlichen Ländern erleben, hat es bisher noch nie gegeben: Wir haben uns so viele ungesunde Verhaltensweisen angewöhnt, die unser Agni schwächen, dass Lebensmittelüberempfindlichkeiten sehr viel häufiger geworden sind. »Unnatürliche« Lebensmittel, die unser Körper nicht erkennt, tragen noch zu diesem Problem bei. Dabei brauchen Sie einfach nur Ihr Agni zu entfachen und Ihre Verdauung wieder in Ordnung zu bringen – und schon werden viele Lebensmittelunverträglichkeiten, die Sie zu haben glaubten, sich in Wohlgefallen auflösen.

Viele Gesundheits- und Ernährungsratgeber, die sich nur auf eine bestimmte Lebensmittelgruppe konzentrieren, gehen meiner Meinung nach an der Realität vorbei. In einem schwachen Verdauungssystem kann so gut wie jedes Lebensmittel toxisch wirken und Entzündungen verursachen. Vielleicht reagieren Sie tatsächlich überempfindlich auf Milch oder Getreide; aber mit hundertprozentiger Sicherheit können Sie das erst dann wissen, wenn Sie Ihren Darm saniert haben. Wenn Nahrungspartikel wie beispielsweise Milcheiweißmoleküle aus dem Darm in den Blutstrom übertreten, stuft Ihr Körper diese Partikel als Fremdkörper ein und entwickelt eine Immunreaktion dagegen. Doch wenn diese Moleküle in Ihrem Verdauungstrakt bleiben, so wie sie es eigentlich sollten, haben Sie vielleicht gar keine Probleme damit. Natürlich gibt es Menschen, die Milchprodukte trotzdem nicht vertragen: Denn auch Milchprodukte *im* Verdauungstrakt verursachen bei manchen Menschen Beschwerden (zum Beispiel bei einem Laktasemangel, also einem Mangel an dem Enzym, das den Milchzucker aufspaltet). Doch wenn bei Ihnen kein Laktasemangel vorliegt, leiden Sie vielleicht gar nicht unter einer Milchunverträglichkeit. Vielleicht haben Sie einfach nur das Gefühl, Milch nicht zu vertragen; und solange Sie Ihren Darm nicht saniert haben, wird das auch so bleiben. Das liegt daran, dass bestimmte Lebensmittel für Sie einfach nur deshalb toxisch sind, weil sie bereits vorhandene Verdauungsprobleme verstärken.

Das ist so, als würde man Salz in eine Wunde streuen: Das eigentliche Problem dabei ist nicht das Salz, sondern die Wunde. Damit Ihr Darm wieder richtig gesund wird, müssen Sie diese Wunde heilen. So lange, bis die Wunde abgeheilt ist, sollte man das Salz von ihr fernhalten; doch sobald dieser Heilungsprozess abgeschlossen und die Haut intakt ist, schadet der Kontakt mit Salz ihr überhaupt nicht mehr. Das Stoffwechsel-Powerprogramm lässt die Wunde in Ihrem Verdauungstrakt abheilen. Im Anschluss können Sie aufgrund des Feedbacks, das Sie von Ihrem mittlerweile intelligenter gewordenen Darm erhalten, entscheiden, was ihm bekommt und was nicht. Solange Ihr Darm nicht saniert ist, werden Sie auf viele Lebensmittel überempfindlich reagieren. Doch sobald Sie ihn wieder in Ordnung gebracht haben, werden Sie feststellen, dass es nur noch wenige Lebensmittel gibt, die Ihnen Beschwerden bereiten. Dann werden die Milchprodukte, die Sie für ein Problem hielten, vielleicht ein sehr nahrhafter Bestandteil Ihrer Ernährung sein – vor allem wenn Sie gesunde Milchprodukte (also biologische, nicht homogenisierte oder Rohmilchprodukte) verzehren – und zwar nur in vernünftigen Maßen.

Das Hauptproblem mit der Art und Weise, wie wir Milch behandeln, ist die Homogenisierung, die ich noch viel besorgniserregender finde als eine etwaige bakterielle Verunreinigung von Rohmilch. Im Zuge der *Homogenisierung* wird das Fett in der Milch in kleinere Partikel zerstäubt, sodass der Rahm sich nicht mehr oben auf der Milch absetzt und sie von oben bis unten genau die gleiche Konsistenz hat. Was hat das für einen Sinn – soll die Milch dadurch schöner aussehen? Die Rahmklumpen oben auf der Milch schmecken doch am besten! Das Problem bei der Homogenisierung besteht darin, dass die kleineren Partikel, in die das Fett aufgespalten wird, leichter vorzeitig aus dem Verdauungstrakt ins Blut übertreten können: Sie entgehen dem Radar unseres Verdauungssystems und gelangen unverdaut in den Blutkreislauf. Ich weiß noch, dass ich meine Milch viel besser verdauen konnte, nachdem ich von homogenisierter Milch auf nicht-homogenisierte Rohmilch umgestiegen war. Wenn Sie den Eindruck haben, dass Milch Ihnen nicht bekommt, sollten Sie das vielleicht auch einmal ausprobieren. Vielleicht rühren Ihre Beschwerden ja einfach nur daher, dass Ihr Verdauungssystem besser mit einer etwas naturbelasseneren Milch zurechtkommt.

Aus meiner eigenen Erfahrung und den Erfahrungen Tausender von Patienten, die glaubten, an einer Milchunverträglichkeit zu leiden, kann ich Ihnen sagen, dass Milch oft sehr viel bekömmlicher wird, wenn man seinen Darm saniert und auf Rohmilch umsteigt. Dabei sollte man allerdings langsam vorgehen: Viele Menschen nehmen die Milch dann in geringeren Mengen zu sich als vorher, und diese kleinen Mengen bekommen ihnen gut. Hier noch ein weiterer Tipp, um Milch bekömmlicher zu machen: Geben Sie beim Kochen eine Prise Kurkuma und eine Prise Ingwer (entweder in Pulverform oder frisch zerkleinert) in die Milch. Dadurch wird sie leichter verdaulich – und schmeckt fantastisch!

Von allen Milchprodukten, die ich empfehle, steht Lassi ganz oben auf meiner Favoritenliste. Lassi ist ein in Indien sehr beliebtes verdünntes Joghurtgetränk, dessen Verzehr ich Ihnen wegen seiner probiotischen Wirkung wärmstens ans Herz lege. Außerdem schmeckt es köstlich. Es gibt zwei Geschmacksrichtungen: süß und würzig. Süßes Lassi wird mit natürlichem Zucker, Gewürzen wie Kardamompulver und Aromen wie Rosenwasser angereichert; doch um Ihren Darm optimal mit Probiotika zu versorgen, empfehle ich den Verzehr von würzigem Lassi, das mit verdauungsfördernden Gewürzen aromatisiert wird.

SAGEN SIE »CHEESE« …

Raten Sie einmal, wie viele Gründe Menschen anführen, um zu erklären, warum sie sich nicht vegan ernähren können? Eigentlich gibt es nur einen einzigen Grund: Käse. Vielleicht lieben auch Sie Käse, haben aber keine Ahnung, wie schwer verdaulich dieses Milchprodukt selbst unter den günstigsten Umständen ist. Ähnlich wie Gluten ist Käse für niemanden leicht zu verdauen und sollte daher nicht in großen Mengen verzehrt werden. Denken Sie nur einmal daran, wie der Käse auf einer Pizza am nächsten Tag aussieht: wie harte Plastikfolie – und er verändert seine Konsistenz auch nach Tagen nicht sehr. Unser Verdauungssystem kann Käse nur schwer aufspalten. Wenn Ihr Darm-IQ immer noch ein bisschen zu niedrig ist, sollten Sie von Käse (und Gluten) lieber die Finger lassen – zumindest vorläufig.

Falls Sie das Gefühl haben, ohne Käse nicht leben zu können, sollten Sie sich für Paneer (einen hausgemachten indischen Käse) entscheiden, der sich leicht herstellen lässt:

Hausgemachter Paneer

2 Liter nicht-homogenisierte Bio-Rohmilch
60 Milliliter frisch gepresster Zitronen- oder Limettensaft

Erhitzen Sie die Milch in einem Topf auf ungefähr 80 Grad (überprüfen Sie die Temperatur mit einem Küchenthermometer).

Schalten Sie die Kochplatte aus und rühren den Zitronen- oder Limettensaft löffelweise ein, bis sich in der Milch Quarkklumpen zu bilden beginnen.

Lassen Sie diese Klumpen 30 Minuten lang abkühlen; dann gießen Sie sie in ein Sieb und spülen sie ab.

In der indischen Küche wird Paneer oft Spinat- oder anderen Gemüsegerichten beigegeben; aber Sie können ihn auch ohne weitere Zutaten essen, wenn Sie Heißhunger auf Käse haben.

Nun, da Ihr Darm abheilt, die schlechten Darmbakterien absterben und die guten Bakterien sich allmählich immer mehr ausbreiten, können Sie diesem Prozess ruhig ein bisschen nachhelfen, indem Sie weitere gute Bakterien in Ihren Darm einschleusen. Vielleicht fragen Sie sich jetzt, warum ich Ihnen nicht schon zu einem früheren Zeitpunkt empfohlen habe, probiotische Nahrungsergänzungsmittel einzunehmen oder Lassi zu trinken. Auch meine Patienten stellen mir diese Frage häufig. Darauf gibt es eine ganz einfache Antwort: Ihr Darm war noch nicht bereit dafür. Solange Sie Ihren Darm nicht gereinigt haben und anfangen, die Anzahl Ihrer schlechten Darmbakterien einzudämmen, können die guten Bakterien, die Sie aufnehmen, nichts bewirken. Das wäre ungefähr so, als hätte man Pfadfinderinnen in den Zweiten Weltkrieg geschickt. In einem feindlichen Darmmilieu können gute Bakterien nicht überleben. Selbst Joghurt ist für einen noch im Heilungsprozess begriffenen Darm oft noch zu schlecht bekömmlich; deshalb empfehle ich stattdessen lieber Lassi: Durch den Zusatz von Wasser und Gewürzen wird Joghurt leichter verdaulich.

Diese Auffassung wird durch die Lehren der ayurvedischen Medizin gestützt: Für einen starken Darm sind bestimmte fermentierte Lebensmittel wegen der darin enthaltenen guten Bakterien gesund; doch für einen geschädigten Darm sind sie oft zu schwer verdaulich. Deshalb rät die ayurvedische Medizin vom Verzehr fermentierter Lebensmittel (beispielsweise sauren Gurken und anderem sauer eingelegtem Gemüse, Miso, Tempeh, Sauerkraut, Sojasauce, Essig, Wein, Bier, ja sogar Joghurt) ab, solange das Verdauungssystem noch nicht richtig saniert ist, und schafft auf diese Weise ein sanftes, schonendes Milieu in Ihrem Darm. Doch sobald der Heilungsprozess im Gang ist, können Sie es ruhig mit Lassi versuchen, um sich allmählich wieder an gesunde fermentierte Lebensmittel zu gewöhnen. Da Lassi nur zu einem Teil aus Joghurt und zu drei Teilen aus Wasser besteht (anfangs können Sie das Joghurt sogar noch stärker verdünnen), ist es für Ihren Darm leichter bekömmlich, und die Nährstoffe aus dem Joghurt können besser aufgenommen werden. Falls Sie unter einer Milchunverträglichkeit leiden sollten, empfehle ich Ihnen dringend, Ihr Joghurt selbst aus Rohmilch herzustellen und mit nur einem Esslöffel Joghurt pro Woche (in einem Viertelliter Wasser verrührt) anzufangen. In verschiedenen Internetshops werden nicht zu teure Joghurtmaschinen angeboten, die Sie sich bestellen können, wenn Sie das einmal ausprobieren möchten. (Falls es an Ihrem Wohnort keine Rohmilch zu kaufen geben sollte, verwenden Sie stattdessen nicht-homogenisierte Biomilch.)

Ein anderer Grund meiner Vorliebe für Lassi liegt darin, dass dieses Milchprodukt noch lebende probiotische Bakterien enthält. Wenn Sie eine Probiotika-Kapsel einnehmen, wissen Sie nie genau, wie lange dieses Präparat schon im Verkaufsregal der Apotheke oder des Naturkostladens gelegen hat (drei oder vier Jahre?) und ob diese Bakterien überhaupt noch am Leben sind. Bei Lassi dagegen wissen Sie, dass die Bakterien in der Joghurtkultur lebendig sind und sich vermehren. Alles, was Sie Ihrem Körper in Form eines Lebensmittels zuführen, kann schneller und vollständiger aufgenommen werden als die Inhaltsstoffe einer Tablette.

MILCHFREIES LASSI

Normalerweise stellt man Lassi am besten aus Kuhmilch her, da diese die heilsamste Wirkung hat. Falls Sie Kuhmilch oder Milchprodukte nicht vertragen oder Ihr Darm noch sehr stark geschädigt ist, können Sie Ihr Lassi stattdessen aber auch aus Ziegen- oder Kokosmilchjoghurt zubereiten. Sie können dazu entweder selbst Joghurt aus Ziegen- oder Kokosmilch herstellen (dazu brauchen Sie eine Starterkultur oder ein bisschen Joghurt, um sich die Milchsäurebakterien zu beschaffen, genau wie bei der Herstellung von Joghurt aus Kuhmilch) oder aber Bio-Joghurt im Naturkostladen kaufen; aber lassen Sie die Finger von gesüßten Produkten, wenn Sie sich ein würziges, verdauungsförderndes Lassi zubereiten möchten!

Probiotika – vor allem die immunstimulierenden[8] und gewichtsreduzierenden[9] Eigenschaften von Joghurt – werden derzeit intensiv erforscht. Nun, da Sie Ihr Darmmilieu zugunsten der guten Bakterien beeinflusst haben, können Sie die Vermehrung einer gesunden, vielfältigen Darmflora durch den regelmäßigen Verzehr von Lassi noch unterstützen: Nachdem Sie ein Zuhause für diese guten Darmbakterien geschaffen haben, in dem diese sich wohlfühlen und gedeihen, können Sie Ihren Darm wieder mit diesen Bakterien besiedeln.

Ich trinke Lassi zu den Mahlzeiten, und zwar in zwei verschiedenen Geschmacksrichtungen; doch für die Sanierung Ihres Darms empfehle ich Ihnen ein verdauungsförderndes Lassi. Dieses Getränk schmeckt nicht süß; daher besteht auch nicht die Gefahr, dass Sie wieder rückfällig werden, nachdem Sie sich von Ihrer Zuckersucht befreit hatten (oder gerade dabei sind, das zu tun). Trinken Sie dieses Lassi zum Mittagessen; für eine spätere Tageszeit ist es zu gehaltvoll. Ich bereite mir dieses Lassi ungefähr dreimal pro Woche zu.

Verdauungsförderndes Lassi

Zutaten für eine Portion:

200 ml zimmerwarmes Wasser

50 ml Naturjoghurt (ungesüßt, ohne Geschmackszusatz) aus nicht-homogenisierter Biomilch*

½ Teelöffel Stoffwechsel-Powercurrypulver (oder je nach Geschmack) (wenn Sie möchten, können Sie das Currypulver in einer beschichteten Pfanne oder einem Tischbackofen auf Alufolie leicht anrösten, um dem Lassi ein noch intensiveres, interessanteres Aroma zu verleihen)

1 Prise Himalajasalz

Vermengen Sie alle Zutaten in einem Mixer, bis sie sich gut miteinander vermischt haben, oder verquirlen Sie sie mit einer Gabel. Trinken Sie dieses Lassi zum Mittagessen.

* Falls Ihr Darm-IQ-Test immer noch eine ziemlich hohe Punktzahl ergeben haben sollte, empfehle ich, zunächst einmal mit fettfreiem Joghurt anzufangen, weil dieser leichter verdaulich ist. Außerdem sollten Sie den Joghurt in diesem Fall auch stärker verdünnen: Geben Sie nur einen Esslöffel Joghurt in 200 Milliliter Wasser. Sobald Sie das Gefühl haben, dass Ihre Verdauung stärker wird, können Sie auf fettarmen Joghurt und später auf Vollfettjoghurt umsteigen und die Menge nach und nach bis auf 60 Milliliter erhöhen.

Das letzte Milchprodukt, dessen Verzehr ich Ihnen ans Herz legen möchte, ist Ghee. Dabei handelt es sich um geklärte Butter, der alle festen Milchbestandteile entzogen worden sind, sodass nur noch das Fett übrig ist. Ghee ist unglaublich leicht bekömmlich, wirkt sanft und beruhigend auf die Verdauungsorgane und brennt im Gegensatz zu Butter nicht an, sodass man es beim Braten stärker erhitzen kann. Durch ein bisschen Ghee und Himalajasalz erhält jedes Getreide- oder Gemüsegericht ein interessanteres Aroma. Ich habe immer Ghee in meinem Küchenschrank und verwende es anstelle von Butter oder Pflanzenöl. Früher war Ghee in den Vereinigten Staaten schwer zu bekommen; doch inzwischen ist es in den meisten gut sortierten Supermärkten erhältlich.

Zum Schluss möchte ich noch auf einen anderen Aspekt von Milchprodukten eingehen. Vielleicht erscheint Ihnen dieses Thema für Ihre Gesundheit und Ihre Gewichtsabnahme irrelevant; aber es ist sehr wichtig. Dabei geht es darum, wie das Tier, das die Milch geliefert hat, behandelt wurde. Diese Frage ist sowohl beim Verzehr von Milchprodukten als auch beim Genuss von Knochenbrühe und Fleisch relevant. Natürlich sollte man Tiere schon aus ethischen Gründen nicht grausam behandeln, und auch aus Umweltgründen sind tierische Bioprodukte vorzuziehen; aber es gibt auch noch einen anderen wichtigen Faktor: den Gesundheitszustand des Tiers. Wenn die Tiere, deren Milch oder Fleisch Sie verzehren, ihr Leben lang mit Antibiotika und Wachstumshormonen behandelt wurden, sind sie höchstwahrscheinlich krank. (Studien deuten auf einen Zusammenhang zwischen langfristiger Antibiotikaeinnahme und Leiden wie Krebs oder entzündlichen Darmerkrankungen hin; außerdem gibt es Hinweise darauf, dass Antibiotikaeinsatz bei Tieren, die der Lebensmittelproduktion dienen, die Entstehung antibiotikaresistenter Krankheitskeime begünstigt, die für Mensch und Tier gleichermaßen bedrohlich sind.) Viele Wissenschaftler machen sich auch Sorgen über den Einsatz von Wachstumshormonen bei Nutztieren. Auf diesem Gebiet wird nach wie vor intensiv geforscht. Obwohl eine vor Kurzem veröffentlichte Studie darauf hindeutet, dass das Rinderwachstumshormon beim Menschen »keine oder nur eine geringe biologische Wirkung zeigt«, hat eine Metaanalyse mehrerer Studien ergeben, dass dieses Hormon sich durchaus negativ auf die Gesundheit der Kühe auswirkt. Der Einsatz des Rinderwachstumshormons (rBGH) bei Kühen erhöht das Risiko für Euterentzündungen, Lahmheit und Fruchtbarkeitsstörungen. Das ist weder für die Kühe noch für uns Menschen gut; denn wenn die Tiere häufiger unter einer Euterentzündung leiden, enthält ihre Milch mehr Antibiotika, die zur Behandlung dieser Erkrankung notwendig sind.

Doch der Gesundheitszustand unserer Nutztiere wirkt sich nicht nur aufgrund chemischer Rückstände von Tiermedikamenten in Lebensmitteln auf unsere Gesundheit aus. Denken Sie daran: In der ayurvedischen Gesundheitslehre hängen Geist und Körper zusammen. Wenn Tiere in einem stressigen, beengten Umfeld aufwachsen und vielleicht sogar gequält werden, reagiert ihr Körper darauf; und genau wie beim Menschen löst diese Reaktion auch beim Tier eine Kaskade physischer Funktionsstörungen aus. Einige dieser Nutztiere (vor allem die größeren) sind ziemlich intelligent und durchaus in der Lage, Angst und Stress zu empfinden (was im Übrigen gar keine besonders hohe Intelligenz erfordert). Schlechte Haltungsbedingungen beeinträchtigen die Qualität des Fleischs und der Milch dieser Tiere, weil ihre Biochemie sich durch Stress verändert. Das sollten Sie beim Kauf von Milch- oder Fleischprodukten unbedingt berücksichtigen: Aus kranken, gestressten Tieren kann man keine gesunden Lebensmittel gewinnen.

Meine Familie und ich haben inzwischen verschiedene Molkereibetriebe in Kalifornien genau unter die Lupe genommen und kaufen nur Milchprodukte von Betrieben, in denen die Tiere wirklich human und artgerecht behandelt werden. Ein erster Schritt in diese Richtung besteht darin, ausschließlich Bio-Milchprodukte zu kaufen. Wer sich noch intensiver mit diesem Thema beschäftigen möchte, sollte auch erfragen, ob die Tiere artgerechtes, natürliches Futter erhalten, ob sie auf der Weide oder im Stall gehalten werden, wie viel Bewegungsmöglichkeit sie haben und wie sauber ihr Umfeld ist. Ich persönlich schränke meinen Verzehr tierischer Lebensmittel lieber ein, nehme nur gesunde Produkte wie Ghee und Lassi zu mir und achte darauf, dass diese von gesunden Tieren stammen, die keine solchen besorgniserregenden Behandlungsmaßnahmen benötigen; das Gleiche empfehle ich auch meinen Patienten und Ihnen.

FLORA TONE

Außer Lassi, das ihren Darm wieder mit gesunden Bakterien besiedelt, verordne ich meinen Patienten auch gern ein pflanzliches Nahrungsergänzungsmittel namens Flora Tone von VPK (siehe Bezugsquellen auf Seite 292). Nehmen Sie dieses Mittel acht bis zwölf Wochen lang ein; dabei sollten Sie mit zwei Tabletten zweimal täglich beginnen und die Dosis dann allmählich auf drei Tabletten dreimal täglich steigern. Das ist eine ausgezeichnete Methode zum Aufbau einer noch gesünderen, ausgewogeneren Darmflora; sie ist so wirksam, dass bei Ihnen vorübergehend vielleicht sogar wieder Entgiftungssymptome auftreten werden, weil in Ihrem Darm jetzt so viele schlechte Bakterien absterben. Doch diese Beschwerden gehen vorbei, und danach wird es Ihnen noch besser gehen als vorher. Ich empfehle, einmal jährlich eine Kur mit Flora Tone zu machen: Sechs bis acht Wochen pro Jahr sind ein gutes Erhaltungsprogramm.

Einigen meiner Patienten verordne ich sogar ein noch intensiveres Programm, um das übermäßige Wachstum parasitärer Bakterien in ihrem Darm einzudämmen, wenn sie nach Abschluss des Stoffwechsel-Powerprogramms immer noch eine unausgewogene Darmflora haben. Doch diese Programme sind ganz individuell auf den jeweiligen Patienten zugeschnitten. Weil dabei oft sehr viele ungesunde Darmbakterien absterben, erfordern sie eine engmaschige Überwachung, damit die Leber mit der Beseitigung all der freigesetzten Endotoxine nicht zu sehr überlastet wird. Solche Programme empfehle ich in diesem Buch nicht, weil sie nur unter ärztlicher Aufsicht durchgeführt werden dürfen; doch vorläufig ist Flora Tone ein sehr guter Ersatz dafür, denn dieses Mittel hat eine sehr sanfte, schonende Wirkung und wird von den meisten meiner Patienten gut vertragen. Wenn Sie das Gefühl haben, unter schwerwiegenderen Darmproblemen zu leiden, die Sie allein nicht in den Griff bekommen, sollten Sie sich unbedingt von einem ayurvedischen oder auf funktionelle Medizin spezialisierten Arzt oder einem Naturheilpraktiker beraten lassen.

Essen Sie weniger Fleisch und Fisch (oder verzichten Sie ganz darauf)

Amerikaner und Westeuropäer essen viel Fleisch. Manche Menschen vertragen fleischliche Kost gut und haben sogar das Gefühl, sie zu brauchen; anderen geht es ohne Fleisch besser. Ich empfehle aus verschiedenen Gründen eine vorwiegend vegetarische Ernährung – vor allem weil Fleisch schwer verdaulich ist. Der menschliche Körper ist nicht auf die Verarbeitung so großer Fleischmengen eingerichtet, wie viele Menschen sie heutzutage essen. Übermäßiger Fleischverzehr geht mit vielen bekannten Gesundheitsrisiken einher: Bekanntermaßen steigt dadurch das Risiko, an einem Herzinfarkt zu sterben,[10] eine koronare Herzkrankheit (Arteriosklerose der Herzkranzgefäße) zu entwickeln oder einen Schlaganfall zu erleiden[11]. Aber es gibt auch Gesundheitsrisiken, mit denen man auf den ersten Blick kaum rechnen würde: So steigt durch zu starken Fleischkonsum beispielsweise das Risiko für die Entstehung eines Typ-2-Diabetes,[12] obwohl die meisten Menschen diese Stoffwechselerkrankung eigentlich eher mit einem übermäßigen Verzehr von Kohlenhydraten in Verbindung bringen.

Viele Studien haben die typischen Komponenten vegetarischer im Vergleich zu omnivoren Kostformen untersucht (bei denen sowohl tierische als auch pflanzliche Lebensmittel erlaubt sind) und sind zu dem Schluss gekommen, dass Veganer (die überhaupt keine tierischen Lebensmittel, also auch keine Milchprodukte zu sich nehmen) und Vegetarier seltener unter Herz-Kreislauf-Erkrankungen, Krebs (vor allem Dickdarmkrebs) und Fettleibigkeit leiden.[13] Eine Studie untersuchte die Sterblichkeit von Vegetariern und Nichtvegetariern und stellte fest, dass Vegetarier viel seltener an einer ischämischen Herzkrankheit sterben. Sogenannte Ovo-Lakto-Vegetarier, die auch Milch und Eier essen, und Vegetarier, die zusätzlich zu ihrer pflanzlichen Kost auch Fisch verzehrten, hatten um 34 Prozent niedrigere Sterberaten als Fleischesser. Bei den Veganern waren die Sterberaten um 26 Prozent und bei Menschen, die nur gelegentlich Fleisch aßen, um 20 Prozent niedriger.[14]

Vielleicht motiviert Sie das nicht unbedingt dazu, Ihren Fleischkonsum einzuschränken; doch wahrscheinlich haben Sie nach Beendigung des Stoffwechsel-Powerprogramms ohnehin keinen besonderen Appetit mehr auf Fleisch in großen Mengen. Die meisten meiner Patienten reduzieren ihren Fleischverzehr entweder schon während des Stoffwechsel-Powerprogramms spontan um etwa 50 Prozent oder tun das in diesem fortgeschrittenen Stadium auf meine Empfehlung hin (nämlich, wenn sie mich um Rat bei der Elimination von Lebensmitteln bitten, die dazu führen, dass sie immer noch hin und wieder das Gefühl haben, unter einer zu hohen Giftstoffbelastung zu leiden). Wenn sie sich dann entschlossen haben, ihren Fleischkonsum einzuschränken, berichten sie normalerweise, dass ihnen dieser Verzicht leichtfällt und ihrem Empfinden nach genau den Bedürfnissen ihres Körpers entspricht. Für eine gesunde Ernährung braucht man kein Fleisch; doch wenn Sie es trotzdem weiterhin essen möchten, können Sie das gern tun.

Eine Ausnahme (auf die ich bereits eingegangen bin) ist Knochenbrühe, die sehr viel leichter verdaulich als Fleisch und sehr viel nährstoffreicher als Muskelfleisch und andere Fleischsorten ist. Meiner Meinung nach tut der gelegentliche Verzehr von Knochenbrühe den meisten Menschen gut – zum Beispiel, wenn sie einen Entgiftungsprozess durchmachen, unter besonders starkem Stress stehen oder sich einfach physisch erschöpft fühlen. Selbst in Indien verordnen die Ärzte ihren Patienten Knochenbrühe, wenn diese sich einer Panchakarma-Kur unterziehen (siehe Kapitel 10), aber trotzdem immer noch sehr angegriffen und geschwächt sind.

Wie viel Fleisch gut für Sie ist, hängt von Ihrem Konstitutionstyp und dem Zustand Ihres Verdauungssystems ab; wenn Sie Fleisch essen möchten, empfehle ich Ihnen dringend, möglichst naturbelassene Produkte zu wählen. Verzichten Sie auf Fleisch von kranken oder solchen Tieren, die kein natürliches oder artgerechtes Futter erhalten haben oder nicht in artgerechten Gehegen gehalten wurden. Solches Fleisch sollte meiner Meinung nach absolut tabu sein. Wenn ein Tier nicht gesund ist oder leidet, ist sein Fleisch mit Giftstoffen belastet.

Ein typisches Beispiel dafür ist die Tatsache, dass die Muskeln gestresster Tiere keine Glykogenreserven enthalten. Wenn das Muskelgewebe der Tiere viel Glykogen enthält, bildet sich nach der Schlachtung Milchsäure, die das Bakterienwachstum hemmt. Doch gestresste Tiere verbrauchen ihre Glykogenreserven, sodass ihr Fleisch nach der Schlachtung nicht viel Milchsäure bildet und daher während der Lagerung viel schneller verderben und Lebensmittelvergiftungen verursachen kann.[15]

Viele Viehzuchtexperten sind außerdem der Überzeugung, dass Stress und Leiden den Vitamin-, Mineralstoff- und Eiweißgehalt des Fleischs, ja sogar seine Beschaffenheit, Zartheit, Farbe und Haltbarkeit verändern.[16] Genau wie beim Menschen entscheiden Stress und Krankheitsprozesse auch beim Tier darüber, ob es gesund ist oder voller Endotoxine steckt – denn auch bei Tieren wird der Körper mit solchen Toxinen ungesunder Darmbakterien überschwemmt, wenn sie krank oder gestresst sind. Diese Endotoxine sind sehr haltbar und werden während des Garens nicht abgebaut. Die Fleischindustrie weiß nach wie vor nicht, wie sie dieses Endotoxinproblem lösen soll. Einige Lebensmittelexperten sind sogar auf die Idee gekommen, ein »Anti-Maden-Fleischspray« zu entwickeln und das Fleisch damit zu besprühen – wie ekelhaft! Wenn ich Ihnen empfehle, nur vollwertige Fleischprodukte zu verzehren, meine ich damit Produkte, die nicht stark verarbeitet worden sind und von Tieren stammen, die ein gesundes Leben führen durften. Meiner Meinung nach kann man Fleischprodukte, die diese Voraussetzungen nicht erfüllen, nicht als vollwertig bezeichnen.

Trotz vieler wissenschaftlicher Untersuchungen zum Thema Fleischkonsum ist nach wie vor eine lebhafte Diskussion darüber im Gang, ob Menschen überhaupt Fleisch essen sollten – und wenn ja, wie viel. Manche Wissenschaftler vertreten den Standpunkt, dass man nicht alle Arten von Fleisch über einen Kamm scheren darf. Normalerweise unterscheiden wissenschaftliche Untersuchungen nicht zwischen Fleisch von grasgefütterten, freilaufenden oder auf Weiden gehaltenen Tieren und gepökelten Fleischprodukten, die voller Konservierungsmittel stecken und von Tieren aus Massentierhaltung oder Großmastbetrieben stammen, sondern werfen alles in einen Topf; doch einige neuere Untersuchungen deuten darauf hin, dass unterschiedliche Fleischprodukte tatsächlich auch unterschiedliche Wirkungen im menschlichen Organismus entfalten. Fleisch von grasgefütterten Tieren enthält viel mehr Omega-3-Fettsäuren (jene Fette, die so gesund für unser Gehirn sind und von denen die meisten Amerikaner und Westeuropäer viel zu wenig bekommen) und andere gesunde Fette wie beispielsweise konjugierte Linolsäure, aber auch mehr Antioxidantien. Außerdem ist grasgefüttertes Fleisch reicher an Stearinsäure, die den Cholesterinspiegel nicht erhöht, während Fleisch von getreidegefütterten und aus Großmastbetrieben stammenden Tieren mehr Palmitinsäure und Myristinsäure enthält (beides sind gesättigte Fettsäuren, bei denen eher die Gefahr besteht, dass sie den Cholesterinspiegel erhöhen).[17] Wenn Sie also weiterhin Fleisch essen möchten, sollten Sie darauf achten, dass dieses von gesunden Tieren stammt.

Gesunde Ernährung – leicht gemacht

Es gibt viele einfache Möglichkeiten, die Lebensmittel, die Sie zurzeit essen, gegen ähnliche Produkte auszutauschen, die sehr viel mehr wertvolle Nährstoffe enthalten und Ihrer Gesundheit zuträglich sind, statt ihr zu schaden. Hier meine Lieblings-Ersatzlebensmittel:

Anstelle von ...	... sollten Sie lieber Folgendes probieren:
Butter oder Margarine	Bio-Ghee (geklärte Butter beziehungsweise Butter ohne Milcheiweiß) von grasgefütterten Kühen. Viele wissenschaftliche Untersuchungen zeigen, dass Ghee, in Maßen genossen (das bedeutet, wenn es einen Anteil von 5 bis 10 Prozent Ihrer Ernährung ausmacht), sich günstig auf den Cholesterinspiegel und andere Blutfette auswirkt.[18]
weißem Tafelsalz	Natursalz, beispielsweise Meersalz und vor allem Himalajasalz. Dieses leicht rosafarbene Salz ist reich an Mineralstoffen und frei von den vielen Industriechemikalien, die bei der Verarbeitung von weißem Tafelsalz zum Einsatz kommen. Es wird in Salzbergwerken im Himalaja gewonnen. In der ayurvedischen Medizin verwendet man dieses Salz als Nahrungszusatz, um Entzündungsprozesse und Autoimmunerkrankungen zu behandeln.
Weißzucker und/oder künstlichem Süßstoff	Kokospalmzucker, Jagrezucker, Turbinado-Zucker oder Honig. Zucker darf nicht weiß sein!

Bitte denken Sie daran, dass man bei der Umsetzung dieser Ernährungsempfehlungen ruhig langsam und schrittweise vorgehen kann. Werden Sie nicht wütend auf sich, wenn Sie sich vorgenommen haben, auf ein Lebensmittel zu verzichten oder weniger davon zu essen, und sich dann doch nicht immer daran halten! Das gehört zu diesem Entwicklungsprozess dazu. Langsamere Veränderungen sind nachhaltiger. Am wichtigsten ist es, auf die Signale des Körpers zu achten; und je intelligenter Ihr Darm wird, umso leichter wird Ihnen das fallen. Wenn Sie Appetit auf etwas haben, probieren Sie ein bisschen davon und warten Sie ab, wie Ihr Körper darauf reagiert. Wenn Sie davon müde werden, einen aufgeblähten Leib, Sodbrennen oder Bauchschmerzen bekommen, registrieren Sie das und denken Sie beim nächsten Mal daran. Wenn Sie eine Gedächtnisstütze brauchen, können Sie sich diese Beobachtungen gern notieren. Sie können Ihr Heißhunger-Tagebuch sogar in ein Tagebuch für Lebensmittelreaktionen umfunktionieren, in dem Sie genau dokumentieren, was Sie essen und wie Sie sich danach fühlen. Das kann sehr aufschlussreich sein, denn dadurch erkennen Sie Muster, die Ihnen vorher vielleicht gar nicht bewusst waren – Sie lernen, welche Nahrungsmittel Ihrem Körper guttun und welche nicht. Nicht nur Ihr Körper wird jetzt immer stärker und gesünder; auch Sie selbst verändern sich und entwickeln sich weiter. Dann werden Sie in Zukunft stets genau wissen, was Sie essen sollen – und was am allerbesten ist: Genau auf diese Lebensmittel werden Sie dann auch Appetit haben. Sie werden Ihr Essverhalten also völlig mühelos und intuitiv umstellen können.

KAPITEL 9

LERNEN SIE IHREN KONSTITUTIONSTYP KENNEN – UND ERNÄHREN SIE SICH DOSHA-GERECHT

Nun, da Sie bestimmte Ernährungsgrundregeln kennengelernt haben, die Sie berücksichtigen sollten, ist Ihnen vielleicht schon einmal der Gedanke gekommen, dass nicht alle Menschen das Gleiche essen sollten. Und das stimmt tatsächlich. Vielleicht ist Ihnen beispielsweise aufgefallen, dass manchen Menschen eine vegane Ernährung gut bekommt, anderen dagegen nicht. Manchen tut tierisches Eiweiß gut, während andere es nicht vertragen. Dafür gibt es einen guten Grund: Es hat etwas mit der Konstitution dieser Menschen zu tun; und die ist individuell verschieden.

Wenn Sie in einem bestimmten Alter sind, erinnern Sie sich vielleicht noch daran, dass man Menschen früher in drei verschiedene Körpertypen einteilte: ektomorph, mesomorph und endomorph. Der ektomorphe Typ war groß und schlank, der mesomorphe Typ wohlproportioniert mit gut entwickelter Muskulatur, und der endomorphe Typ hatte eher einen rundlichen Körperbau. Dahinter steckte die Vorstellung, dass man seinen Körpertyp zwar nicht von Grund auf verändern, aber doch zumindest optimieren kann. In der ayurvedischen Medizin ist dieses Konzept schon seit Jahrhunderten bekannt, allerdings in etwas komplexerer, detaillierterer Form. Im Ayurveda bezeichnet man diese Konstitutionstypen als Doshas; sie entsprechen in etwa dem ektomorphen, mesomorphen und endomorphen Körpertyp. Allerdings berücksichtigen die Doshas auch noch viele andere Eigenschaften: beispielsweise Temperament, Persönlichkeit, Lebensgewohnheiten und Präferenzen, Haut- und Haarfarbe und -beschaffenheit und vieles andere mehr. Der Körpertyp ist zwar ein wichtiger Indikator dafür, welchem Dosha Sie angehören, aber nicht der einzige.

Dieses uralte Wissen wurde durch eine genaue Beobachtung verschiedener Menschentypen, Veranlagungen sowie körperlicher, geistig-seelischer und emotionaler Persönlichkeitsmerkmale und durch die Erkenntnisse darüber gewonnen, was für diese Konstitutionstypen gut ist und was nicht. Es gibt keine moderne wissenschaftliche Entsprechung zu diesen Doshas (das innovative wissenschaftliche Fachgebiet der Endobiogenie versucht zurzeit, dieses uralte Einteilungssystem zu quantifizieren); doch ich stelle in meiner Praxis immer wieder fest, dass die Eigenschaften meiner Patienten genau diesen drei Kategorien entsprechen; und durch die Ernährungs- und Gesundheitsratschläge, die ich für die jeweiligen Doshas gebe, verbessert sich ihr Gesundheitszustand stets, sofern sie sich daran halten.

Ihr Dosha (also Ihre Konstitution) dient gewissermaßen als Ausgangspunkt für eine noch viel stärker individualisierte Selbstbehandlung. Das ist sehr wichtig; denn sobald Sie Ihren Organismus von Giftstoffen befreit haben und sich wohler, kräftiger und fitter fühlen, können Sie mit dem Wissen über Ihr Dosha und dessen Bedeutung für Ihre Ernährung und Lebensweise künftig noch besser und gesünder durchs Leben kommen. Vielen Menschen genügt es schon, sich von ihrem Ama zu befreien und auf eine vollwertige Ernährung umzusteigen; doch wenn Sie noch einen Schritt weiter gehen möchten, sollten Sie die Ratschläge in diesem Kapitel beherzigen – vor allem, wenn Sie das Stoffwechsel-Powerprogramm durchlaufen und die in Kapitel 8 empfohlenen Vorschläge für eine vollwertige Ernährung beherzigt haben, aber trotzdem immer noch hin und wieder auf bestimmte Lebensmittel toxisch reagieren und nicht wissen, woher das kommt. Vielleicht sind diese Reaktionen schlicht und einfach darauf zurückzuführen, dass Sie Lebensmittel zu sich nehmen, die nicht zu Ihrem Dosha-Konstitutionstyp passen.

Welcher Dosha-Typ sind Sie?

Die drei Doshas heißen *Vata* (was in etwa dem ektomorphen Typ entspricht), *Pitta* (mesomorph) und *Kapha* (endomorph). Jeder Mensch stellt eine Mischung aus diesen drei Konstitutionstypen und deren Eigenschaften dar, obwohl normalerweise ein bis zwei Doshas vorherrschen. Vielleicht sind Sie ein ziemlich reiner Vata-Typ, haben aber auch Vata-Pitta oder Vata-Kapha-Anteile. Oder Sie sind ein typischer Pitta-Mensch, besitzen aber auch viele Vata- oder Kapha-Eigenschaften. Vielleicht werden Sie in diesem Kapitel erfahren, dass Sie in erster Linie ein Kapha-Typ sind, aber auch etliche Vata- oder Pitta-Merkmale aufweisen. (Einige wenige Menschen sind sogar Mischtypen aus allen drei Konstitutionen.) Auf die verschiedenen Ausprägungen und Kombinationen dieser drei Doshas sind die unzähligen individuellen Unterschiede von Mensch zu Mensch zurückzuführen – das ist ziemlich cool, oder?

Die Doshas manifestieren sich als physiologische und emotionale Anlagen und Eigenschaften. Nun, da Sie alle vier Phasen des Stoffwechsel-Powerprogramms durchlaufen haben, sind Ihnen diese Tendenzen wahrscheinlich deutlicher bewusst als je zuvor. Jetzt spüren Sie, was Ihnen gut bekommt und was nicht, was Ihr Körper braucht und wovon Sie lieber die Finger lassen sollten. All das hängt mit Ihrer individuellen Dosha-Kombination zusammen.

Ich komme erst jetzt auf die Doshas zu sprechen, weil dies normalerweise der Zeitpunkt ist, an dem meine Patienten sich ein bisschen intensiver mit Ayurveda beschäftigen möchten. Jetzt wollen sie ihre persönlichen Anlagen und Eigenschaften kennenlernen und ihre Ernährung noch stärker auf ihre persönlichen Bedürfnisse abstimmen.

Ihr Dosha kann Ihnen dabei eine wichtige Orientierungshilfe sein. Vielleicht *spüren* Sie beispielsweise, dass Sie am liebsten den ganzen Tag Tee trinken und heiße Suppen essen würden, *denken* aber, dass Sie eigentlich lieber Salat essen sollten. Wenn Sie nun feststellen, dass Sie in erster Linie ein Vata-Typ sind, wird Ihnen klarwerden, dass warme, beruhigende, gehaltvolle Speisen genau das Richtige für Sie sind und kalte, rohe Lebensmittel Ihrem Konstitutionstyp nicht guttun. Selbst die reinste, gesündeste Vollwertkost wirkt nicht bei jedem Menschen gleich. Die Details hängen vom jeweiligen Dosha ab.

DOSHAS: DER WISSENSCHAFTLICHE HINTERGRUND

Die Vorstellung, dass Menschen unterschiedliche physiologische und psychische Profile haben, stellt die Wissenschaftler vor ein Rätsel (oder sollte es zumindest!) – jedenfalls solche Wissenschaftler wie mich, die nicht nur forschen, sondern auch Patienten behandeln. Immer wenn neue Gesundheitsinformationen bekannt werden, hilft dieses neue Wissen normalerweise nur einem Teil der Bevölkerung; bei anderen Menschen scheinen diese Behandlungsmethoden überhaupt nichts zu bewirken, und bei wieder anderen verschlimmert ihr Gesundheitszustand sich dadurch sogar noch. Wenn ich eine Studie daraufhin interpretieren soll, welche praktischen Empfehlungen und Verhaltensregeln man daraus ableiten kann, frage ich zuallererst einmal: Was für Menschen wurden in dieser Studie untersucht, und wie hoch war ihr Darm-IQ? Denn aufgrund dieser individuellen Unterschiede bekommt manchen Menschen eine vegane Kost beispielsweise sehr gut, während andere bei einer solchen Ernährung nur noch vor sich hinvegetieren; wieder anderen tut eine Paläo-Diät gut, während andere sie überhaupt nicht vertragen. Auch bestimmte Antidepressiva wirken nur bei manchen Patienten; und Statine scheinen ebenfalls nur manchen Menschen zu helfen, während sie anderen sogar schaden. Bei den Lebensmitteln sind die Unterschiede, was wem bekommt und was nicht, sogar noch größer: Was für den einen Medizin ist, kann für den anderen Gift sein.

Ein Forschungsgebiet, das sich meiner Einschätzung nach früher oder später mit diesen individuellen Unterschieden beschäftigen wird, ist die Epigenetik. Die Forschungsarbeiten auf diesem Gebiet beginnen gerade erst, Beweise dafür zu liefern, dass unser Umfeld sich auf die Genexpression auswirkt. Mit den Doshas kommt noch eine weitere Ebene zu diesem komplexen Geschehen hinzu. Wir alle sind eine Kombination aus verschiedenen Genen; und aufgrund unseres Umfelds können diese Gene sich entweder ein- oder abschalten. Unsere Doshas oder Konstitutionstypen sind ein weiterer Einflussfaktor, der mit darüber entscheidet, wie bestimmte Umweltaspekte sich auf bestimmte Gene auswirken. Das ist ein faszinierendes Thema; und die Wissenschaft beginnt diese Zusammenhänge nun allmählich zu enträtseln.

Hoffentlich begreift unsere moderne Medizin irgendwann, dass man für wissenschaftliche Untersuchungen eine genetisch absolut homogene Personengruppe benötigt: Die Verdauung der Probanden muss sich in einem ähnlichen Zustand befinden, und sie müssen auch ähnliche Doshas haben – nur so kann man zu verlässlichen Ergebnissen kommen. Doch selbst dann gelten diese Resultate nur für die Population, die man im Rahmen der Studie untersucht hat. Was diese Erkenntnis anbelangt, steckt unsere westliche Medizin vorläufig noch in den Kinderschuhen.

Welcher Dosha-Typ sind nun *Sie*? Mit dem folgendem Selbsttest finden die Teilnehmer meiner Seminare heraus, welches Dosha bei ihnen vorherrscht. (Manchmal sind es, wie bereits erwähnt, auch mehrere Doshas.) Natürlich gibt es auch längere und kompliziertere Fragebögen, die noch mehr in die Tiefe gehen; doch mit diesem hier können Sie Ihr vorherrschendes Naturell schon ziemlich gut erkennen. Am besten kann man seinen Dosha-Typ natürlich bestimmen, indem man sich von einem ayurvedischen Arzt untersuchen lässt; doch dieser Test ist schon ein ganz guter Anfang. Sobald Sie Ihren Konstitutionstyp kennen, werde ich Ihnen eine Beschreibung der Eigenschaften Ihres Doshas (beziehungsweise Ihrer Doshas) liefern und Ihnen ein paar genau auf Ihren Konstitutionstyp abgestimmte Empfehlungen für Ihre Ernährung und Lebensweise mit auf den Weg geben. Aber denken Sie daran: Das sind lediglich Vorschläge, die Ihnen helfen können, wenn Sie auf dem Weg zu einem guten

Gesundheitszustand noch einen Schritt weiter gehen möchten. Aber lassen Sie sich ruhig Zeit dabei und bauen Sie nur diejenigen Elemente in Ihr Leben ein, die Ihnen auch wirklich richtig erscheinen. Ich verspreche Ihnen, dass Sie sich sehr viel besser fühlen werden, wenn Sie diese individuell auf Ihren Typ abgestimmten Nahrungsmittel und Verhaltensweisen zu einem festen Bestandteil Ihres Alltagslebens machen.

DOSHA-SELBSTTEST

Körperbau

A. Ich bin schlank und zierlich, mit deutlich hervortretenden Gelenken und schlanken Muskeln.
B. Ich bin mittelgroß, habe einen symmetrischen Körperbau und gut entwickelte Muskeln.
C. Ich bin groß und kräftig oder stämmig und untersetzt.

Haut

A. Meine Haut ist rau und trocken.
B. Meine Haut fühlt sich warm an, ist rötlich und neigt zu Reizungen.
C. Meine Haut ist fettig und hat genügend Feuchtigkeit.

Haare

A. Meine Haare sind trocken, brüchig oder kraus.
B. Meine Haare sind fein, dünn oder vorzeitig ergraut.
C. Meine Haare sind dicht und wellig.

Augen

A. Meine Augen sind klein und beweglich.
B. Ich habe einen durchdringenden Blick.
C. Ich habe große, hübsche Augen.

Gelenke

A. Meine Gelenke sind schmal und deutlich hervortretend und knacken sehr leicht.
B. Meine Gelenke sind locker und beweglich.
C. Meine Gelenke sind kräftig und fest.

Körpertemperatur

A. Ich habe normalerweise kalte Hände und Füße und bevorzuge eine warme Umgebung.

B. Normalerweise ist mir (unabhängig von der Jahreszeit) immer warm, und ich bevorzuge eine kühlere Umgebung.

C. Ich kann mich auf die meisten Temperaturen gut einstellen, mag aber kein kaltes, feuchtes Wetter.

Stress

A. Wenn ich unter Stress stehe, reagiere ich ängstlich oder besorgt.

B. Wenn ich unter Stress stehe, werde ich reizbar, innerlich angespannt oder aggressiv.

C. Wenn ich unter Stress stehe, ziehe ich mich in mein Schneckenhaus zurück oder bin deprimiert.

Schlaf

A. Ich habe einen leichten Schlaf und werde nachts immer wieder wach.

B. Ich bin ein ziemlich guter Schläfer und brauche normalerweise mehr als acht Stunden, um mich am nächsten Tag ausgeruht zu fühlen. Aber ich habe lebhafte Träume.

C. Ich schlafe lange und tief und werde morgens normalerweise nur langsam wach.

Wetter

A. Kaltes Wetter mag ich am allerwenigsten.

B. Heißes Wetter mag ich am allerwenigsten.

C. Feuchtes Wetter mag ich am allerwenigsten.

Gewicht

A. Ich nehme normalerweise leicht ab.

B. Ich kann mein Gewicht leicht halten.

C. Ich nehme leicht zu.

Appetit

A. Mein Appetit variiert von Tag zu Tag, und ich habe eine empfindliche Verdauung.

B. Ich fühle mich unwohl, wenn ich eine Mahlzeit auslasse, und kann so gut wie alles essen.

C. Ich esse gern, habe aber auch keine Probleme damit, Mahlzeiten auszulassen, und verdaue die Speisen, die ich zu mir nehme, nur langsam.

Stuhlgang

A. Normalerweise habe ich harten Stuhl; manchmal leide ich unter Verstopfung.

B. Mein Stuhl ist normalerweise weich; manchmal leide ich unter Durchfall.

C. Mein Stuhl ist normalerweise gut geformt oder klebrig; manchmal leide ich unter Verstopfung.

Charakter

A. Ich bin von Natur aus lebhaft und begeisterungsfähig und mag Veränderungen.

B. Ich bin ernsthaft und zielstrebig, arbeite gern effizient und möchte immer alles unter Kontrolle haben.

C. Ich bin unkompliziert, warmherzig und einfühlsam. Ich helfe gern anderen Menschen.

Aktivität

A. Ich bin gern aktiv. Manchmal fällt es mir schwer, stillzusitzen.

B. Ich genieße Aktivitäten, die einen Sinn und ein Ziel haben. Am liebsten konkurriere ich dabei mit anderen Menschen.

C. Ich mag ruhige, geruhsame Freizeitaktivitäten und bin gern zu Hause.

Gang

A. Ich gehe normalerweise schnell.

B. Ich habe einen resoluten, entschlossenen Gang.

C. Ich gehe langsam; eigentlich ist es eher ein gemütliches Schlendern als ein Gehen.

Stimmungen

A. Meine Stimmung wechselt oft sehr schnell. Ich neige eher zu einer ängstlichen, besorgten Gemütsverfassung.

B. Meine Stimmung ist normalerweise ziemlich konstant, aber ich werde schnell wütend.

C. Meine Stimmung ist meist konstant; mich regt nicht so leicht etwas auf.

Gedächtnis

A. Ich lerne schnell, vergesse das Gelernte aber auch rasch wieder.

B. Ich habe ein gutes Gedächtnis.

C. Ich lerne langsam, habe aber ein gutes Langzeitgedächtnis.

Vorgehensweise

A. Ich kann gut Projekte in Gang bringen, stelle sie dann aber oft nicht fertig.

B. Ich gehe planvoll und systematisch vor und verfolge jedes Projekt konsequent so lange weiter, bis es fertig ist.

C. Ich brauche schon einen kleinen Anstoß, um etwas in Angriff zu nehmen; doch sobald ich diese Startschwierigkeit überwunden habe, ziehe ich mein Projekt bis zum Ende durch.

Geld

A. Ich gebe Geld fast immer genauso schnell aus, wie ich es verdient habe.

B. Es ist mir wichtig, Geld zu haben und es für teure Luxusartikel auszugeben.

C. Ich gebe nicht gern Geld aus, sondern spare es mir lieber für schlechte Zeiten auf.

In Beziehungen frage ich normalerweise ...

A. Was stimmt mit mir nicht?

B. Was stimmt mit dir nicht?

C. Bist du sicher, dass irgendetwas nicht stimmt?

Wenn ich aus dem Gleichgewicht geraten bin, fühle ich mich wie

A. ... ein Blatt im Wind.

B. ... ein flammendes Inferno.

C. ... wie gelähmt.

Meine Devise lautet:

A. Ich werfe alle Vorsicht über Bord und lebe nur für den heutigen Tag.

B. Ohne Fleiß kein Preis.

C. Mach' dir keine Sorgen – genieße einfach das Leben.

Nun zählen Sie, wie oft Sie A, B und C angekreuzt haben, und tragen Sie die Zahlen hier ein:

A: ________

B: ________

C: ________

Wenn Sie hauptsächlich A-Antworten angekreuzt haben, sind Sie in erster Linie ein Vata-Typ.

Wenn Sie hauptsächlich B-Antworten angekreuzt haben, sind Sie in erster Linie ein Pitta-Typ.

Wenn Sie hauptsächlich C-Antworten angekreuzt haben, sind Sie in erster Linie ein Kapha-Typ.

Wenn Ihre Punktzahl bei zwei Konstitutionstypen ziemlich ähnlich ist, sind Sie wahrscheinlich eine Mischung aus diesen beiden Typen, wobei das Dosha mit der höheren Punktzahl etwas stärker vertreten ist. Wenn Sie bei allen drei Typen fast genau die gleiche Punktzahl erreicht haben, sind Sie ein sogenannter Tridosha-Typ: also eine ausgewogene Mischung aus allen drei Typen (was zwar ungewöhnlich ist, aber hin und wieder vorkommt). Im Anschluss an die nun folgende Beschreibung der drei Doshas werde ich Ihnen erklären, wie Sie mit den manchmal widersprüchlichen Empfehlungen umgehen sollen, wenn Sie bei zwei oder sogar allen drei Doshas hohe oder fast gleiche Punktzahlen erreicht haben. Doch zunächst einmal möchte ich auf die drei Konstitutionstypen eingehen: Was bedeutet es, ein Vata-, Pitta- oder Kapha-Typ zu sein?

Vata

In meinen Präsentationen wähle ich immer ein paar typische Vertreter der drei Doshas aus. Der klassische Vata-Typ ist Audrey Hepburn oder (wenn Sie eher etwas mit Zeichentrickfiguren anfangen können) Road Runner. Vata-Typen sind normalerweise schlank, zierlich und drahtig; aber es gibt auch Ausnahmen, vor allem wenn Vata aus dem Gleichgewicht gerät und das Agni geschwächt wird (es also an Darmintelligenz fehlt). In solchen Fällen können Vata-Typen schlaffe, schwammige Fettpölsterchen unter der Haut ansetzen, was für diesen Typus oder Körperbau allerdings unnormal ist. In ausgewogenem Zustand haben Vata-Typen eine rasche Auffassungsgabe und sind äußerst kreativ und intuitionsbegabt. Wenn sie jedoch aus dem Gleichgewicht geraten, reagieren sie häufig ängstlich und nervös und leiden manchmal auch unter Schlafstörungen und Verstopfung. Übermäßiges Vata kann sich in neurologischen Beschwerden äußern und früher oder später sogar zur Entstehung neurologischer Erkrankungen (beispielsweise Demenz bei alten Menschen) führen; denn beim Vata-Typ machen Unausgewogenheiten sich hauptsächlich im Dickdarm bemerkbar – jenem Verdauungsorgan, das die meisten Darmbakterien beherbergt und sich daher auch am stärksten auf das Nervensystem auswirkt.

Bei Vata-Typen kommt normalerweise alles aus dem Takt, wenn sie aus dem Gleichgewicht geraten: Dann haben sie eine unregelmäßige Verdauung, unregelmäßige Schlafmuster, und auch ihre Stimmungen sind einem raschen Wechsel unterworfen. Vata ist das Stimmungsschwankungs-Dosha! Vata-Typen können hungrig sein und das Essen dann doch völlig vergessen. Manchmal schlafen sie zu viel; dann wieder können sie überhaupt nicht schlafen. Sie leiden stärker unter dem prämenstruellen Syndrom als andere Doshas. (Während der Menstruation steigt bei den meisten Frauen vorübergehend die Vata-Energie an.) Deshalb tut ein ruhiger, geregelter Tagesablauf Vata-Typen besonders gut. Warme, gehaltvolle Speisen und ruhige Situationen gleichen Vata aus.

Zu viel körperliche Aktivität dagegen stimuliert die Vata-Energie zu stark. Die meisten Vata-Typen brauchen kaum Bewegung: Sie haben ohnehin schon zu viel Energie. Yoga-Übungen, bei denen es hauptsächlich auf die Dehnung des Körpers ankommt, tun Vata-Typen besonders gut. Außerdem sollten sie auf einen ruhigen, gleichmäßigen Tagesablauf achten.

Wenn ein Vata-Typ zunimmt, setzt er normalerweise weiches, schwammiges, subkutanes Fettgewebe an, das vom Muskel wegzieht. Diese Art von Fett ist bei den zierlichen Vata-Typen ziemlich deutlich sichtbar, und sie schämen sich dafür. Außerdem beklagen Vata-Typen sich auch am lautstärksten, wenn sie zunehmen: Sie finden überschüssiges Fett unästhetisch, weil sie naturgemäß schlank sind. Deshalb empfinden sie das Fett als unproportional; doch im Anfangsstadium sind diese Fettansammlungen am wenigsten schädlich, weil es sich dabei nur um oberflächliches Fett handelt.

Paradoxerweise führen genau die gleichen Prozesse, die beim Vata-Typ zu einer anfänglichen Gewichtsabnahme führen, später dazu, dass er zunimmt. So werden Kaffee und kaltes Wasser beispielsweise für ihre gewichtsreduzierende Wirkung gepriesen und können bei Vata-Typen vorübergehend sogar tatsächlich eine Gewichtsabnahme bewirken. Doch letzten Endes führen sie zu einer so starken Vata-Störung, dass sie genau den entgegengesetzten Effekt haben können; denn sie wirken sich so negativ auf die Verdauung aus, dass sich im Körper dieses Konstitutionstyps dadurch Ama abzulagern beginnt.

Um Vata zu beruhigen, sollten Sie vor allem Folgendes essen und trinken:

- warme, gegarte Speisen
- heiße Getränke
- weiche, feuchte Gerichte wie Pasta, gekochte Getreideflocken und Suppen
- ölige Speisen: zum Beispiel Gerichte, die Ghee (geklärte Butter), Öl, Nüsse oder Avocado enthalten
- süße Speisen

Folgende Lebensmittel eignen sich gut für Vata-Typen:

Getreide
Haferflocken
Quinoa
Reis (Basmati- und Naturreis)
Weizen (nicht gentechnisch verändert)

Hülsenfrüchte und deren Produkte
Bohnensuppe aus ganzen Mungbohnen
gelbe gespaltene Mungbohnen
rote Linsen
Tofu

Gemüse
Artischocken
gelber Kürbis
grüner Senfkohl
Kürbis
Mohrrüben
Rote Bete
Spargel
Spinat
Süßkartoffeln
Yamswurzel

Milchprodukte
Butter
Buttermilch
Ghee
Käse (nur weicher Frischkäse wie Ricotta, Hüttenkäse und Paneer)
Lassi
Milch (warm getrunken)

Süßungsmittel
Ahornsirup
Dattelzucker
Honig
Jagrezucker
Melasse
Rohrzucker (nur Vollrohrzucker wie beispielsweise Sucanat)

Öle
alle

Nüsse und Kerne
alle Nüsse (außer Erdnüssen)
Samen und Kerne in kleinen Mengen

Gewürze
Anis
Bockshornkleesamen
Fenchel
Gewürznelken
Himalajasalz
Ingwer
Kardamom
Kreuzkümmel
Lorbeerblatt
schwarzer Pfeffer
Senfkörner
Tamarinde
Zimt
Zitronensaft

Obst

alle süßen, saftigen Früchte

Ananas

Äpfel und Trockenobst sollten nach Möglichkeit gekocht oder gedünstet werden

Aprikosen

Bananen

Beeren

Birnen

Feigen

Granatäpfel

Grapefruit

Kirschen

Limetten

Mangos

Melonen

Orangen

Papayas

Pfirsiche

Pflaumen

Weintrauben

Zitronen

Zitronensaft

Bitte beachten Sie: Trockenobst sollte vor dem Verzehr eingeweicht werden!

Fleisch

Eier

Fisch und Meeresfrüchte

Geflügel

rotes Fleisch

Um eine Vata-Störung zu vermeiden, sollten Sie die Finger von folgenden Lebensmitteln lassen:

- leichte, trockene, knusprige Lebensmittel
- kalte Speisen
- eine vollständig vegane Ernährung: Vata ist das einzige Dosha, das ab und zu ein bisschen tierisches Eiweiß braucht, wenn es aus dem Gleichgewicht gerät; allerdings haben die meisten Vata-Typen darauf keine große Lust. Wenn ein Vata-Typ beim besten Willen kein Fleisch hinunterbekommt, sollte er zumindest nicht-homogenisierte Bio-Rohmilch und Eier sowie Hühnerknochenbrühe von freilaufenden, human behandelten Hühnern essen.

Auf folgende Lebensmittel sollte der Vata-Typ verzichten:

Getreide
Buchweizen
Gerste
Hirse
Knuspermüslimischungen und Müsliriegel
Mais
Roggen
rohe Haferflocken (die manche Menschen in ihr Müsli geben)

Hülsenfrüchte
alle außer gelben Mungbohnen, roten Linsen und Tofu

Gemüse
Alfalfasprossen
Blumenkohl
Brokkoli
Kartoffeln
Kohl
roher grüner Salat und rohes Salatgemüse (obwohl Vata-Typen normalerweise sehr gern Salat essen)
rohes Gemüse jeglicher Art
Rosenkohl

Gewürze
alle sehr scharfen Gewürze wie beispielsweise Cayennepfeffer oder Chili
rohe Zwiebeln
roher Knoblauch

Obst
Äpfel (rohe)
Preiselbeeren
Trockenobst (nicht eingeweichtes)
unreifes Obst

Muster-Essensplan für Vata-Typen

Frühstück	gedünstete Äpfel mit Zimt, Kardamom und Rosinen
Mittagessen	Basmatireis mit in Ghee gekochtem Currygemüse (zum Beispiel Spargel und Zucchini); Brathähnchen
Zwischenmahlzeit	Datteln, Nussbutter, frisches Obst (außer rohen Äpfeln)
Abendessen	Linsensuppe

Lebensstilempfehlungen, damit Vata im Gleichgewicht bleibt

- *Führen Sie ein geregeltes Leben.* Stehen Sie an den meisten Tagen morgens zur gleichen Zeit auf, gehen Sie abends zur gleichen Zeit ins Bett und achten Sie auf regelmäßige Mahlzeiten. Ein geregelter Lebenswandel ist für Vata-Typen schwer einzuhalten, wirkt aber beruhigend und ausgleichend.

- *Achten Sie darauf, genügend Schlaf zu bekommen.* Vata-Typen brauchen mehr Schlaf als alle anderen Doshas (ungefähr neun Stunden pro Nacht).

- *Halten Sie sich warm und sorgen Sie für eine ausreichende Flüssigkeitszufuhr.* Eine kühle, trockene Umgebung bringt Vata aus dem Gleichgewicht. Wickeln Sie sich im Winter in warme Decken ein und trinken Sie warmen Tee. An warmen, sonnigen Tagen sollten Sie nach draußen gehen! Vata-Typen lieben die Sonne.

- *Gehen Sie einer sanften, moderaten körperlichen Aktivität nach* wie beispielsweise Spaziergängen und Yoga. Vata-Typen machen gern sanfte, beruhigende Yoga-Übungen; manche mögen auch Hot Yoga.

- Lernen Sie, mit Ihren Ängsten umzugehen, und versuchen Sie Ihre nervösen Angewohnheiten in den Griff zu bekommen. Meditation und Tiefenatmung wirken beruhigend auf übermäßige Vata-Energie.

Pitta

Pitta-Typen sind leistungsorientierte, ehrgeizige Menschen. Martha Stewart ist ein gutes Beispiel für diesen Typ, während Yosemite Sam ein typisches Beispiel für aus dem Gleichgewicht geratenes Pitta ist. Zu viel Pitta-Energie kann zu Zorn, Reizbarkeit und einem roten Gesicht führen. Wenn Pitta-Typen zunehmen, handelt es sich dabei normalerweise um entzündliches Übergewicht mit Lymphstauungen und Pseudofett. Während des Stoffwechsel-Powerprogramms nehmen vor allem die Pitta-Typen schnell ab, weil ihre Lymphe dann rascher durch den Körper zu fließen beginnt und Entzündungsprozesse abklingen.

Der Pitta-Typ neigt zu Überhitzung – sowohl im wörtlichen als auch im übertragenen Sinn. In körperlicher Hinsicht sind diese Menschen Durchschnittstypen: mittelgroß mit gut entwickelter Muskulatur. Meist sind sie blond oder rothaarig; die Männer werden frühzeitig kahl, die Frauen bekommen schnell dünnes Haar. Außerdem haben sie einen durchdringenden Blick und eine schrille Stimme. Sie können ziemlich einschüchternd wirken und tragen bei Auseinandersetzungen häufig den Sieg davon.

Dem Pitta-Typus tut es mehr als jedem anderen Dosha gut, sich in der freien Natur aufzuhalten. Die Natur wirkt unglaublich regenerierend und beruhigend auf diesen Konstitutionstyp – sie ist das optimale Heilmittel für Zorn und gereizte Stimmung. Bei kühlem Wetter ist der Pitta-Typ in seinem Element. Oft ist ihm sogar im Winter noch warm, wenn alle anderen Menschen frieren. Pitta-Typen sollten einer moderaten körperlichen Aktivität nachgehen; allerdings neigen sie beim Sport zu stark konkurrenzorientiertem Verhalten.

Wenn Pitta-Typen zunehmen, bezeichne ich das als »Wutgewicht«. Pitta-Gewicht hängt hauptsächlich mit Entzündungsprozessen zusammen: Es geht mit Schmerzen, Unwohlsein, Gelenkbeschwerden und Hautausschlägen einher und ist kein schwammiges Fettgewebe wie beim Vata-Typ, sondern ein entzündliches Übergewicht mit vielen Wassereinlagerungen im Körper, in denen die für Pitta-Typen so typische überschüssige Hitze gespeichert ist. Das ist das unangenehmste Übergewicht, das es gibt. Pitta-Typen neigen besonders stark zu Lymphstauungen oder Pseudofett. Ihre ganze Hitze und Entzündung sammelt sich in Wasser und Lymphe an. Deshalb bekommen kühlende Speisen, die Hitze abschwächen und zur Ausscheidung des Wassers beitragen, dem Pitta-Typus so gut. Im Rahmen des Stoffwechsel-Powerprogramms haben Sie ja schon eine Menge dafür getan, Entzündungen zum Abklingen zu bringen; also hat dieser Prozess bei Ihnen bereits begonnen. Für Pitta-Typen ist es besonders wichtig, Lebensmittel zu meiden, die Hitze verstärken.

Da Pitta-Typen normalerweise gesund sind und von allen drei Doshas die stärkste Verdauung haben, macht es ihnen (zumindest in jüngeren Jahren) wahrscheinlich am wenigsten aus, toxische Lebensmittel zu sich zu nehmen. Doch sobald der Entzündungsprozess beginnt und ihre Darmschleimhaut zu durchlässig wird, geht es mit ihrer Gesundheit bergab – so lange, bis ihre Verdauung wieder saniert und die Entzündung zum Abklingen gebracht wird. Basische Lebensmittel begünstigen diese Entwicklung am allermeisten. Pitta ist das einzige Dosha, das rohe Lebensmittel gut verträgt, sobald sein Verdauungstrakt abgeheilt ist – vor allem im Sommer und zum Mittagessen. Heißes Klima ist für Pitta-Typen schwer zu verkraften; doch kühlende rohe Lebensmittel lindern Entzündungen in einem gesunden Pitta-Darm.

Wenn es dem Pitta-Typ gelingt, die Hitze unter Kontrolle und seine Lymphe im Fluss zu halten, kann er ausgesprochen produktiv werden; denn er ist kreativ und zielorientiert und hat viel Energie.

Um Pitta zu beruhigen, sollten Sie vor allem Folgendes essen und trinken:

- saftige Lebensmittel wie Weintrauben, Mangos, grünen Salat und Gurken
- kühlende Lebensmittel wie Grünkohl, Rucola, Melonen und Kokosnüsse
- Speisen mit hohem Wassergehalt
- zimmer- bis lauwarme Getränke

Folgende Lebensmittel eignen sich gut für Pitta-Typen:

Getreide
Amaranth
Gerste
Hafer
Kamut
Quinoa
Reis (weißer Reis, vor allem Basmati- oder Duftreis)
Weizen (nicht genetisch verändert und in Maßen, also seltener als einmal pro Woche)

Hülsenfrüchte
gespaltene Erbsen
Kichererbsen
Kidneybohnen
Mungbohnen
nichtfermentierte Sojabohnenprodukte (Tofu und Edamame, aber kein Tempeh – fermentierte Lebensmittel haben eine zu stark erhitzende Wirkung auf den Körper, was Pitta-Typen vermeiden sollten)
alle anderen Hülsenfrüchte (zum Beispiel rote Bohnen und orangefarbene, gelbe und schwarze Linsen) dürfen in Maßen genossen werden

Gemüse
Alfalfasprossen
Artischocken
Blumenkohl
Brokkoli
Erbsen
gelber Kürbis
grüne Bohnen
grüner Salat
grüne Blattgemüse (alle außer Spinat)
Grünkohl
Gurken
Kartoffeln
Kohl
Korianderkraut
Mangold
Okra
Pak Choi
Petersilie
Rosenkohl
Sellerie
Spargel
Süßkartoffeln
Winterkürbis
Zucchini

Milchprodukte

Butter
Frischkäse (in Maßen)
Ghee
Lassi, süß (im Gegensatz zu dem im vorigen Kapitel erwähnten würzigen Lassi wird dieses Lassi mit Gewürzen versetzt, die ihm einen süßen Geschmack verleihen, sodass es eine ausgleichendere Wirkung auf Pitta hat)
Milch (sie sollte vor dem Verzehr auf der Herdplatte erhitzt werden – Sie können sie ja anschließend abkühlen lassen oder lauwarm trinken, wenn Ihnen das besser schmeckt)
Paneer
Sahne

Süßungsmittel

Dattelzucker
Jagrezucker
Kokospalmzucker
Rohrzucker (nur Vollrohrzucker wie beispielsweise Sucanat – und auch das nur in Maßen)

Öle

Ghee
Kokosöl
Olivenöl (in Maßen)
Sonnenblumenöl (in Maßen)

Nüsse und Kerne

Kokosnüsse
Kürbiskerne (in Maßen)
Mandeln (nur blanchiert und in kleinen Mengen)
Sonnenblumenkerne

Gewürze

Dill
Fenchel
Kardamom
Koriander
Korianderkraut
Kreuzkümmel
Kurkuma
Minze
Rosmarin
Safran

Obst

Äpfel
Birnen
Datteln
Feigen
Granatäpfel
Khakis
Mangos
Melonen
Orangen (süße)
Pflaumen (süße)
Rosinen
Weintrauben

Fleisch

Eiklar
Fisch (nur Süßwasserfisch wie Forelle, Wels, Zander und Tilapia)
Hühnerfleisch (nur weißes Fleisch)
Truthahn/Pute

Um eine Pitta-Störung zu vermeiden, sollten Sie die Finger von folgenden Lebensmitteln lassen:

- würzige Speisen
- saure Speisen und Lebensmittel
- säurehaltige Lebensmittel (beispielsweise Essig)
- salzige Aromen

Auf folgende Lebensmittel sollte der Pitta-Typ verzichten:

Getreide
Buchweizen
Hirse
Mais
Naturreis (Rundkorn)
Roggen

Gemüse
Meeresalgen
Mohrrüben
Radieschen
Rote Bete
Spinat
Steckrüben
Tomaten und Tomatenprodukte (zum Beispiel Tomatensauce, Salsa und Ketchup)
Zwiebeln

Milchprodukte
Joghurt
Käse (vor allem gereifte und salzige Käsesorten wie Feta und Blauschimmelkäse)
Sauerrahm

Süßungsmittel
Honig
Melasse
raffinierter Weißzucker

Öle
Distelöl
Erdnussöl
Maisöl
Rapsöl
Senföl
Sesamöl

Gewürze
Asant (auch als Asafoetida oder Hing bezeichnet; ein in Indien beliebtes Gewürz)
Bockshornklee
Cayennepfeffer
Chilipfeffer
Ingwer
Ketchup
Knoblauch
Lorbeerblatt
Meerrettich

Paprikapulver
schwarzer Pfeffer
Senf
Senfkörner
Sojasauce

Obst
Beeren
Grapefruit
Kirschen
Limetten
Oliven
Pfirsiche
Pflaumen
saures Obst jeglicher Art
Zitronen

Fleisch
Eigelb
Lamm
Meeresfrüchte
Rindfleisch
Schweinefleisch

Muster-Essensplan für Pitta-Typen

Frühstück	Haferflocken mit Rosinen, Kokosraspeln und etwas Kokospalmzucker
Mittagessen	Suppe, Reis, Bohnen und Linsen, Gemüse, Blattgemüse (außer Spinat), tierisches Eiweiß (sofern Sie kein Vegetarier sind), ja sogar Desserts wie beispielsweise Reispudding. Pitta-Typen mögen ein gehaltvolles Mittagessen – das beruhigt sie für den Rest des Tages.
Zwischenmahlzeit	Melonen, Kokoswasser, getrocknete Kokosnuss-Chips
Abendessen	Gebratenes Gemüse, Getreideprodukte

Lebensstilempfehlungen, damit Pitta im Gleichgewicht bleibt

- *Bleiben Sie kreativ und begeisterungsfähig.* Pitta-Typen brauchen etwas, das ihren Ehrgeiz anstachelt; doch oft schießen sie mit ihrem Engagement auch über das Ziel hinaus. Konzentrieren Sie sich stattdessen lieber auf Dinge, die Sie begeistern, um Ihre Pitta-Energie in produktivere Bahnen zu lenken. Dann können Sie besser mit anderen Menschen zusammenarbeiten und Ihr Konkurrenzdenken auf ein gemeinsames Ziel richten.

- *Achten Sie darauf, genügend Schlaf zu bekommen.* Pitta-Typen brauchen ungefähr acht Stunden Schlaf pro Nacht, um freundlich zu bleiben und nicht reizbar und bissig zu werden.

- *Gehen Sie einer körperlichen Aktivität nach, bei der man sich immer nur für kurze Zeit relativ schnell bewegt,* wie beispielsweise Laufen, Wandern, Schwimmen oder Radfahren. Pitta-Typen sind gute Sprinter. Aktivitäten im Freien genießen sie am allermeisten, und diese Art von Bewegung wirkt auch am ausgleichendsten auf die Pitta-Energie. Doch aufgrund ihres Wettbewerbsgeists verausgaben diese Typen sich manchmal zu stark.

- *Achten Sie darauf, was Sie sagen und wie Sie es sagen.* Pitta-Typen können sehr scharfzüngig sein und andere Menschen verletzen, ohne es zu wollen. Darauf zu achten und sich dementsprechend zurückzunehmen hat eine therapeutische Wirkung auf diesen Typus (und kann außerdem seine Beziehungen zu seinen Mitmenschen verbessern). Es ist wunderbar, intelligent und ehrgeizig zu sein; doch wenn das Ganze in Perfektionismus und Intoleranz anderen Menschen gegenüber ausartet, wirkt sich das weniger positiv auf Ihr Privatleben oder die Erreichung Ihrer beruflichen Ziele aus.

- *Werden Sie nicht zum Workaholic!* Achten Sie darauf, sich auch genügend Zeit für Spiel, Spaß und Freizeitvergnügen zu nehmen.

Kapha

Kapha ist das sanfte, entspannte Dosha. Menschen, bei denen Kapha vorherrscht, haben eine lockere Einstellung zum Leben: Sie lassen einfach alles auf sich zukommen. Darum neigen sie naturgemäß nicht zu Stress, Ängsten und Sorgen, Gereiztheit oder anderen Emotionen, die andere Menschen so oft aus dem Konzept bringen. Aus diesem Grund sind Kapha-Typen normalerweise auch sehr beliebt – Menschen, die sich nicht über jede Kleinigkeit aufregen, wirken eben einfach sympathisch. Oprah Winfrey ist ein typisches Beispiel für einen Kapha-Typ: Sie hat eine positive, beruhigende Ausstrahlung, sodass die Menschen sich in ihrer Gegenwart einfach wohlfühlen. Eine Zeichentrickfigur mit typischen Kapha-Eigenschaften ist Pu der Bär – ein fröhlicher, zufriedener, liebenswerter Zeitgenosse, dessen einziger Fehler darin besteht, dass er vielleicht ein bisschen zu gern Honig nascht.

Von ihrer körperlichen Konstitution her fällt es Kapha-Typen am schwersten, schlank zu bleiben. Normalerweise sind sie grobknochig und stämmig und können lange Zeit ohne Nahrung auskommen. Aber sie essen nun einmal sehr gern; und dank ihrer Schwäche für Zucker und Milchprodukte nehmen sie besonders leicht zu. Kapha ist das einzige Dosha, dem regelmäßiges Fasten (egal welcher Art) gut bekommt.

Kapha-Typen haben oft eine verstopfte Nase und Probleme mit den Nasennebenhöhlen. Sie verfügen über große physische Ausdauer (wenn sie denn Gebrauch davon machen) und geben gute Langstreckenläufer ab. Meist haben sie eine glatte, strahlende Haut, glänzendes dunkles Haar, eine schöne, melodische Stimme und ein gutes Gedächtnis. Wenn sie aus dem Gleichgewicht geraten, sind sie häufig träge und lustlos, können sich zu nichts aufraffen, liegen oft einfach nur auf der Couch herum und futtern Süßigkeiten oder Käse.

Kapha-Typen neigen besonders stark zu einer sitzenden Lebensweise; sie müssen wirklich ihren »inneren Schweinehund« überwinden, um von der Couch herunterzukommen und sich zu bewegen. Denn Bewegung und leichte, anregende Lebensmittel, die ihm helfen, seinen Hang zu Lethargie und Genusssucht zu überwinden, tun dem Kapha-Typ gut. Intensive körperliche Aktivität wirkt sich besonders positiv auf diese Menschen aus. Am wohlsten fühlen sie sich in warmem, trockenem Klima (zum Beispiel in der Wüste), das ausgleichend auf ihre kühle, feuchte Konstitution wirkt.

Wenn Kapha-Typen zunehmen, wirkt dieses Übergewicht sehr ästhetisch. Da dieser Typus normalerweise grobknochig und wohlproportioniert ist, gewinnt sein Körper durch die Gewichtszunahme an beruhigender Substanz. Andererseits ist dies aber auch die gefährlichste Art von Fett, weil es sich rund um die Organe (beispielsweise ums Herz herum) ablagert. Anfangs sieht man gar nichts davon, wenn der Kapha-Typ zunimmt: Das Fett ragt nirgends hervor und ist nicht so deutlich zu erkennen wie beispielsweise beim Vata-Typus. Bei Kapha-Typen sieht es so aus, als würden sie sich einfach ausdehnen – sie werden voluminöser und noch schöner, denn ihr Körper bleibt dabei glatt, geschmeidig und voller sinnlicher Rundungen. Das wurde schon immer als ästhetisches Gewicht betrachtet, wie es zum Beispiel auch auf alten Gemälden dargestellt ist. Doch dieses Gewicht ist am schwersten loszuwerden und trägt am meisten zu einer langsamen, schleichenden Entstehung chronischer Erkrankungen bei. Und gerade weil dieses Gewicht so gefährlich ist, sollten Kapha-Typen sich bemühen, abzunehmen, damit ihre Organe nicht unter dieser Belastung leiden.

Das Problem der Kapha-Typen mit Fett hat nichts mit unserem modernen ästhetischen Empfinden und dem daraus resultierenden Schamgefühl zu tun: Es ist ein gesundheitliches Problem. Selbst ausgewogene Kapha-Typen neigen zu Fettablagerungen in den Organen. Daher müssen diese Menschen ganz besonders auf ihr Gewicht achten. Wenn Sie das Gefühl haben, ein Kapha-Typ zu sein, sollten Sie jede Woche auf die Waage steigen; denn wahrscheinlich spüren Sie nicht einmal eine Veränderung an Ihrem Körper, wenn Sie zunehmen – aber die Waage zeigt sie Ihnen an. Und dann müssen Sie um Ihrer Gesundheit willen wachsam sein. Das ist einer der Gründe, warum eine fettarme vegane Kost für diesen Typus so wichtig ist. Eine kohlenhydratarme, fettreiche Ernährung ist für Kapha-Typen eine Katastrophe. Dieser Konstitutionstyp muss sogar mit dem Verzehr von Getreideprodukten vorsichtig sein, weil Getreide (der ayurvedischen Terminologie zufolge) schwer und süß ist und Kapha verstärkt.

Kapha-Typen brauchen eine fettarme, vegane, nährstoffreiche, kalorienarme Kost mit begrenztem Obstanteil. Diese Ernährung ist am schwierigsten einzuhalten; doch dem Kapha-Typ geht es dabei hervorragend. Wenn es diesem Typus gelingt, aus dem Teufelskreis seiner Esssucht auszubrechen, ist er der gesündeste Mensch der Welt. Er hat ein starkes Immunsystem, ist ruhig und ausgeglichen. Wenn ein Meteorit auf der Erde einschlüge und all unsere Nahrungsquellen zerstören würde, wären die Kapha-Typen diejenigen, die dafür sorgen, dass das menschliche Geschlecht trotzdem nicht ausstirbt.

Um Kapha zu beruhigen, sollten Sie vor allem Folgendes essen und trinken:

- warme, gegarte Speisen
- trockene Lebensmittel wie Popcorn und Reiskuchen
- leichte Speisen mit wenig Fett und Öl
- heiße oder warme Getränke
- eine vegetarische oder (noch besser) vegane Kost

Folgende Lebensmittel eignen sich gut für Kapha-Typen:

Getreide

abgelagertes Getreide (es sollte vor der Verarbeitung und dem Verzehr mindestens ein Jahr lang gelagert worden sein, denn dadurch wird es leichter verdaulich)

Buchweizen

Gerste

Hafer

Hirse

Mais

Quinoa

Reis

Roggen

Hülsenfrüchte

alle Hülsenfrüchte (beispielsweise Linsen, Kidneybohnen, gespaltene Erbsen, Kichererbsen und Adzuki-Bohnen). Tofu sollten Sie lieber meiden, es sei denn, Sie stehen vor der Entscheidung, ob Sie Tofu oder Fleisch essen möchten – in diesem Fall wäre Tofu für den Kapha-Typ immer noch die bessere Wahl.

Gemüse

Artischocken

Auberginen

Blumenkohl

Brokkoli

Erbsen

grüne Bohnen

grüne Blattgemüse

Kartoffeln

Kohl

Mohrrüben

Okra (nur in einer beschichteten Pfanne ohne oder mit ganz wenig Fett angebraten; kochen Sie sie nicht so lange, bis sie nicht mehr schleimig sind!)

Paprika

Radieschen

Rote Bete (in kleinen Mengen)

Sellerie

Spargel

Sprossen

Zucchini

Zwiebeln

Milchprodukte

Buttermilch

fettarme oder fettfreie Milch (in Maßen – höchstens ein paarmal pro Woche)

Ghee (in kleinen Mengen)

Lassi (aber nur die würzige und nicht die süße Variante)

Süßungsmittel

Honig

Öle (alle nur in kleinen Mengen)

Distelöl

Leinöl

Maisöl

Rapsöl

Senföl
Sonnenblumenöl

Nüsse und Kerne
Kürbiskerne
Sonnenblumenkerne

Gewürze
Alle Gewürze außer Salz

Obst
Bitte beachten Sie: Von allen Doshas müssen Kapha-Typen oder Menschen mit einem Kapha-Ungleichgewicht (das man an Übergewicht erkennt) mit Obst am vorsichtigsten sein. Alles, was süß schmeckt, verstärkt Kapha zu sehr; das gilt vor allem für Kapha-Typen, die abnehmen möchten. Daher sollten sie nur ein bis zwei Portionen Obst pro Tag essen.
Äpfel
Aprikosen
Birnen
Granatäpfel
Preiselbeeren
Trockenobst

Um eine Kapha-Störung zu vermeiden, sollten Sie die Finger von folgenden Lebensmitteln lassen:

- große Essensmengen (vor allem nachts)
- schwere Gerichte
- kalte Speisen
- stark wasserhaltige Speisen
- süße, saure und salzige Aromen
- kalte Getränke

Auf folgende Lebensmittel sollte der Kapha-Typ verzichten:

Getreide
Hafer
nicht gut abgelagertes Getreide
Reis
Weizen

Hülsenfrüchte und Hülsenfruchtprodukte
Tofu (ist für Kapha-Typen aber immer noch besser geeignet als Fleisch)

Gemüse
Avocados
Süßkartoffeln
Tapioka
Yamswurzel

Milchprodukte
Butter
Eiscreme

Ghee in großen Mengen
Joghurt
Käse
Sahne
Sauerrahm
Vollmilch

Süßungsmittel
Alle Zuckerrohrprodukte

Öle
alle Öle in größeren Mengen als 1 Teelöffel pro Tag

Nüsse und Kerne
alle Nüsse

Gewürze
Salz

Obst
Ananas
Bananen
Kokosnüsse
Mangos
Melonen
Orangen
Pflaumen

Fleisch
Kapha-Typen sollten wegen ihrer langsamen Verdauung und ihrer Neigung zur Gewichtszunahme überhaupt kein Fleisch essen.

Muster-Essensplan für Kapha-Typen

Frühstück	Falls Sie keinen Hunger haben, lassen Sie das Frühstück ruhig ausfallen oder trinken Sie morgens einfach nur Kräutertee. Wenn Sie Hunger haben, versuchen Sie es mit Trockenobst, gedünsteten Äpfeln oder Hirse-Porridge.
Mittagessen	Gemüse (in einer beschichteten Pfanne angebraten) mit einer Currymischung und wenig Öl. Geben Sie Zwiebeln, Knoblauch, Paprika, schwarzen Pfeffer und eine kleine Prise Himalajasalz dazu – aber nicht zu viel! Fügen Sie außerdem Getreide und/oder Hülsenfrüchte nach Ihrem Geschmack aus der obigen Liste Kapha-geeigneter Lebensmittel hinzu.
Zwischenmahlzeit	Kapha-Typen sollten zwischen den Mahlzeiten eigentlich nichts essen; aber wenn Sie wirklich einen kleinen Snack brauchen, knabbern Sie ein paar Kürbiskerne oder ungesalzenes Popcorn.
Abendessen	Kapha-Typen brauchen normalerweise kein Abendessen, dürfen aber am zeitigen Abend einen Teller Gemüse- oder Linsensuppe essen, wenn sie Hunger bekommen. Bei den meisten Kapha-Typen sinkt die Verdauungskraft nach sieben Uhr abends auf null ab; daher bekommt ihnen ein spätes Abendessen besonders schlecht.

Lebensstilempfehlungen, um Kapha im Gleichgewicht zu halten:

- *Fangen Sie an, sich zu bewegen!* Kapha-Typen brauchen etwas, was sie anregt; sonst bleiben sie womöglich völlig inaktiv, weil sie es so angenehm finden, einfach nur auf der Couch herumzulümmeln und sich zu entspannen.

- *Schlafen Sie nicht zu viel.* Kapha-Typen brauchen von allen Doshas am wenigsten Schlaf, um sich wohlzufühlen; aber sie schlafen häufig mehr, als sie eigentlich bräuchten. Normalerweise braucht der Kapha-Typus nur sieben Stunden Schlaf pro Nacht oder noch weniger; also kann und sollte er vor sechs Uhr morgens aufstehen.

- *Lassen Sie sich Tiefengewebsmassagen geben.* Solche Massagen tun Kapha-Typen besonders gut: Ihr Organismus braucht Anregung, weil bei diesem Konstitutionstyp alles so langsam und zähflüssig läuft – einschließlich der Verdauung und des Lymphflusses.

- *Lassen Sie los!* Obwohl Kapha-Typen normalerweise sanftmütige Menschen sind, die sich nicht so leicht aus der Ruhe bringen lassen, können sie auch besitzergreifend und übermäßig sparsam sein, wenn Kapha aus dem Gleichgewicht gerät. Dann neigen sie dazu, sich an Dinge zu klammern, und wollen einfach nicht loslassen oder Veränderungen zulassen. Manchmal tendieren sie auch dazu, Dinge zu horten. Deshalb sollte gerade dieser Konstitutionstyp lernen, sein Herz nicht zu sehr an etwas zu hängen. Denken Sie daran: Alles geht vorüber. Das Leben ist kein stehendes Gewässer, sondern bewegt sich immer weiter wie ein Fluss. An und für sich ist das ja auch etwas Gutes, aber für Kapha-Typen eben nicht immer leicht zu akzeptieren.

Was tun, wenn bei Ihnen zwei oder drei Doshas vorherrschen?

Die meisten Menschen haben mehr als nur ein einziges vorherrschendes Dosha. Wenn Sie ein Vata-Pitta-, Vata-Kapha- oder Pitta-Kapha-Typ sind – woher wissen Sie dann, welches Dosha Sie ausgleichen, wie Sie sich ernähren und welche Charaktereigenschaften Sie besonders pflegen und fördern sollten? Zunächst einmal sollten Sie unbedingt die

Abschnitte über beide Doshas lesen, die bei Ihnen vorherrschen; denn Sie müssen über beide Konstitutionstypen Bescheid wissen.

Als Nächstes sollten Sie versuchen, immer dasjenige Dosha auszugleichen, das bei Ihnen gerade am stärksten aus dem Gleichgewicht geraten ist. Wahrscheinlich wissen Sie schon, welches das ist: Sie erkennen es daran, über welche Dosha-relevanten Eigenschaften Sie sich gerade am meisten ärgern. Ein Pitta-Vata-Typ sollte sich beispielsweise bemühen, Pitta auszugleichen, wenn ihm zu heiß, wenn er reizbar ist oder zu barsch mit seinen Mitmenschen umgeht; doch an Tagen, an denen er eher ängstlich, nervös oder kribbelig ist oder das Gefühl hat, den Boden unter den Füßen zu verlieren (zum Beispiel auf Reisen oder beim prämenstruellen Syndrom), sollte er eher sein Vata ausgleichen. Ein Vata-Kapha-Typ dagegen sollte sich auf Reisen oder wenn er ängstlich und nervös ist, eher um den Ausgleich von Vata bemühen; wenn er dagegen träge, lustlos und lethargisch ist oder zunimmt, muss Pitta ausgeglichen werden. Ein Kapha-Pitta-Typ wiederum nimmt normalerweise vielleicht hauptsächlich Kapha-Lebensmittel zu sich, um nicht zuzunehmen und sein Energieniveau oben zu halten; doch manchmal, wenn bei ihm die Pitta-Mentalität das Ruder übernimmt und er reizbar reagiert oder es ihm zu warm wird, sollte er sich vor allem um den Ausgleich von Pitta bemühen. Denken Sie daran: Jeder Mensch trägt alle drei Doshas in sich; und selbst das am wenigsten vorherrschende Dosha kann hin und wieder zum Vorschein kommen und Probleme verursachen. Deshalb ist es gut, von allen drei Doshas zu wissen, wie man sie ausgleichen kann.

Wenn Sie das Gefühl haben, dass bei Ihnen alle drei Doshas gleich stark ausgeprägt sind, sollten Sie immer jeweils dasjenige ausgleichen, das je nach Jahreszeit am stärksten vorherrscht. Im Sommer sollte man sich also mehr auf Pitta, im Herbst und bei Winteranfang mehr auf Vata und im Spätwinter und Frühjahr mehr auf Kapha konzentrieren.

MODEDIÄTEN UND DOSHAS

Es gibt jede Menge Diäten. Der Grund, warum manche Menschen damit gut abnehmen können und andere nicht, hat etwas mit den Doshas zu tun. Zu mir kommen beispielsweise Patienten, die eine Paläo-Diät machen und sich dabei großartig fühlen, während es anderen, die sie ausprobieren, damit gar nicht gut geht. Bei jemandem, bei dem Pitta vorherrscht und der im Rahmen der Paläo-Diät viele Beeren, Spinat, saure Lebensmittel und rotes Fleisch isst, kann Pitta beispielsweise aus dem Gleichgewicht geraten, während das tierische Eiweiß in der Paläo-Diät auf einen Vata-Typ beruhigend und erdend wirkt. Normalerweise können Sie die meisten Diäten und Kostformen (zum Beispiel eine vegane oder basische Ernährung oder Paläo-Diät) so modifizieren, dass sie zu Ihrem Konstitutionstyp passt; Sie brauchen sich dabei nur an den Lebensmittellisten und sonstigen Ernährungsprinzipien in diesem Buch zu orientieren.

Es gibt aber auch bestimmte Kostformen, die besonders gut zu bestimmten Doshas passen:

- *Vata:* Das ist meiner Meinung nach der einzige Konstitutionstyp, dem eine *Paläo-Diät* langfristig gut bekommt, und auch der einzige Typus, dem es guttut, regelmäßig tierisches Eiweiß in kleinen Mengen zu sich zu nehmen. Vata-Typen verlieren leicht den Boden unter den Füßen; dann müssen sie geerdet werden. Außerdem sollten sie zunehmen; auch dazu trägt das tierische Eiweiß bei. Das viele Obst und Gemüse der Paläo-Diät kann problemlos auf die speziellen Bedürfnisse des Vata-Typs abgestimmt werden. Rohkost ist für Vata-Typen am schlechtesten bekömmlich, weil sie Vata-Störungen hervorruft. Dennoch haben viele Vata-Typen paradoxerweise das Gefühl, dauernd Salat essen zu müssen.
- *Pitta:* Da Pitta-Typen sich leicht überhitzen und außerdem zu Übersäuerung neigen, tut ihnen eine *basische Ernährung* besonders gut. Im Rahmen einer solchen Kost nimmt man hauptsächlich milde, kühlende, basische Lebensmittel wie beispielsweise Blattgemüse, Gurken, Sellerie, Erbsen, Äpfel und Melonen zu sich. Natürlich essen Pitta-Typen gern Fleisch und stark gewürzte Speisen, obwohl diese zu einer Pitta-Störung führen können, wenn sie sie regelmäßig verzehren. Pittas sollten ihren Fleischkonsum einschränken, weil Fleisch den Körper zu stark erhitzt. Außerdem sollten sie glutenhaltige Lebensmittel nur mit Vorsicht genießen, denn sowohl Gluten als auch Fleisch fördern Entzündungen in dem beim Pitta-Typus bereits überhitzten Darm. Sobald der Pitta-Typ seine Verdauung wieder in Ordnung gebracht hat, ist Pitta dasjenige Dosha, das den gelegentlichen Verzehr von Rohkost (zum Beispiel einen Salat zum Mittagessen) am besten verträgt.
- *Kapha:* Das ist das einzige Dosha, dem eine *vegane Ernährung* hervorragend bekommt. Diese leichten, anregenden Nahrungsmittel sind genau das, was der Kapha-Typ braucht, um sich von der Couch aufzuraffen und alle Menschen mit seinem heiteren Wesen und seinen klugen Ratschlägen zu begeistern. Aber natürlich ist Kapha gleichzeitig auch das Dosha, das am wenigsten Appetit auf eine vegane Kost hat. Dieser Konstitutionstyp isst am liebsten Fleisch und Milchprodukte; doch in Wirklichkeit ist er der geborene Veganer, und wenn er sich dementsprechend ernährt, wird er sich unglaublich wohlfühlen. Mit einer veganen Kost können Kapha-Typen steinalt werden, weil sie von Natur aus so stämmig und kräftig gebaut sind. Kapha ist das einzige Dosha, das (mit Ausnahme von Knochenbrühe in Phasen der Entgiftung und Heilung) eigentlich gar keine tierischen Lebensmittel braucht. Leichte Getreideprodukte und gegartes Gemüse sind die beste Ernährung für den Kapha-Typus.

Muss man seine Doshas wirklich ausgleichen?

Wenn Sie sich im Anschluss an das Stoffwechsel-Powerprogramm vollwertig ernähren und weiterhin Fortschritte in Ihrem Genesungsprozess machen, mehr auf Ihren Körper achten, aus eigenem Antrieb gesünder leben als früher und sich dementsprechend wohlfühlen, haben Sie vielleicht nicht das Gefühl, Ihre Ernährung unbedingt an Ihr Dosha anpassen zu müssen – und dagegen ist auch gar nichts einzuwenden. Eine Dosha-gerechte Ernährung ist nur für diejenigen Menschen zu empfehlen, die jetzt trotzdem immer noch Probleme haben und noch mehr Hilfestellung brauchen. Wie streng Sie sich an diese Dosha-Ernährungsregeln halten sollten, hängt von Ihrem Darm-IQ ab. Sobald Ihr Darm saniert ist, können Sie diese Dosha-Regeln auch missachten und werden sich trotzdem meist wohl fühlen, weil Ihr Agni stark genug ist, um eine abwechslungsreiche Vollwertkost verdauen und verwerten zu können.

Ich habe jedoch eine interessante Beobachtung gemacht: Wenn die Menschen das Stoffwechsel-Powererhaltungsprogramm eine Zeit lang (normalerweise drei bis fünf Jahre lang) fortsetzen und zusätzlich einmal pro Jahr als Entschlackungskur das Stoffwechsel-Powerprogramm durchführen, fühlt ihr Körper sich ganz von selbst zu den für ihr Dosha geeignetsten Lebensmitteln hingezogen. Außerdem bevorzugen sie dann naturgemäß Nahrungsmittel, die dem Angebot der Jahreszeit entsprechen. Mit anderen Worten: Wenn es Ihnen momentan zu aufwendig oder anstrengend erscheinen sollte, sich Ihrem Dosha entsprechend zu ernähren, machen Sie sich deshalb keine Sorgen: Das muss nicht unbedingt sein. Markieren Sie dieses Kapitel einfach mit einem Lesezeichen und werfen Sie jedes Jahr einmal einen Blick hinein. Früher oder später werden Sie vielleicht feststellen, dass Sie sich ganz aus eigenem Antrieb an diese Empfehlungen halten – zumindest zu bestimmten Jahreszeiten.

Es gibt keinen Grund zur Eile. Versuchen Sie diese Veränderungen nicht zu erzwingen! Halten Sie sich nur dann an meine Empfehlungen, wenn Sie auch wirklich das Bedürfnis danach haben. Dieses Kapitel soll Ihnen lediglich als Orientierungshilfe dienen für den Fall, dass Sie sich jetzt fragen, wie es nun, da Ihr Darm immer intelligenter wird, weitergehen soll. In diesen Empfehlungen spiegeln sich genau die Bedürfnisse Ihres Darms wider, der sich jetzt Ihrem speziellen Konstitutionstyp entsprechend ernähren möchte; aber Sie müssen innerlich bereit dazu sein. Wenn Sie das sind, werden diese Nahrungsmittel sich für Sie genau richtig anfühlen, und es wird Ihnen überhaupt nicht schwerfallen, sich für eine solche Ernährungsweise zu entscheiden.

Kapitel 10: Noch mehr ayurvedisches Gesundheitswissen für den Rest Ihres Lebens

Sie haben nun einen weiten Weg hinter sich gebracht und große Fortschritte gemacht; aber vielleicht würden Sie trotzdem gern noch einen Schritt weiter gehen. Es gibt unzählige Gesundheitspraktiken und Änderungen des Lebensstils, mit denen Sie noch mehr für Ihr Wohlbefinden tun und erreichen können, dass Ihr Körper Nährstoffe noch besser verwertet und sich noch wirksamer entgiftet. Denn Ihre Verdauung in Ordnung zu bringen war nur die erste Etappe dieser spannenden Reise. Wie es jetzt weitergeht, ist einzig und allein Ihre Entscheidung

Vielleicht sind Sie mit dem Lebensstil, den Sie sich inzwischen angewöhnt haben, ganz zufrieden – wunderbar! Doch viele meiner Patienten wünschen sich, wenn sie an diesem Punkt angelangt sind, noch mehr Informationen. Sie haben Fragen zu weiteren Gesundheitspraktiken und Behandlungsverfahren, von denen sie gehört haben, und möchten wissen, ob ihnen diese weiterhelfen könnten. Deshalb möchte ich Ihnen in diesem Kapitel die ayurvedischen Gesundheitspraktiken vorstellen, die ich guten Gewissens weiterempfehlen kann. Sie sind gewissermaßen das i-Tüpfelchen zu allem, was Sie bisher erfahren haben: Praktiken, die Sie bei Gelegenheit ausprobieren können, zum Beispiel, wenn Sie einen Neujahrsvorsatz für ein gesünderes Leben fassen möchten oder das Gefühl haben, dass Ihr Körper einen »Frühjahrsputz« gebrauchen könnte.

Von einigen Praktiken, die ich Ihnen in diesem Kapitel vorstellen möchte, haben Sie vielleicht noch nie etwas gehört. Dabei handelt es sich größtenteils um uralte Techniken und Behandlungsmethoden, die für die Anwendung im 21. Jahrhundert modernisiert worden sind; aber sie haben ihren Ursprung im Ayurveda. Und sie wirken! In diesem Kapitel gehe ich nur auf Praktiken und Behandlungsmethoden ein, mit denen ich Erfahrung habe oder von deren Wirksamkeit ich hundertprozentig überzeugt bin. Mit diesen Praktiken können Sie noch mehr für Ihre Gesundheit tun und Ihr Energieniveau wie die Leistungsfähigkeit Ihres Gehirns noch weiter erhöhen. Wahrscheinlich werden Sie nicht alle in diesem Kapitel beschriebenen Methoden ausprobieren; aber ich hoffe, dass Sie meine Ausführungen zumindest lesen und ein paar davon testen werden, um zu sehen, ob sie sich für Sie eignen.

Ölziehen und Zungenreinigung

Das Ölziehen ist in der ganzheitlichen Medizin zurzeit ziemlich »in«, obwohl daran nun wirklich nichts Neues ist. Es handelt sich dabei um eine uralte ayurvedische Methode, Bakterien aus dem Mund und den Zahnzwischenräumen zu entfernen, die sonst sehr leicht in den Blutstrom übertreten können. Viele wissenschaftliche Untersuchungen zeigen, dass Bakterien aus der Mundhöhle tatsächlich auf verschiedenen Wegen in den Blutkreislauf gelangen und dort ernsthafte gesundheitliche Probleme verursachen, ja sogar zu Herz-Kreislauf-Erkrankungen führen können;[1] andere Untersuchungen belegen eine Korrelation zwischen schlechter Mundhygiene und Herz-Kreislauf-Erkrankungen.[2] Ölziehen ist eine natürliche, nicht-chemische Methode zur Reduktion solcher Bakterien.[3]

Aber diese Gesundheitspraktik bewirkt noch viel mehr: Sie ist ein Verfahren zur täglichen Entgiftung, das man sich zur Gewohnheit machen sollte. Laut der dem Ölziehen zugrunde liegenden Theorie läuft in unserem Mund ein regelmäßiger Austausch in zwei Richtungen ab: Wir können durch den Mund Substanzen aufnehmen, aber auch abgeben, ähnlich wie über die Haut. Deshalb werden bestimmte Arzneimittel und Vitaminpräparate sublingual verabreicht: Das ist eine sehr wirksame Art der Medikamentengabe, da auf diese Weise die darin enthaltenen Substanzen direkt in den Blutstrom aufgenommen werden. Doch die ayurvedische Gesundheitslehre geht noch einen Schritt weiter: Sie hat erkannt, dass die Zunge und alle anderen Gewebe der Mundhöhle auch Substanzen aus dem Körper ausscheiden können. Der Mund kann den Speicheldrüsen schädliche Stoffe entziehen und auf diese Weise Blut und Lymphsystem reinigen. Diese entgiftende Wirkung kann vor allem durch Sesamöl, aber auch durch Kokosöl verstärkt werden.

Vielleicht haben Sie schon viele bizarre Heilungsversprechen gehört: zum Beispiel, dass man durch Ölziehen alle möglichen Gesundheitsprobleme (beispielsweise Depressionen und Akne) beheben kann. Ich will Ihnen offen und ehrlich sagen, dass es dafür keine klinischen Nachweise gibt. Es gibt jedoch viele Einzelfallberichte, die sich im Laufe von Jahrtausenden angesammelt haben. Diese Berichte reichen sicherlich nicht aus, um alle Menschen vom Sinn des Ölziehens zu überzeugen; dafür habe ich auch vollstes Verständnis. Außerdem weiß ich, dass manche Menschen dazu neigen, die Wirkungen solcher Behandlungsmethoden übertrieben positiv zu bewerten oder misszuverstehen. Wenn Sie ein ayurvedisches Therapieverfahren wie beispielsweise Ölziehen ausprobieren, sollten Sie daran denken, dass dieses nicht als Einzelmaßnahme durchgeführt wird, sondern in ein umfassendes Behandlungskonzept eingebettet ist. Sie unterziehen sich also einer Kombination verschiedener Gesundheitspraktiken, die eine kumulative Wirkung auf Ihren Körper haben. Wenn Ihre Akne oder Ihre Depression dadurch verschwindet, liegt das nicht am Ölziehen allein, sondern könnte auf die Wirkung verschiedener Praktiken zurückzuführen sein, zu denen unter anderem auch das Ölziehen gehört. Die positiven Auswirkungen auf Ihre Mundhygiene sind eindeutig auf das Ölziehen zurückzuführen; doch die systemischen Auswirkungen auf den gesamten Organismus sind eng mit den Therapieeffekten aller anderen Behandlungsverfahren verflochten, denen Sie sich unterziehen.

Trotzdem glaube ich, dass Ölziehen tatsächlich das bewirkt, was die ayurvedische Medizin ihm zuschreibt: Es setzt einen sanften, einfachen Entgiftungsprozess der Gewebe im Mund und im ganzen Körper in Gang, indem es der Mundhöhle Giftstoffe entzieht. Ein so sanfter Entgiftungsprozess hat vielleicht keine starke Wirkung, wenn Sie ihn nur ein einziges Mal durchführen; doch wenn Sie dieses Entgiftungsverfahren über einen längeren Zeitraum regelmäßig praktizieren, kann es sehr wirksam sein.

Nach dem Ölziehen sollte das Öl, das Sie ausspucken, weiß und schaumig sein: Dann haben Sie es richtig gemacht. Halten Sie das Öl nicht einfach nur im Mund, sondern bewegen Sie es hin und her! Nach dem Ausspucken wird Ihnen vielleicht ein dicker Belag auf Ihrer Zunge auffallen. Auch das ist ein Zeichen dafür, dass Sie alles richtig gemacht haben. Nach dem Ausspülen des Mundes ist es sinnvoll, Ihre Zunge mit einem Zungenschaber zu reinigen. (Wie das geht, werde ich Ihnen gleich erklären.)

Sie brauchen nicht jeden Tag Öl zu ziehen und Ihre Zunge zu reinigen; doch alle ayurvedischen Behandlungsverfahren sollten regelmäßig praktiziert werden! (Ich zum Beispiel tue beides immer dann, wenn ich zu Hause bin und einen normalen Tagesablauf habe.) Anfangs wird Ihnen das vielleicht komisch vorkommen – das Öl fühlt sich eigenartig im Mund an, wenn man nicht daran gewöhnt ist. Falls Ihnen das Ölziehen unangenehm sein sollte, versuchen Sie es wenigstens dreimal pro Woche durchzuführen. Es jeden Tag zu praktizieren ist natürlich noch besser, aber auch mit einem dreimaligen Ölziehen pro Woche kann man schon eine Menge bewirken. Es kostet eigentlich keine Zeit, und man muss sich auch nicht besonders darauf konzentrieren. Sie brauchen es einfach nur zu tun. Ich mache es normalerweise unter der Dusche. Sobald ich aus der Duschkabine herauskomme, spucke ich das Öl aus, reinige meine Zunge und putze mir die Zähne. Sie brauchen nicht dazusitzen und das Öl im Mund hin und her zu bewegen, sondern können dabei gleichzeitig auch noch etwas anderes tun.

Wenn Sie Probleme mit der Mundhygiene wie beispielsweise Halitosis (Mundgeruch), Gingivitis (Zahnfleischentzündung) oder Parodontose (Zahnfleischschwund) haben, würde ich Ihnen dringend empfehlen, jeden Tag Öl zu ziehen. Einige meiner Patienten haben sich einzig und allein dadurch teure zahnärztliche Behandlungen erspart. Selbst wenn sie glauben, wieder gesundes Zahnfleisch zu haben, praktizieren sie es trotzdem weiter, weil sie nie wieder unter solchen Zahnfleischproblemen leiden möchten. Außerdem fühlt der Mund sich nach dem Ölziehen sauberer an, als wenn man sich einfach nur die Zähne putzt; und wenn man sich erst einmal daran gewöhnt hat, hat man ohne Ölziehen ein »schmutziges« Gefühl im Mund.

ANLEITUNG ZUM ÖLZIEHEN

Es ist wirklich ganz einfach. Sie brauchen dazu nur ein bis zwei Esslöffel Sesamöl. Wenn Sie Sesamöl nicht mögen, können Sie stattdessen auch Sonnenblumen- oder Kokosöl verwenden, das Sie vorher leicht erwärmt haben (um es zu verflüssigen, falls Ihnen das lieber ist, als wenn das Fett erst in Ihrem Mund flüssig wird). Doch bei den meisten Menschen funktioniert das Ölziehen mit Sesamöl am besten.

Bewegen Sie das Öl bis zu 20 Minuten lang im Mund hin und her und saugen Sie es durch die Zähne. Aber Sie dürfen nichts von dem Öl verschlucken, da dieses Giftstoffe aus Ihrem Körper herauszieht! Vielleicht müssen Sie erst einmal mit ein bis zwei Minuten Ölziehen pro Tag anfangen, bis Sie sich daran gewöhnt haben und es schaffen, das Öl länger im Mund zu behalten. Sobald Sie fertig sind, spucken Sie das Öl aus, reinigen Ihre Zunge und putzen sich die Zähne.

ANLEITUNG FÜR DIE ZUNGENREINIGUNG

Sie können Ihre Zunge zwar mit der Zahnbürste reinigen, doch wissenschaftliche Untersuchungen zeigen, dass ein Zungenschaber viel wirksamer ist: Er reduziert die flüchtigen Schwefelverbindungen auf der Zunge um 75 Prozent, eine Zahnbürste dagegen nur um 45 Prozent.[4] Die meisten Menschen haben einen leichten Belag auf der Zunge; aber schauen Sie sich einmal die Zunge eines kleinen Kindes (oder eines Menschen mit starker Verdauung) an! Bei ihnen ist am hinteren Ende der Zunge zwar auch ein leichter Belag zu sehen; doch im Großen und Ganzen ist ihre Zunge entweder rot oder rosa. Wenn wir älter werden und sich mehr Ama in unserem Körper ansammelt, sieht man das auch an der Zunge.

Es ist ganz einfach, Ihre Zunge richtig zu reinigen: Sie brauchen dazu nur einen Zungenschaber und ein paar Minuten Zeit. Zungenschaber gibt es in den meisten Apotheken und Drogeriemärkten, aber natürlich auch im Internet zu kaufen. Strecken Sie die Zunge heraus und schieben Sie den Zungenschaber so weit nach hinten, wie Sie können. Dann ziehen Sie ihn mit leichtem Druck nach vorn bis zur Zungenspitze. Spülen Sie den Schaber ab und wiederholen Sie diesen Vorgang so lange, bis kein Belag mehr auf der Zunge zu sehen ist. Reinigen Sie Ihre Zunge an den meisten Tagen auf diese Weise, und zwar nach dem Ölziehen und vor dem Zähneputzen. Die meisten Menschen erschrecken über die Menge der Ablagerungen, die sie anfangs von ihrer Zunge abkratzen; doch sobald Sie Ihre Zunge regelmäßiger reinigen, wird der Belag mit der Zeit zurückgehen.

Rangieren Sie Ihren Mikrowellenherd aus!

Das werden Sie wahrscheinlich als drastischen Eingriff in Ihr Alltagsleben empfinden; trotzdem kommen Sie nicht darum herum: Entsorgen Sie Ihren Mikrowellenherd. Wirklich! Auch wenn Ihnen das unmöglich erscheint – wie sollen Sie denn dann Ihren Tee oder Ihre Essensreste wieder aufwärmen oder eine mehrere Tage alte Pizza wieder in etwas Essbares verwandeln? Aber lassen Sie mich ausreden. Es gibt tatsächlich gute Gründe, die dafür sprechen, dass das Erhitzen von Speisen in der Mikrowelle Ihrer Gesundheit schaden könnte. Ich selbst komme nun schon seit zehn Jahren ohne Mikrowellenherd aus und würde mir nie wieder einen anschaffen. Und zwar aus folgenden Gründen:

- Wenn Sie einen Mikrowellenherd besitzen, kommen Sie eher in Versuchung, industriell verarbeitete Lebensmittel zu essen, die voller unnatürlicher Chemikalien (beispielsweise Farb- und Konservierungsstoffe) stecken. Haben Sie sich bisher hauptsächlich von mikrowellengeeigneten Tiefkühlgerichten ernährt? Trennen Sie sich von Ihrem Mikrowellenherd, und Sie sind gezwungen, sich etwas »Richtiges« zu kochen! Schon allein das ist meiner Meinung nach Grund genug, diesem Mikrowellenwahnsinn ein Ende zu bereiten.

- Hinter der Mikrowellenphilosophie steckt der Gedanke, dass Essen bequem sein und so schnell wie möglich zubereitet und verzehrt werden sollte. Aber wenn Sie ein Gericht innerhalb von zwei Minuten zubereiten und innerhalb von drei Minuten essen können, kommt Ihre Verdauung bei diesem mörderischen Tempo mit ihrer Arbeit kaum nach. Wir können unser Essen viel besser verdauen, wenn wir uns Zeit nehmen, die Zutaten zu waschen, zu zerkleinern und zu kochen; das Essen anzuschauen, zu riechen, zu kosten, zu würzen und zu servieren – und uns schließlich in aller Ruhe hinzusetzen, um es zu genießen. Nur so kann Ihr Körper sich richtig auf die Aufnahme der Speisen vorbereiten und als Reaktion auf ihren Duft und Geschmack schon einmal die richtigen Verdauungsenzyme ausschütten. So ist es auch sehr viel wahrscheinlicher, dass Sie Ihr Essen gründlich kauen, genau darauf achten, was Sie da eigentlich zu sich nehmen, und Ihre Esserfahrung intensiver genießen. Es ist einfach ein befriedigenderes Erlebnis, deshalb werden Sie vielleicht auch weniger essen[5] oder sich zumindest nicht den Bauch vollschlagen bis zum Geht-nicht-mehr und Ihre Verdauungsorgane dadurch übermäßig belasten.

- Zuletzt wollen wir uns mit dem umstrittensten Aspekt befassen: nämlich dass sich durch das Erhitzen von Speisen in der Mikrowelle die molekulare Zusammensetzung der Lebensmittel verändert und sie dadurch weniger nährstoffreich, ja sogar toxisch werden. Darüber sind sich die Wissenschaftler zwar noch nicht endgültig im Klaren; aber es gibt tatsächlich Beweise dafür, dass Mikrowellen Lebensmittel auf andere Art und Weise verändern als normales Kochen. Eine wissenschaftliche Untersuchung hat zum Beispiel gezeigt, dass Eiweiße sich durch Erhitzen in der Mikrowelle viel schneller entfalteten als durch normales Erhitzen.[6] Andere Untersuchungen haben unterschiedliche Ergebnisse im Hinblick auf den Einfluss von Mikrowellen auf Vitamine, Mineralstoffe, Antioxidanzien und andere phytochemische Substanzen im Vergleich zum Garen von Gemüse ergeben. Was sollen wir davon halten? Ganz einfach: Die moderne Wissenschaft hat noch keine Antwort auf all diese Fragen; also lautet ihre Antwort, dass das Erhitzen oder Garen von Speisen in der Mikrowelle ungefährlich ist.

Die ayurvedische Medizin hat eine andere Antwort. Die meisten Menschen sind sich darüber einig, dass Essen aus der Mikrowelle *anders schmeckt* als Speisen, die auf dem Herd oder im Backofen gegart wurden. Es verändert sich beispielsweise die Konsistenz von Pizzakrusten oder von dem Weißbrot des Sandwichrests, den Sie aus dem Imbiss mitgenommen haben, um ihn sich zu Hause wieder aufzuwärmen. Reis wird trocken. Teigwaren nehmen eine gummiartige Konsistenz an. Gemüse verschrumpelt oft bis zu einem bizarren Schatten seiner selbst. Natürlich könnte man jetzt einwenden, dass so etwas nur bei unsachgemäßem Gebrauch der Mikrowelle passiert. Aber viele Menschen wissen nicht, wie man am besten mit einem Mikrowellenherd umgeht; und was passiert inzwischen mit dem Essen, das sie in diese Zauberbox hineinschieben und das im Handumdrehen verzehrfertig wieder herauskommt? In der ayurvedischen Medizin sind Lebensmittel etwas Lebendiges; doch wenn wir ihre molekulare Struktur verändern, verwandeln sie sich in etwas »Unnatürliches«, und dann weiß unser Körper damit vielleicht nichts mehr anzufangen. Das kann die Verdauung beeinträchtigen; und nach Auffassung der ayurvedischen Medizin sollte man alles, was die Verdauung beeinträchtigt, vermeiden. Deshalb sollte der Mikrowellenherd meiner Ansicht nach tabu sein – auch wenn seine gesundheitsschädlichen Auswirkungen wissenschaftlich noch nicht belegt sind. Falls Sie dennoch einen schlagkräftigen Beweis haben möchten: Garen Sie einmal eine Kartoffel in der Mikrowelle und eine andere im Backofen. Dann kosten Sie von beiden und achten Sie darauf, ob Sie einen Unterschied feststellen. Oder ein anderes anschauliches Beispiel, mit dem ich meine Patienten gern zu überzeugen versuche: Stecken Sie eine Scheibe Brot in den Toaster und legen Sie eine andere in den Mikrowellenherd. Das getoastete Brot ist lecker und knusprig; das Brot aus der Mikrowelle fühlt sich an wie Gummi, und sobald es abkühlt, wird es steinhart. Machen Sie Ihre Küche ruhig zum Versuchslabor! Wenn es keine wissenschaftlichen Beweise gibt, suchen Sie doch einfach selbst nach Beweisen.

Und welcher Beweis könnte überzeugender sein als die Reaktionen Ihres eigenen Körpers? Versuchen Sie einmal einen Monat lang auf Mikrowellenessen zu verzichten; anschließend nehmen Sie es wieder in Ihren Speisezettel auf und achten Sie darauf, wie es Ihnen geht. Inzwischen haben Sie die gesteigerte Sensibilität für Ihren Körper entwickelt, die Sie brauchen, um festzustellen, welche Auswirkungen das Essen aus der Mikrowelle auf Sie hat: Sie haben jetzt einen feineren Geschmackssinn und ein sensibleres Gespür dafür, wie Sie sich nach dem Verzehr bestimmter Lebensmittel fühlen. Ich wette, dass Sie einen Unterschied feststellen werden! Essen Sie einfach etwas aus der Mikrowelle und achten Sie darauf, was Ihr Körper dazu sagt.

Ich esse normalerweise nur dann Gerichte, die in der Mikrowelle aufgewärmt oder gegart worden sind, wenn ich woanders zu Besuch bin. Meine Mikrowellen-Freunde schwören auf Lebensmittel aus biologischem Anbau, und das Essen, das sie servieren, macht auch immer einen fantastischen Eindruck – trotzdem bekomme ich davon jedes Mal einen furchtbar aufgeblähten Bauch und habe das Gefühl, dass irgendetwas nicht stimmt.

Als Wissenschaftlerin muss ich natürlich immer allem auf den Grund gehen, also frage ich sie dann manchmal: »Habt ihr etwas von diesem Essen in der Mikrowelle zubereitet?« Und natürlich lautet die Antwort stets Ja.

Es gibt viele Argumente, die für einen Mikrowellenherd sprechen, und ich habe sie alle schon gehört. In der Mikrowelle geht alles schneller! (Wirklich? Es dauert nicht viel länger, Wasser auf der Herdplatte oder im Wasserkocher zum Kochen zu bringen als im Mikrowellenherd. Auch eine Pizza kann man im Backofen genauso schnell erhitzen wie in der Mikrowelle.) Es ist bequemer. Es ist sauberer. Man braucht weniger Geschirr. Meiner Meinung nach wiegt keiner dieser Vorteile die potenziellen Gesundheitsrisiken auf. Der Mikrowellenherd ist bei uns einfach zu einer kulturellen Essgewohnheit geworden; doch sobald man sich einmal angewöhnt hat, ihn nicht mehr zu benutzen, wird man ihn garantiert nicht vermissen.

Keine Angst vor Einläufen!

Einläufe (die in der ayurvedischen Medizin *Bastis* heißen) sind ein uralter und sehr wichtiger Bestandteil von Entgiftungstherapien wie Panchakarma (auf die ich in Kürze noch näher eingehen werde). Warum sind Einläufe so wichtig? Ganz einfach: weil der Dickdarm bei der Verarbeitung der Giftstoffe, die am Ende des Verdauungsprozesses entstehen, eine ganz entscheidende Rolle spielt. Manchmal gerät bei dieser Verarbeitung etwas ins Stocken, und dann können Einläufe helfen, diese Rückstände aus dem Körper herauszuholen.

Obwohl ich das Verdauungssystem als Schlauch beschrieben habe, handelt es sich dabei nicht um einen schnurgeraden Kanal, sondern es besteht aus vielen Windungen und Fältelungen; wenn man den Darm unter dem Mikroskop betrachtet, weisen auch diese Falten wiederum kleinere Fältchen auf. Die Falten dienen der Peristaltik – sie können von den Muskeln bewegt werden wie ein Akkordeon, sodass der Speisebrei nach unten gedrückt wird. Aber dieser Aufbau unseres Verdauungstrakts hat auch einen Nachteil: In den vielen Falten können sich leicht alte Stuhlreste und Bakterien ansammeln. Dafür gibt es verschiedene drastische Beispiele: zum Beispiel Erkrankungen wie das toxische Megakolon, bei dem es zu einem Darmverschluss kommt und sich so viele Abfallstoffe im Dickdarm ansammeln, dass er sich übermäßig stark ausdehnt und die bakterielle Belastung des Darms lebensbedrohlich wird. Doch auch Darmträgheit, die dazu führt, dass der Stuhl sich oft tagelang im Darm ansammelt, kann äußerst unangenehm sein; auch diese relativ häufige Verdauungsstörung kann zu einer leichtgradigen, chronischen Giftstoffbelastung des Darms führen, weil die ungesunden Darmbakterien dann nicht schnell genug ausgeschieden werden, sondern sich im Dickdarm ansammeln.

Mit einem Einlauf kann man den unteren Darmbereich reinigen. Eine Kolon-Hydro-Therapie (die stets von medizinischem Fachpersonal durchgeführt werden sollte) reinigt auch die oberen Darmabschnitte, kann also eine stärker entgiftende Wirkung haben, allerdings auch unangenehmer sein. In bestimmten Kreisen erfreut sich die Kolon-Hydro-Therapie als gesundheitserhaltende Maßnahme ziemlich großer Beliebtheit. Ayurvedische Einläufe werden aber nach einer ganz speziellen Methode durchgeführt: Mit dem ersten Einlauf reinigt man den Darm und ernährt ihn gleichzeitig mit pflanzlichen Substanzen wie beispielsweise Chlorophyll. Danach (entweder am Abend desselben Tages oder am nächsten Tag) folgt stets ein Öleinlauf, um den Darm wieder neu einzufetten und einige der lipophilen (fettliebenden), nicht wasserlöslichen Toxine herauszuspülen. Man sollte niemals einen Wassereinlauf ohne anschließenden Öleinlauf durchführen, denn wenn man den Darm nur mit Wasser durchspült, entzieht man ihm Feuchtigkeit und gesunde Darmbakterien. Die Darmschleimhaut ist feucht und muss durch Fette und Schleim gleitfähig gehalten werden, damit die gesunden Darmbakterien sie besiedeln können. Sie darf nicht »blitzsauber« sein.

Ich empfehle, ungefähr zweimal pro Monat einen Einlauf durchzuführen (das tut vor allem Menschen gut, denen die Entgiftung sehr schwerfällt) – aber niemals während der Menstruation. Bei Menschen, die mit dem Entgiften keine Probleme haben, genügt ein Einlauf pro Monat vollauf. In der ayurvedischen Medizin gibt es spezielle Entschlackungsprogramme, in deren Rahmen häufiger Einläufe durchgeführt werden – allerdings nur unter ärztlicher Aufsicht.

Vielleicht sind Sie in dieser Hinsicht ein bisschen zartbesaitet und denken: »So etwas kommt für mich nicht infrage!« Mir ging es genauso, als mein ayurvedischer Arzt mir zum ersten Mal Einläufe verschrieb. Doch als ich dann immer öfter reisen musste und meine Beschwerden zunahmen, beschloss ich, es doch damit zu versuchen. Ich war erstaunt darüber, wie gut ein Einlauf pro Monat mir tat. Ich hatte das Gefühl, dass mein ganzer Organismus (einschließlich meines Lymphsystems) dadurch belebt und gekräftigt wurde. Die Einläufe linderten meine prämenstruellen Beschwerden und brachten Entzündungsprozesse zum Abklingen – sogar meine Stimmung besserte sich dadurch. (Einläufe stimulieren den Vagusnerv, der, wie Sie ja inzwischen wissen, Gehirn und Bauchraum miteinander verbindet. Außerdem werden durch einen Einlauf viele Bakterien aus dem Darm herausgespült, die Beschwerden verursachen können.) Für Menschen mit Hautproblemen sind Einläufe ein Geschenk des Himmels! Solchen Patienten empfehle ich, entweder während des Stoffwechsel-Powerprogramms oder danach zweimal im Monat einen Chlorophyll-Einlauf durchzuführen, bis die Hauterkrankung abgeklungen ist.

Wenn Ihnen sogar ein Einlauf pro Monat schon zu viel ist, sollten Sie sich zumindest zweimal im Jahr – als Entschlackungskur im Frühjahr und Herbst – dazu durchringen. Viele meiner Patienten (vor allem Männer), die so etwas vorher immer weit von sich gewiesen hatten, berichten mir hinterher, dass sie sich wie neugeboren fühlen (auch wenn es ihnen schwerfällt, das zuzugeben). Der erste Einlauf ist normalerweise am unangenehmsten, weil es dabei zu einer anfänglichen Entgiftungsreaktion kommt. Vielleicht fühlen Sie sich hinterher ein paar Tage lang etwas mies; aber lassen Sie sich dadurch nicht entmutigen! Mit der Zeit wird es Ihnen danach immer besser gehen; und wenn Sie sich nach dem ersten Einlauf unwohl fühlen, ist das nur ein Beweis dafür, wie dringend Sie ihn gebraucht haben.

Und so verabreicht man sich einen Chlorophyll-Einlauf und einen anschließenden Öleinlauf:

Anleitung für einen Chlorophyll-Einlauf

Zubehör:

- Einweg-Klistierbeutel (im Internet erhältlich)
- flüssiges Chlorophyll aus biologischem Anbau (gibt es ebenfalls bei verschiedenen Versandhandeln)

Zubereitung des Chlorophyll-Klistiers:

- Erwärmen Sie drei Tassen gefiltertes Wasser (nähere Anleitungen dazu siehe weiter unten).

- Geben Sie drei Esslöffel flüssiges Chlorophyll in das warme Wasser.

- Fügen Sie dieser Mischung den Inhalt von ein bis zwei Probiotikakapseln hinzu und rühren Sie um. (Das Umrühren ist nicht unbedingt notwendig, wirkt sich aber vorteilhaft aus. Verwenden Sie ein Probiotikum mit mindestens einer Milliarde Bakterien pro Kapsel – ich kaufe am liebsten die Produkte, die im Kühlregal gelagert werden, weil die Wahrscheinlichkeit, dass die Bakterien darin noch aktiv sind, bei solchen Kapseln meiner Ansicht nach am größten ist.)

Anleitung für die Durchführung des Einlaufs:

- Erwärmen Sie das Wasser so lange, bis es etwas mehr als Zimmertemperatur hat und man noch schmerzlos den Finger hineinstecken kann. Wenn das Wasser zu warm ist, warten Sie einfach, bis es sich abgekühlt hat.
- Während Sie diese Mixtur in den Klistierbeutel geben, sollte der Absperrhahn am Klistierschlauch geschlossen sein.
- Legen Sie sich auf die rechte Seite und schieben Sie den Klistierschlauch sieben bis zehn Zentimeter tief in Ihren Mastdarm hinein. Wenn der Schlauch nicht bereits vorgefettet ist, können Sie ihn mit Kokos- oder Sesamöl einfetten.
- Öffnen Sie den Absperrhahn am Klistierschlauch und lassen Sie die Klistierflüssigkeit in den Mastdarm hineinlaufen.
- Sobald Sie sich das Klistier verabreicht haben, schließen Sie den Absperrhahn wieder, und zwar bevor Sie den Schlauch aus dem Mastdarm herausziehen – so verhindert man, dass Flüssigkeit aus dem Schlauch heraustropft.
- Versuchen Sie, den Einlauf fünf bis zehn Minuten lang zu halten. Manchmal kann man sich nur eine kleine Menge (etwa 250 Milliliter) verabreichen und hat dann sofort das Bedürfnis, seinen Darm zu entleeren. In so einem Fall sollten Sie sich anschließend die restliche Klistierflüssigkeit verabreichen und diese fünf bis zehn Minuten lang halten. Falls es Ihnen zu unangenehm werden sollte, können Sie natürlich auch vorher schon auf die Toilette gehen. Sie können die Einlaufdauer langsam und allmählich auf fünf bis zehn Minuten steigern. Länger sollte der Einlauf nicht gehalten werden.

Anleitung für die Durchführung des anschließenden Öleinlaufs:

- Am selben Abend oder am Tag nach dem Chlorophyll-Einlauf erwärmen Sie ein bis zwei Tassen (250 bis 500 Milliliter) gereiftes Sesamöl auf etwas mehr als Zimmertemperatur. Wenn Sie Ihren Öleinlauf genau auf Ihr Dosha abstimmen möchten, verwenden Sie für Vata und Kapha Sesamöl und für Pitta eine Mischung aus einer Tasse Kokos- und einer Tasse Sesamöl.

- Um gereiftes Sesamöl herzustellen, geben Sie einen Tropfen Wasser in das Öl und erwärmen Sie dieses so lange, bis der Wassertropfen zerplatzt. Sobald das Öl wieder abgekühlt ist, können Sie es für den künftigen Gebrauch aufbewahren.

- Führen Sie den Einlauf wie oben beschrieben durch. Vielleicht müssen Sie ein, zwei Tage lang eine Slipeinlage tragen, weil es passieren kann, dass das Öl während des darauffolgenden Tages oder der darauffolgenden Nacht aus dem Darm herausläuft.

Bitte nicht vergessen: Führen Sie Einläufe niemals während der Menstruation durch!

Fasten Sie intermittierend – aber nur, wenn eine Fastenkur für Sie auch wirklich das Richtige ist

Fastenkuren liegen im Trend – vor allem eine spezielle Form des Fastens, die man neuerdings als intermittierendes Fasten bezeichnet. »Fasten« ist ein allgemeiner Oberbegriff für den Verzicht auf Essen über einen bestimmten Zeitraum (von ein paar Stunden bis zu ein paar Wochen), mit oder ohne Flüssignahrung wie beispielsweise Säfte oder Brühen. Manchmal wird der Begriff »Fasten« auch in dem Sinn verwendet, dass man nur auf ein bestimmtes Lebensmittel oder Getränk wie Zucker, Fleisch oder Alkohol verzichtet; aber das ist strenggenommen kein richtiges Fasten. Intermittierendes Fasten ist eine periodische Form des Fastens. Die ayurvedische Medizin empfiehlt, dass jeder Mensch zwischen Abendessen und Frühstück zwölf Stunden lang nichts essen sollte, weil das gesund für den Körper ist; doch periodisches Fasten geht noch darüber hinaus.

Es gibt verschiedene Möglichkeiten, periodisch zu fasten. Zum Beispiel kann man 16 Stunden lang auf Essen verzichten: Wenn Sie um 18 Uhr mit dem Abendessen fertig sind, würden Sie dann am nächsten Morgen erst um 10 Uhr frühstücken. Andere Menschen fasten an einem Tag pro Woche, an einem Wochenende pro Monat oder einer Woche pro Jahr. Dahinter steht die Vorstellung, dass das Fasten dem Körper eine Ruhepause von der Verdauungsarbeit ermöglicht, sodass er sich ganz auf seinen Heilungsprozess konzentrieren kann. Manchen Menschen bekommt Fasten in bestimmten Situationen gut; bei anderen wirkt es sich fast immer negativ aus.

Woher sollen Sie wissen, ob Fasten das Richtige für Sie ist oder nicht? Zunächst einmal möchte ich eines klarstellen: Fasten – vor allem periodisches Fasten – ist eine Gesundheitspraktik für Fortgeschrittene. Die meisten Menschen brauchen es nicht, vor allem wenn sie die Empfehlungen des Stoffwechsel-Powerprogramms praktizieren und sich ihrem individuellen Konstitutionstyp (Dosha) entsprechend vollwertig ernähren. Wenn Sie keine Lust haben zu fasten, lassen Sie es einfach sein!

Manche Menschen sind auf ihrem Entgiftungsweg inzwischen jedoch schon so weit fortgeschritten, dass sie gern noch ein paar Feinabstimmungen an ihrem körperlichen und geistigen Gesundheitszustand vornehmen möchten. Vor dem Fasten müssen die Entgiftungskanäle Ihres Körpers allerdings reibungslos funktionieren, und Sie sollten auch gut ernährt sein, sonst hat die Kalorienrestriktion keine entgiftende Wirkung, sondern laugt Sie höchstens aus. Wenn Ihr Körper bereits wirksam entgiftet und Sie es zusätzlich noch mit dem Fasten probieren möchten, könnte das für Sie durchaus sinnvoll sein. Allerdings sollten Sie sich darüber im Klaren sein, dass Fasten eher ein seelischer als ein körperlicher Kraftakt ist. Während einer Fastenkur steigen starke Emotionen an die Oberfläche, was viele Menschen überrascht. Darauf sollten Sie vorbereitet sein!

Aber sollten Sie überhaupt fasten, selbst wenn Sie es gern möchten? Bevor Sie diese Entscheidung treffen, machen Sie sich zunächst Gedanken über das bei Ihnen vorherrschende Dosha:

Vata: Normalerweise ist Fasten für Vata-Typen *nicht* geeignet. Wenn Sie wirklich unbedingt fasten möchten, sollten Sie das nur im Frühjahr tun, wenn es wärmer wird. Doch auch um diese Jahreszeit sollten Sie höchstens einen Tag pro Woche fasten, und auch das höchstens vier Wochen lang. Während dieses Fastentags sollten Sie alle drei Mahlzeiten durch Stoffwechsel-Powerbrühe oder andere warme, suppenartige Flüssigkeiten ersetzen. Verzichten Sie niemals völlig aufs Essen! Eine andere Form des Fastens, die manche Vata-Typen gern praktizieren, besteht darin, nur eine Mahlzeit (beispielsweise das Abendessen) ausfallen zu lassen oder zum Abendessen nur Stoffwechsel-Powerbrühe oder Suppe zu essen. Auch das kann eine sanfte, schonende Methode sein, in den Genuss der Vorteile des Fastens zu kommen, ohne die Vata-Energie zu sehr zu verstärken.

Alle extremeren Formen des Fastens können zu einer Vata-Störung führen: Dann fühlen Sie sich reizbar, innerlich angespannt, nervös oder hyperaktiv; es kann sogar sein, dass Ihr Körper gar keine Nährstoffe mehr aufnimmt und Sie sehr schnell in einen Nährstoffmangel hineingeraten. Und selbst wenn Sie diesen hyperaktiven, vergeistigten Zustand genießen sollten, bringt er doch Stress für Körper und Geist mit sich. Für den Vata-Typ sind beruhigende Gesundheitspraktiken wichtiger. Sie können Ihre Zeit viel besser investieren, indem Sie jeden Tag meditieren!

Pitta: Pitta-Typen können zwar fasten, tun das aber normalerweise nicht gern, weil sie immer großen Appetit haben. Doch gerade weil Pitta-Typen dazu neigen, zu viel zu essen, tut ihnen gelegentliches Fasten gut, um ihre Kalorienaufnahme und ihr Gewicht unter Kontrolle zu halten. Die einzige Vorsichtsmaßnahme, die der Pitta-Typ dabei beachten muss, besteht darin, dass Fasten das Verdauungsfeuer (*Agni*) ein bisschen zu sehr verstärken kann. Wenn Sie anfangen, reizbar zu werden und sich über jede Kleinigkeit aufzuregen, sollten Sie die Fastenkur also lieber beenden.

Pitta-Typen brauchen eigentlich nur ungefähr einmal im Monat zu fasten, um ihren Körper in gutem Gesundheitszustand zu erhalten, und sollten *auf gar keinen Fall* Wasserfasten praktizieren. Gut für den Pitta-Typus ist es auch, bis zu einem Tag pro Woche zu fasten, und zwar so lange, wie er möchte. Falls Sie ein längerfristiges periodisches Fasten (das bedeutet, länger als vier Wochen hintereinander) praktizieren wollen, sollten Sie nur auf Frühstück und Abendessen, nicht aber auf die Mittagsmahlzeit verzichten. Stattdessen können Pitta-Typen auch an einem Tag pro Woche eine rein flüssige Kost – morgens Gemüsesaft, mittags und abends Stoffwechsel-Powerbrühe – zu sich nehmen. Der Pitta-Typ braucht um die Mittagszeit immer etwas zu essen, selbst wenn es nur ein Teller Powerbrühe ist.

Kapha: Der Kapha-Mensch ist der geborene Fastentyp. Kapha-Typen können ohne Weiteres längere Zeit ohne Essen auskommen – es tut ihnen sogar gut. Wenn sie nur gesunde Lebensmittel zur Auswahl haben, neigen sie von Natur aus ohnehin dazu, wenig zu essen. Nur ihre Gelüste auf bestimmte Speisen bringen sie in Schwierigkeiten. Außerdem setzt das Fasten diesem Typus seelisch auch am wenigsten zu. Kapha-Typen hören es normalerweise nicht gern, dass sie sich gut für eine Fastenkur eignen, weil sie emotional am stärksten am Essen hängen. Doch sobald ihre Suchtmechanismen sich normalisiert haben (das heißt, nach Abschluss des Stoffwechsel-Powerprogramms), fällt ihnen das Fasten leicht.

Kapha-Typen tut eine Fastenkur besonders gut, weil dadurch die Anzahl ihrer Mitochondrien (der Energieproduzenten in den Zellen) steigt. Außerdem erhöht sich durch Fasten die Expression der für die Entgiftung so wichtigen Cytochrom-P450-Enzyme. Da der Körper des Kapha-Typs Giftstoffe und Fett schlechter hergibt als die anderen Doshas und er häufig unter Energiemangel leidet, wenn er aus dem Gleichgewicht gerät, profitiert er besonders stark von diesen positiven Auswirkungen des Fastens. Wenn Kapha-Typen fasten, wird ihr ganzer Organismus dadurch funktionstüchtiger. Sie können problemlos einmal pro Woche ganze 24 Stunden lang fasten – entweder nur mit Wasser oder mit Flüssignahrung wie Saft und Brühe. Und das fällt ihnen auch überhaupt nicht schwer; aber sie müssen erst einmal ihre Sucht nach bestimmten Lebensmitteln überwinden und sich von ihrer starken emotionalen Bindung ans Essen befreien.

Wie schwer würde es Ihnen fallen, einmal pro Woche (oder zumindest hin und wieder) einen Tag lang nichts zu essen oder eine Mahlzeit wegzulassen? Vielleicht würden Sie die positiven Auswirkungen dieses Verzichts wirklich genießen. Aber achten Sie darauf, vorher erst einmal Ihre Verdauung in Ordnung zu bringen und Ihren Körper gut mit Nährstoffen zu versorgen! Bleiben Sie bei den gesunden neuen Lebensgewohnheiten, die Sie sich während des Stoffwechsel-Powerprogramms angeeignet haben. Und bevor Sie eine Fastenkur auch nur erwägen, sollten Sie niemals Folgendes vergessen – ich kann gar nicht oft genug betonen, wie wichtig das ist:

Fasten ist nicht der richtige Weg für Sie, wenn Sie zurzeit ungesunden Lebensgewohnheiten frönen und gern wieder auf den Weg zu einem gesünderen Leben kommen möchten. Es hilft Ihnen nur, wenn Sie bereits gesund leben und Ihr Körper gut entgiftet. Nur dann hat Fasten keine negative, sondern eine positive Wirkung.

Außerdem sollten Sie daran denken, dass intermittierendes Fasten zwar durchaus gesund sein, eine dauerhafte starke Kalorienreduktion aber verheerende Wirkungen auf Ihren Körper haben kann, vor allem wenn Vata und Pitta bei Ihnen stärker ausgeprägt sind als Kapha. Essen ist gesund!

Gönnen Sie sich eine Panchakarma-Kur

Meiner Meinung nach sollte eine Panchakarma-Kur bei jedem Menschen auf der Liste der Dinge stehen, die er vor seinem Tod unbedingt einmal machen möchte. Dabei handelt es sich um eine Reinigungstherapie, der man sich in einem Panchakarma-Zentrum unterzieht, wo man eine mehr oder weniger intensive Beratung, ayurvedische Diagnostik und Behandlung erhält. Die Behandlung umfasst Yoga- und Atemübungen, Ernährungsempfehlungen und pflanzliche Heilmittel, traditionelle ayurvedische Massagen (*Abhyanga*), eine äußerst beruhigend und entspannend wirkende Behandlung namens *Shirodhara*, bei der dem Patienten warmes Öl auf die Stirn gegossen wird, Ölanwendungen in den

Nasengängen (*Nasya*), Einläufe mit Kräuterauszügen (*Basti*) und oft auch noch weitere Therapiemaßnahmen.

Normalerweise dauert eine Panchakarma-Kur drei bis einundzwanzig Tage oder auch noch länger, je nach Schweregrad der zu behandelnden Erkrankung. Ich habe schon einige Patienten mit chronischen neurologischen Erkrankungen wie amyotropher Lateralsklerose (ALS), multipler Sklerose und Parkinson zu einer Panchakarma-Kur geschickt – mit erstaunlichen Ergebnissen. Auch ich selbst unterziehe mich seit über zehn Jahren jedes Jahr einer solchen Kur (für besonders intensive Behandlungen reise ich sogar manchmal nach Indien) und altere dadurch wesentlich langsamer. Ich kann solche Kuren nur von ganzem Herzen empfehlen. Sie sind übrigens auch sehr angenehm – wie eine Art Wellnessurlaub.

Eine Panchakarma-Kur kann Ihnen viele Vorteile bringen: Sie wirkt entspannend, verleiht Ihrer Haut einen strahlenden Glanz und kann sogar Ihren Gesundheitszustand und Ihr Wohlbefinden messbar verbessern. So fiel es Menschen, die sich einer Panchakarma-Kur unterzogen, drei Monate nach dieser Behandlung beispielsweise leichter, sich gesundheitsbewusster zu verhalten.[7] Andere Untersuchungen zeigen eine Besserung von Herz-Kreislauf-Risikofaktoren nach einer Panchakarma-Kur.[8] Ich mag diese Kuren vor allem deshalb, weil sie noch einen Schritt weiter gehen als das Stoffwechsel-Powerprogramm: Sie beseitigen fettlösliche Giftstoffe wirksamer aus dem Körper als jede andere Behandlungsmaßnahme, die ich kenne. In einer Studie wurden Menschen untersucht, die sich einer fünftägigen Panchakarma-Kur unterzogen hatten. Vor und nach der Behandlung untersuchten die Autoren der Studie den Spiegel zweier hochtoxischer Substanzen im Blut dieser Probanden: PCBs (polychlorierte Biphenyle, Chemikalien mit nachweisbar gesundheitsschädlicher, beispielsweise krebserregender Wirkung) und Beta-HCH (Beta-Hexachlorocyclohexane, ein Nebenprodukt der Herstellung von Insektiziden). Normalerweise kann der Körper innerhalb von fünf Tagen nur einen Bruchteil (1 Prozent) dieser Toxine abbauen. (Diese fettlöslichen Toxine sind am schwersten zu beseitigen und gehören zu den Giftstoffen, die für unseren Körper am gefährlichsten sind.) Doch durch die Panchakarma-Kur sank der Blutspiegel dieser Toxine innerhalb von ein paar Tagen um 46 bis 48 Prozent.[9] Bei keiner anderen Entgiftungsmethode konnte wissenschaftlich nachgewiesen werden, dass sie innerhalb so kurzer Zeit eine so große Menge fettlöslicher Toxine aus dem menschlichen Organismus beseitigt, ohne unerwünschte Nebenwirkungen zu verursachen. Normalerweise bleiben diese toxischen Substanzen ein Leben lang im Körper; durch Panchakarma werden sie innerhalb extrem kurzer Zeit ausgeschieden.

Natürlich entspricht es nicht jedermanns Geldbeutel oder Temperament, nach Indien zu reisen, um sich dort einer solchen Behandlung zu unterziehen. Doch zum Glück gibt es auch in anderen Ländern mittlerweile immer mehr gute Panchakarma-Kurprogramme von unterschiedlicher Dauer. Ich hoffe, dass Sie sich näher mit dieser Behandlungsmethode beschäftigen und sie zumindest in Erwägung ziehen werden. Bei vielen meiner Patienten haben solche Kuren eine Menge Gutes bewirkt; auch bei sehr schwer behandelbaren Erkrankungen kann man damit große Erfolge erzielen. Panchakarma ist eine der sanftesten, liebevollsten und tief greifendsten Heilungs- und Entgiftungsmethoden, die es gibt.

Falls Sie Interesse daran haben, sich einer solchen Kur in Indien zu unterziehen, sollten Sie sich allerdings vor sogenannten »Touristen-Panchakarma-Kuren« hüten. Die meisten authentischen Kurzentren in Indien, in denen wirkliche Behandlungserfolge erzielt werden, sind keine Luxushotels. Touristische Panchakarma-Kurzentren bieten normalerweise nur oberflächlichere Behandlungen an, die sicherlich sehr angenehm und stresslindernd sind, aber nicht so stark entgiftend wirken wie diejenigen in den authentischeren Panchakarma-Zentren. Eine echte Panchakarma-Kur kann wirklich eine lebensverändernde Wirkung haben; und als angenehmer Zusatzeffekt kehren viele Menschen nach einer solchen Kur 5 bis 10 Kilo leichter wieder nach Hause zurück.

Wie neugeboren – ein Leben lang

So, nun sind wir am Ende unseres Stoffwechsel-Powerprogramms angelangt. Aber auch wenn Sie dieses Programm jetzt abgeschlossen haben, hoffe ich, dass Sie es trotzdem nicht ganz hinter sich lassen! Denn man kann den Zustand, den man am Ende dieses Programms erreicht hat, ein Leben lang aufrechterhalten, und ich hoffe, dass Ihnen das gelingen wird. Genau das wünsche ich mir für Sie: dass Sie alles erreichen, wozu Sie in der Lage sind. Sie brauchen nicht alle Lebensgewohnheiten, die Sie im Rahmen dieses Programms erlernt haben, tagtäglich zu praktizieren; doch wenn Sie die Maßnahmen, die Ihnen Freude bereiten oder sich positiv auf Ihren Gesundheitszustand auswirken, wenigstens an fünf Tagen pro Woche durchführen, werden Sie auch weiterhin Fortschritte machen.

Entgiftung ist ein lebenslanger, kontinuierlicher Prozess; und Gesundheit kann ein Zustand sein, dessen Sie sich vom jetzigen Tag bis ins hohe Alter hinein erfreuen. Geben Sie weiterhin gut acht auf Ihren Körper. Achten Sie darauf, wie Sie leben und welche

Auswirkungen das auf Sie hat. Was passiert in Ihrem Körper und Ihrem Geist, wenn Sie verschiedene Dinge essen, tun, ja sogar denken? Sie haben Ihre Hausaufgaben zwar jetzt erledigt; doch Selbstbeobachtung und Selbstfürsorge sollte man ein Leben lang praktizieren.

Vor allem aber sollten Sie daran denken, dass Gesundheit viele Seiten hat – wie die verschiedenen Facetten eines Diamanten. Nur in gesundem Zustand können Sie ein bewusstes, aktives Leben führen. Das Leben ist unendlich komplex; und Ayurveda ist die Wissenschaft vom Leben. Also machen Sie Ihr eigenes Leben zum Gegenstand Ihrer Studien, Ihres leidenschaftlichen Engagements und Ihrer höchsten Motivation! Das Stoffwechsel-Powerprogramm bereitet Sie auf das eigentliche Leben vor; doch damit ist das Ende noch lange nicht erreicht. Nachdem Sie durch dieses Programm einen besseren, stabileren Gesundheitszustand erlangt haben, beginnt eigentlich erst der wirklich spannende Teil: nämlich, ein gesundes Leben zu führen und herauszufinden, wie weit Sie auf diesem Weg gehen, was Sie alles erreichen und inwieweit Sie Ihr wahres Potenzial ausschöpfen können.

Das ist Leben. Das ist die Wissenschaft von Ihrem Leben. Und das kann Ihre große Leidenschaft werden: herauszufinden, wie man am besten lebt. Sobald Sie mithilfe des Stoffwechsel-Powerprogramms diese Verbindung zwischen Körper und Geist hergestellt haben, die Ihnen bei der Feststellung hilft, was gut für Sie ist und was nicht, werden Sie diesen dynamischen Prozess ständigen Wandels mit Bewusstheit und Intelligenz leben. Sie werden der beste Experte für Ihr eigenes körperliches und seelisches Wohlbefinden werden. Niemand kennt und versteht Ihren Körper so gut wie Sie. Sie brauchen sich seiner Bedürfnisse nur bewusst zu werden und sich von den biochemischen Fesseln zu befreien, die Ihr Handeln bisher bestimmt haben. Jetzt sind Sie auf dem richtigen Weg zu einem gesunden, glücklichen, erfüllten Leben – denn Sie fühlen sich wie neugeboren!

ANMERKUNGEN

KAPITEL 1: ZÄUMEN SIE DAS PFERD NICHT VON HINTEN AUF!

1 Agriculture Fact Book, Kapitel 2: »Profiling Food Consumption in America«; http://www.usda.gov/factbook/chapter2.pdf

2 Yang Q, Zhang Z, Flanders WD, Merrit R, Hu FB. Added sugar intake and cardiovascular diseases mortality among US adults. *JAMA Intern Med.* 2014; 174(4):516–24.

3 Malik VS, Schulze MB, Hu FB. Intake of sugar-sweetened beverages and weight gain: a systematic review. *Am J Clin Nutr.* 2006, Aug; 84(2):274–88.

4 Johnson RJ, Segal MS, Sautin Y, et al. Potential role of sugar (fructose) in the epidemic of hypertension, obesity, and the metabolic syndrome, diabetes, kidney disease, and cardiovascular disease. *Am J Clin Nutr.* 2007, Oct; 86(4):899–906.

5 Pereira MA, Kartashov Al, Ebbeling CB, et al. Fast-food habits, weight gain, and insulin resistance (the CARDIA study): 15-year prospective analysis. *Lancet.* 2005; 366(9464):1030.

KAPITEL 2: EINE ETWAS ANDERE ENTGIFTUNGSKUR

1 Creamer B, Shorter RG, Bamforth J. The turnover and shedding of epithelia cells, Part I: he turnover in the gastro-intestinal tract. *Gut.* 1961:2,110.

2 »Background on Chemicals and Waste«, Umweltprogramm der Vereinten Nationen; http://www.unep.org/chemicalsandwaste/Introduction/BackgroundonChemicalsandWaste/tabid/1059847/Default.aspx

3 »Body Burden: The Pollution in Newborns«, The Environmental Working Group, 14. Juli 2005; http://www.ewg.org/research/body-burden-pollution-newborns

4. Cohen J. Faster environmental testing for new synthetic chemicals and materials. UC Santa Barbara Current, Sektion Science + Technology, 10. April 2014; http://www.news.ucsb.edu/2014/014070/faster-environmental-testing-new-synthetic-chemicals-and-materials.

5 Worldometer, mit denen die Freisetzung toxischer Chemikalien durch die Industrie in Echtzeit gemessen wird; http://www.worldometers.info/view/toxchem/

6 Moreira MA, Andre LC, Cardeal ZL. Analysis of plasticizer migration to meat roasted in plastic bags by SPME-GC/MS. *Food Chem.* 2015; 178:195–200.

7 Lim JS, Le DH, Park JY, Jin SH, Jacobs DR Jr. A strong interaction between serum gamma-glutamyltransferase and obesity on the risk of prevalent type 2 diabetes: results from the third National Health and Nutrition Examination Survey. *Clin Chem.* 2007; 53(6):1092–109.

8 Brown RJ, DeBanate MA, Rother KI. Artificial sweeteners: a systematic review of metabolic effects in youth. *Int J Pediatr Obes.* 2010; 5(4):305–12.

9 Suez J, Korem T, Zevi D, et al. Artificial sweeteners induce glucose intolerance by altering the gut microbiota. *Nature: International Weekly Journal of Science.* 2014; 514:181–6.

KAPITEL 3: NEUROADAPTATION, ESSSUCHT UND IHR GEHIRN

1 Barry D, Clarke M, Petry N. Obesity and its relationship to addictions: is overeating a form of addictive behavior? *Am J Addict.* 2009; 18(6):439–51.

KAPITEL 4: ES LIEGT NICHT AN IHRER ERNÄHRUNG, SONDERN AN IHRER VERDAUUNG

1 »The Sensitive Gut«, ein Gesundheitssonderbericht der Harvard Medical School, erstellt in Abstimmung mit Dr. med. Lawrence S. Friedman, 2012.

2 Alcock J, Maley, CC, Atktipis CA. Is eating behavior manipulated by the gastrointestinal microbiota? Evolutionary pressures and potential mechanisms. *Bioessays.* 2014, Oct; 36(10):940–9.

3 Duta G, Zhang P, Liu B. The lipopolysaccharide Parkinson's disease animal model: mechanistic studies and drug recovery. *Fundam Clin Pharmacol.* 2008, Oct; 22(5):453–64.

4 WebMD-Artikel über den medizinischen Status des *Leaky-Gut*-Syndroms: http://www.webmd.com/digestive-disorders/features/leaky-gut-syndrome

5 Fasano A. Zonulin and its regulation of intestinal barrier function: the biological door to inflammation, autoimmunity, and cancer. *Physiol Rev.* 2011, Jan; 91(1):151–75.

6 Fasano A, Shea-Donohue T. Mechanisms of disease: the role of intestinal barrier function in the pathogenesis of gastrointestinal autoimmune diseases. *Nat Clin Pract Gstroenterol Hepatol.* 2005:2,416–22.

7 Ch'ng CL, Jones MK, Kingham JGC. Celiac disease and autoimmune thyroid disease. *Clin Med Res.* 2007; 5(3):184–92.

8 Visser J, Rozing J, Sapone A, Lammers K, Fasano A. Tight junctions, intestinal permeability, and autoimmunity celiac disease and type 1 diabetes paradigms. *Ann N Y Acad Sci.* 2009; 1165:195–205.

9 Autoimmunstatistik der American Autoimmune Related Diseases Association, Inc.: http://www.aarda.org/autoimmune-information/autoimmune-statistics/

10 Cyrex Laboratories, htpp://www.cyrexlabs.com

KAPITEL 5: *LEAKY BRAIN*: WAS HAT DAS GEHIRN MIT DEM DARM ZU TUN?

1 Camilleri M. Serotonin in the gastrointestinal tract. *Curr Opin Endocrinol Diabetes Obes.* 2009; 16(1):53–9.

2 Corcoran C, Thomas P, O'Keane V. Vagus nerve stimulation in chronic treatment-resistant depression. *Brit J Psychiat.* 2006; 189:282–3.

3 Alcock J, Maley CC, Aktipis CA. Is eating behavior manipulated by the gastrointestinal microbiota? Evolutionary pressures and potential mechanisms. *Bioessays.* 2014; 36(10):940–9.

4 Collins SM, Surete M, Bercik P. The interplay between the intestinal microbiota and the brain. *Nat Rev Microbiol.* 2012, Nov; 10(11):735–42.

5 Braak H, Rub U, Gai WP, Del Tredici K. Idiopathic Parkinson's disease: possible routes by which vulnerable neuronal types may be subject to neuroinvasion by an unknown pathogen. *J Neural Transm.* 2003; 110(5):517–36.

6 Del Tredici K, Rub U, De Vos R, Bohl J, Braak H. Where does Parkinson's disease pathology begin in the brain? *J Neuropath Exp Neur.* 2002, May; 61(5):413–26.

7 Holmqvist S, Chutna O, Bousset L, et al. Direct evidence of Parkinson pathology spread rom the gastrointestinal tract to the brain in rats. *Acta Neuropathol.* 2014; 128(6):805–20.

8 Van Oudenhove L, McKie S, Lassman D, et al. Fatty acid-induced gut-brain signaling attenuates neural and behavioral effects of sad emotion in humans. *J Clin Invest.* 2011; 121(8):3094–9.

9 Prat A, Biernacki K, Wosik K, Antel JP. Glial influence on the human blood-brain barrier. *Glia.* 2001; 36(2):145–55.

10 Ruhl A. Glial cells in the gut. *Neurogastroent Motil.* 2005; 17(6):777–90.

11 Savidge TC, Newman P, Pothoulakis C, et al. Enteric glia regulate intestinal barrier function and inflammation via release of S-nitrosoglutathione. *Gastroenterology.* 2007, Apr; 132(4):1344–58.

12 Louveau A, Smirnov I, Keyes TJ, Eccles JD, Rouhani SJ, Peske JD, Derecki NC, Castle D, Mandell JW, Le KS, Harris TH, Kipnis J. Structural and functional features of central nervous system lymphatic vessels. *Nature* 2015, July 16; 523(7560):337–41.

13 »The ›Omics‹ Revolution: The Gut Microbiome«, Video des Institute for Functional Medicine; https://vimeo.com/118612677

14 Lyte M. Microbial endocrinology in the microbiome-gut-brain axis: How bacterial production and utilization of neurochemicals influence behavior. *PLoS Pathog.* 2013; 9(11).

15 Alcock J, Maley CC, Aktipis CA. Is eating behavior manipulated by the gastrointestinal microbiota? Evolutionary pressures and potential mechanisms. *Bioessays.* 2014, Oct; 36(10) 940–9.

16 Bercik P, Denou E, Collins J, et al. The intestinal microbiota affect central levels of brain-derived neurotropic factor and behavior in mice. *Gastroenterology.* 2011 Aug; 14(2):599–609.

17 Rapid and unexpected weight gain after fecal transplant, *Science Daily*, 4. Februar 2015; http://www.sciencedaily.com/releases/2015/ 02/150204125810.htm

18 Bredesen DE. Reversal of cognitive decline: a novel therapeutic program. *Aging* (Albany NY). 2014, Sep; 6(9):707–17.

KAPITEL 6: DIE VIER PHASEN DES PROGRAMMS

1 Agah S, Mehdi Taleb A, Moeini R, Girji N, Nikbakht H. Cumin extract for symptom control in patients with irritable bowel syndrome: a case series. Middle East J Dig Dis. 2013, Oct; 5(4):217–22.

2 Nair V, Singh S, Gupta YK. Evaluation of disease modifying activity of Coriandrum sativum in experimental models. *Indian J Med Res.* 2012; 135:240–5.

3 Beliga MS, Dsouza JJ. Amla (Emblica oicinals Gaertn.), a wonder berry in the treatment and prevention of cancer. Eur J Cancer Prev. 2011, May; 20(3):225–39; Jose JK, Kutan G, Kutan R. Antitumour activiy of Emblica officinalis. *J Ethnopharmacol.* 2001, May; 75(2–3);65–69.

4 Akhtar MS, Ramzan A, Ali A, Ahmad M. Effect of Amla ruit (Emblica officinalis Gaertn.) on blood glucose and lipid profile of normal subjects and type 2 diabetic patients. *Int J Food Sci Nutr.* 2001, Sep; 62(6):609–16.

5 Maruthappan V, Sakthi Shree K. Hypolipidemic activity of haritaki (Terminalia chebula) in atherogenic diet incluced hyperlipidemic rats. *J Adv Pharm Technol Res.* 2010, Apr–June; 1(2):229–35.

6 Babita Y, Sandhya Rani K, Sulochana B, Mamta S. A perspective study of haritaki. *Int J Res Ayurveda Pharm.* 2011; 2(5):1466–70.

7 Andallu B, Radhika B. Hypoglycemic, diuretic and hypocholesterolemic effect of Winter Cherry (Withania somnifera, Dunal) root. *Indian J Exp Biol.* 2000; 38:607–9.

8 Mishra LC, Singh BB, Dagenais S. Scientific basis for the therapeutic use of Withania somnifera (ashwaganda): a review. *Altern Med Rev.* 2000, Aug; 5(4):334–46.

9 Bhatacharya SK, Muruganandam AV. Adaptogenic activiy of Withania somnifera: an experimental study using a rat model of chronic stress. *Pharmacol Biochem Be.* 2003; 75(3):547–55.

10 Jain S, Shukla SD, Sharma K, Bhatnagar M. Neuroprotective effects of Withania somnifera Dunn. in hippocampal subregions of female albino rat. *Phytother Res.* 2001, Sep; 15(6):544–8.

11 Roodenrys S, Booth D, Bulzomi S, Phipps A, Micallef C, Smoker J. Chronic effects of Brahmi (Bacopa monnieri) on human memory. *Neuropsychopharmacol.* 2002, Aug; 27(2):279–81.

12 Rennard BO, Ertl RF, Gossman GL, Robbins RA, Rennard SI. Chicken soup inhibits neutrophil chemotaxis in vitro. *Chest.* 2000, Oct; 118(4):1150–7.

13 Daniel KT. Why broth is beautiful: essential roles for proline, glycine, and gelatin. Weston A. Price Foundation; http://www.westona price.org/health-topics/why-broth-is-beautiful-essential-roles-for-proline-glycine-and-gelatin/ (dieser Artikel enthält viele weitere relevante Literaturhinweise).

14 Den R. Therapeutic effects of guggul and its constituent guggulsterone: cardiovascular benefits. *Cardiovasc Drug Rev.* 2007, Winter; 25(4):375–90.

15 Shields KM, Moranville MP. Guggul for hypocholesterolemia. *Am J Health-Syst Ph.* 2005; 62(10):1012–4.

16 Ernst E, Pitler MH. Efficacy of ginger for nausea and vomiting: a systematic review of randomized clinical trials. *Brit J Anaesth.* 2000; 84(3):367–71.

17 Zick SM, Turgeon DK, Vared SK, et al. Phase II study of the effects of ginger root extract on eicosanoids in colon mucosa in people at normal risk for colorectal cancer. *Cancer Prev Res* (Phila). 2011; 4(11):1929–37.

18 Zick SM, Djuric Z, Ruin MT, et al. Pharmacokinetics of 6-, 8-, 10-gingerols and 6-shagaol and conjugate metabolites in healthy human subjects. *Cancer Epidemiol Biomarkers Prev.* 2008, Aug; 17(8):1930–6.

19 Srinivasan M. Effect of curcumin on blood sugar as seen in a diabetic subject. *Indian J Med Sci.* 1972; 26(4):269–70.

20 Ramadan G, El-Menshawy O. Protective effects of ginger-turmeric rhizomes mixtures on joint inflammation, atherogenesis, kidney dysfunction and other complications in a rat model of human rheumatoid arthritis. *Int J Rheum Ds.* 2013, Apr; 16(2):219–29.

21 Srivastava KC, Bordia A, Verma SK. Curcumin, a major component of food spice turmeric (Curcuma longa) inhibits aggregation and alters eicosanoid metabolism in human blood platelets. *Prostaglandins Leuk of Essent Fay Acids.* 1995; 52(4):223–7.

22 Oetari S, Sudibyo M, Commandeur JNM, Samhoedi R, Vermeulen NPE. Effects of curcumin on cytochrome P450 and glutathione S-transferase activities in rat liver. *Biochem Pharmacol.* 1996; 51(1):39–45.

23 Bush JA, Cheung KJ Jr, Li G. Curcumin induces apoptosis in human melanoma cells through a Fas receptor/caspase-8 pathway independent of p53. *Exp Cell Res.* 2001, Dec 10; 271(2):305–14.

24 Su CC, Lin JG, Li TM, et al. Curcumin-induced apoptosis of human colon cancer colon 205 cells through the production of ROS, Ca2+ and the activation of caspase-3. *Anticancer Res.* 2006, Nov–Dec; 26(6B):4379–89.

25 Baum L, Ng A. Curcumin interaction with copper and iron suggests one possible mechanism of action in Alzheimer's disease animal models. *J Alzheimers Ds.* 2004, Aug; 6(4):367–77.

26 Shi, S, Ansari T, McGuinness OP, Wasserman DH, Johnson CH. Circadian disruption leads to insulin resistance and obesity. *Curr Biol.* 2013; 23(5):372–81.

27 Kahleova H, Belinova L, Malinska H, et al. Eating two larger meals a day (breakfast and lunch) is more effective than six smaller meals in a reduced-energy regimen for patients with type 2 diabetes: a randomized crossover study. *Diabetologia.* 2015; 58(1):205.

28 Miglio C, Chiavaro E, Visconti A, Fogliano V, Pellegrin N. Effects of different cooking methods on nutritional and physiochemical characteristics of selected vegetables. *J Agr Food Chem.* 2008; 56(1):139–47.

29 Sudsuang R, Chentanez V, Velluvan K. Effect of Buddhist meditation on serum cortisol and total protein levels, blood pressure, pulse rate, lung volume, and reaction time. *Physiol Behav.* 1991; 50(3):543–8.

30 Davidson RJ, Kabat-Zinn J, Schumacher J, et al. Alterations in brain and immune function produced by mindfulness meditation. *Psychosom Med.* 2003; 65(4):564–70.

31 Morone N, Greco C, Weiner D. Mindfulness meditation for the treatment of chronic low back pain in older adults: a randomized controlled pilot study. *Pain.* 2008; 134(3):310–9.

32 Shannahof-Khalsa D. Complementary healthcare practices. Stress management for gastrointestinal disorders: the use of kundalini yoga meditation techniques. *Gastroenterol Nurs.* 2002, May–Jun; 25(3):126–9.

33 Gaylord SA, Palsson OS, Garland EL, et al. Mindfulness training reduces the severity of irritable bowel syndrome in women: results of a randomized controlled study. *Am J Gastroenterol.* 2011; 106:1678–88.

34 Tang YY, Ma Y, Wang J, et al. Short-term meditation training improves attention and self-regulation. *P Natl Acad Sci USA.* 2007; 104(43):17152–6.

35 Kabat-Zinn J, Massion AO, Kristeller J, et al. Effectiveness of a meditation-based stress reduction program in the treatment of anxiety disorders. *Am J Psychiatry.* 1992, Jul; 149(7):936–43.

36 Zylowska L, Ackerman DL, Yang MH, et al. Mindfulness meditation training in adults and adolescents with ADHD: a feasibility study. *J Atten Disord.* 2008, May; 11(6):737–46.

37 Simpson TL, Kaysen D, Bowen S, et al. PTSD symptoms, substance use, and vipassana meditation among incarcerated individuals. *J Trauma Stress.* 2007; 20(3):239–49.

38 Taheri S, Lin L, Austin D, Young T, Mignot E. Short sleep duration is associated with reduced leptin, elevated ghrelin, and increased body mass index. *PLoS Medicine.* 2004; e62. Epub: http://www.ncbi.nlm.nih.gov/pubmed/15602591

KAPITEL 8: URALTES ERNÄHRUNGSWISSEN FÜR UNSER MODERNES LEBEN

1 Akhtar MS, Ramzan A, Ali A, Ahmad M. Effect of Amla fruit (Emblica officinalis Gaertn.) on blood glucose and lipid profile of normal subjects and type 2 diabetic patients. *Int J Food Sci Nutr.* 2001, Sep; 62(6):609–16.

2 Hishikawa N, Takahashi Y, Amakusa Y, et al. Effects of turmeric on Alzheimer's disease with behavioral and psychological symptoms of dementia. *AYU: International Quarterly Journal of Research in Ayurveda.* 2012; 33(4):499–504.

3 Einige Statistiken zeigen, dass die Alzheimer-Sterberaten in Indien viel niedriger sind. Zum Beispiel: Alzheimer's/dementia death rates per 100,000, age-standardized per country, von World Health Rankings: http://www.worldlifeexpectancy.com/cause-of-death/alzheimers-dementia/by-country/. Andere Studien zeigen, dass die Inzidenz der Alzheimer-Krankheit nur ein bisschen geringer ist als in westlichen Regionen wie den USA und Europa. Zum Beispiel: Mathuranath PS, George A, Ranijth N, et al. Incidence of Alzheimer's disease in India: a 10 years follow-up study. *Neurol India.* 2012; 60(6):625–30.

4 Brown RJ, DeBanate MA, Rother KI. Artificial sweeteners: a systematic review of metabolic effects in youth. *Int J Pediatr Obes.* 2010; 5(4):305–12.

5 Suez J, Korem T, Zevi D, et al. Artificial sweeteners induce glucose intolerance by altering the gut microbiota. *Nature.* 2014; 514:181–186.

6 Yang Q. Gain weight by «going diet?" Artificial sweeteners and the neurobiology of sugar cravings. *Yale J Biol Med.* 2010; 83(2):101–8.

7 Annapoorani A, Anilakumar KR, Khanum F, Murthy NA, Bawa AS. Studies on the physiochemical characteristics of heated honey, honey mixed with ghee and their food consumption pattern by rats. *AYU: International Quarterly Journal of Research in Ayurveda.* 2010; 31(2):141–6.

8 Meydani SN, Ha WK. Immunologic effects of yogurt. Am J Clin Nutr. 2000; 71(4):861–72. Siehe auch Saavedra JM, Tschernia A. Human studies with probiotics and prebiotics: clinical implications. *Brit J Nutr.* 2002; 87(2 Suppl):241–6

9 Jacques PF, Wang H. Yogurt and weight management. *Am J Clin Nutr.* 2014; 99(5 Suppl):1229–34.

10 Snowdon DA, Phillips RL, Fraser GE. Meat consumption and fatal ischemic heart disease. *Prev Med.* 1984; 13(5):490–500.

11 Micha R, Wallace SK, Mozafarian D. Red and processed meat consumption and risk of incident coronary heart disease, stroke, and diabetes: a systematic review and meta-analysis. *Circulation.* 2010; 121(21):2271–83.

12 Pan A, Sun Q, Bernstein AM, Manson JE, Willet WC, Hu FB. Changes in red meat consumption and subsequent risk of ype 2 diabetes mellitus: three cohorts of US men and women. *JAMA Intern Med.* 2013; 173(14):1328–35.

13 Craig WJ. Health effects of vegan diets. *Am J Clin Nutr.* 2009; 89(5):1627S–33S.

14 Key TJ, Fraser GE, Thorogood M, et al. Mortality in vegetarians and nonvegetarians: detailed findings from a collaborative analysis of 5 prospective studies. *Am J Clin Nutr.* 1999; 70(3):516–24.

15 Regionalbüro für Asien und den Pazifik, Guidelines for Humane Handling, Transport, and Slaughter of Livestock, Kapitel 2: »Effects of Stress and Injury on Meat and By-product Quality«; http://www.fao.org/docrep/003/x6909e/x6909e04.htm

16 Korneliussen I. Is meat from stressed animals unhealthy? Online-Publikation von *ScienceNordic*: http://sciencenordic.com/meat-stressed-animals-unhealthy

17 Daley CA, Abbot A, Doyle P, Nader GA, Larson S. A review of fay acid profiles and antioxidant content in grass-fed and grain-fed beef. *Nutr J.* 2010, Mar 10; 9:10.

18 Sharma H, Zhang X, Dwivedi C. The effect of ghee (clarified buter) on serum lipid levels and microsomal lipid peroxidation. *AYU: International Quarterly Journal of Research in Ayurveda.* 2010; 31(2): 134–40.

KAPITEL 10: NOCH MEHR AYURVEDISCHES GESUNDHEITSWISSEN FÜR DEN REST IHRES LEBENS

1 Li X, Kolltveit KM, Tronstad L, Olsen I. Systemic diseases caused by oral infection. *Clin Microbiol Rev.* 2000; 13(4):547–58.

2 Joshipura KJ, Rimm EB, Douglass CW, Trichopoulos D, Ascherio A, Willet WC. Poor oral health and coronary heart disease. *J Dent Res.* 1996, Sep; 75(9):1631–6.

3 Singh A, Purohit B. Tooth brushing, oil pulling, and tissue regeneration: a review of holistic approaches to oral health. *J Ayurveda Integr Med.* 2011; 2(2):64–8.

4 Pedrazzi V, Sato S, de Matos G, Lara EH, Panzeri H. Tonguecleaning methods: a comparative clinical trial employing a toothbrush and a tongue scraper. *J Periodontol.* 2004; 75(7):1009–12.

5 Andrade AM, Greene GW, Melanson KJ. Eating slowly led to decreases in energy intake within meals in healthy women. *J Am Diet Assoc.* 2008; 108(7):1186–91.

6 George DF, Bilek MM, McKenzie DR. Microwaves cause a significantly higher degree of unfolding than conventional thermal stress for protein solutions heated to the same maximum temperature. *Bioelectromagnetics.* 2008; 29(4):324–30.

7 Conboy LA, Edshteyn I, Garivaltis H. Ayurveda and panchakarma: measuring the effects of a holistic health intervention. *Scientific World Journal.* 2009; 9:272–80.

8 Sharma HM, Nidich SI, Sands D, Smith DE. Improvement in cardiovascular risk factors through panchakarma purification procedures. *J Res Educ Indian Med.* 1993; 12(4):3–13.

9 Herron RE, Fagan JB. Lipophil-mediated reduction of toxicants in humans: an evaluation of an Ayurvedic detoxification procedure. *Altern Ther Health Med.* 2002, Sep–Oct; 8(5):40–51.

LITERATUR

Agah S, Mehdi Taleb A, Moeini R, Girji N, Nikbakht H. Cumin extract for symptom control in patients with irritable bowel syndrome: a case series. *Middle Est J Dig Ds.* 2013, Oct; 5(4):217–22.

Agriculture Fact Book, Kapitel 2, »Profiling Food Consumption in America«: http://www.usda.gov/factbook/chapter2.pdf

Akhtar MS, Ramzan A, Ali A, Ahmad M. Effect of Amla fruit (*Emblica officinalis* Gaertn.) on blood glucose and lipid profile of normal subjects and type 2 diabetic patients. *Int J Food Sci Nutr.* 2001. Sep; 62(6):609–16.

Alcock J, Maley CC, Aktipis CA. Is eating behavior manipulated by the gastrointestinal microbiota? Evolutionary pressures and potential mechanisms. *Bioessays.* 2014; 36(10):940–9.

American Autoimmune Related Diseases Association, Inc., Autoimmunstatistik: http://www.aarda.org/autoimmune-information/autoimmune-statistics/

Andallu B, Radhika B. Hypoglycemic, diuretic and hypocholesterolemic effect of Winter Cherry (*Withania somnifera,* Dunal) root. *Indian J Exp Biol.* 2000; 38:607–9.

Andrade AM, Greene GW, Melanson KJ. Eating slowly led to decreases in energy intake within meals in healthy women. *J Am Diet Assoc.* 2008; 108(7):1186–91.

Annapoorani A, Anilakumar KR, Khanum F, Murthy NA, Bawa AS. Studies on the physiochemical characteristics of heated honey, honey mixed with *ghee* and their food consumption patern by rats. *AYU: International Quarterly Journal of Research in Ayurveda.* 2010; 31(2):141–6.

Babita Y, Sandhya Rani K, Sulochana B, Mamta S. A perspective study of haritaki. *Int J Res Ayurveda Pharm.* 2011; 2(5):1466–70.

»Background on Chemicals and Waste«, Umweltprogramm der Vereinten Nationen; http://www.unep.org/chemicalsandwaste/Introduction/BackgroundonChemicalsandWaste/tabid/1059847/Default.aspx

Barry D, Clarke M, Petry N. Obesity and its relationship to addictions: is overeating a form of addictive behavior? *Am J Addict.* 2009; 18(6):439–51.

Baum L, Ng A. Curcumin interaction with copper and iron suggests one possible mechanism of action in Alzheimer's disease animal models. *J Alzheimers Dis.* 2004, Aug; 6(4):367–77.

Beliga MS, Dsouza JJ. Amla (*Emblica officinalis* Gaertn.), a wonder berry in the treatment and prevention of cancer. *Eur J Cancer Prev.* 2011, May; 20(3):225–39.

Bercik P, Denou E, Collins J, et al. The intestinal microbiota affect central levels of brain-derived neurotropic factor and behavior in mice. *Gastroenterology.* 2011, Aug; 14(2):599–609.

Bhatacharya SK, Muruganandam AV. Adaptogenic activity of *Withania somnifera*: an experimental study using a rat model of chronic stress. *Pharmacol Biochem Be.* 2003; 75(3):547–55.

Braak H, Rub U, Gai WP, Del Tredici K. Idiopathic Parkinson's disease: possible routes by which vulnerable neuronal types may be subject to neuroinvasion by an unknown pathogen. *J Neural Transm.* 2003; 110(5):517–36.

Bredesen DE. Reversal of cognitive decline: a novel therapeutic program. *Aging (Albany NY).* 2014, Sep; 6(9):707–17.

Brown RJ, DeBanate MA, Rother KI. Artificial sweeteners: a systematic review of metabolic effects in youth. *Int J Pediatr Obes.* 2010; 5(4):305–12.

Bush JA, Cheung KJ Jr, Li G. Curcumin induces apoptosis in human melanoma cells through a Fas receptor/caspase-8 pathway independent of p53. *Exp Cell Res.* 2001, Dec 10; 271(2):305–14.

Camilleri M. Serotonin in the gastrointestinal tract. *Curr Opin Endocrinol Diabetes Obes.* 2009; 16(1):53–9.

Ch'ng CL, Jones MK, Kingham JGC. Celiac disease and autoimmune thyroid disease. *Clin Med Res.* 2007; 5(3):184–92.

Cohen J. Faster environmental testing for new synthetic chemicals and materials. *UC Santa Barbara Current*, Sektion Science + Technology, 10. April 2014; http://www.news.ucsb.edu/2014/014070/faster-environmental-testing-new-synthetic-chemicals-and-materials

Collins SM, Surete M, Bercik P. The interplay between the intestinal microbiota and the brain. *Nat Rev Microbiol.* 2012, Nov; 10(11):735–42.

Conboy LA, Edshteyn I, Garivaltis H. Ayurveda and panchakarma: measuring the effects of a holistic health intervention. *Scientific World Journal.* 2009; 9:272–80.

Corcoran C, Thomas P, O'Keane V. Vagus nerve stimulation in chronic treatment-resistant depression. *Brit J Psychiat.* 2006; 189:282–3.

Craig WJ. Health effects of vegan diets. *Am J Clin Nutr.* 2009; 89(5):1627S–33S.

Creamer B, Shorter RG, Bamforth J. The turnover and shedding of epithelia cells, Part I: The turnover in the gastro-intestinal tract. *Gut.* 1961:2,110.

Cyrex Laboratories, http://www.cyrexlabs.com

Daley CA, Abbot A, Doyle P, Nader GA, Larson S. A review of fay acid profiles and antioxidant content in grass-fed and grain-fed beef. *Nutr J.* 2010, Mar 10; 9:10.

Daniel KT. Why broth is beautiful: essential roles for proline, glycine, and gelatin. Ein Post der Weston A. Price Foundation; http://www.westonaprice.org/health-topics/why-broth-is-beautiful-essential-roles-for-proline-glycine-and-gelatin/

Davidson RJ, Kabat-Zinn J, Schumacher J, et al. Alterations in brain and immune function produced by mindfulness meditation. *Psychosom Med.* 2003; 65(4):564–70.

Del Tredici K, Rub U, De Vos R, Bohl J, Braak H. Where does Parkinson's disease pathology begin in the brain? *J Neuropath Exp Neur.* 2002, May; 61(5):413–26.

Den R. Therapeutic effects of guggul and its constituent guggulsterone: cardiovascular benefits. *Cardiovsc Drug Rev.* 2007, Winter; 25(4):375–90.

Duta G, Zhang P, Liu B. The lipopolysaccharide Parkinson's disease animal model: mechanistic studies and drug recovery. *Fundam Clin Pharmacol.* 2008, Oct; 22(5):453–64.

Ernst E, Pitler MH. Efficacy of ginger for nausea and vomiting: a systematic review of randomized clinical trials. *Brit J Anaesth.* 2000; 84(3):367–71.

Fasano A. Zonulin and its regulation of intestinal barrier function: the biological door to inflammation, autoimmunity, and cancer. *Physiol Rev.* 2011, Jan; 91(1):151–75.

Fasano A, Shea-Donohue T. Mechanisms of disease: the role of intestinal barrier function in the pathogenesis of gastrointestinal autoimmune diseases. *Nat Clin Pract Gastroenterol Hepatol.* 2005:2,416–22.

Gaylord SA, Palsson OS, Garland EL, et al. Mindfulness training reduces the severity of irritable bowel syndrome in women: results of a randomized controlled study. *Am J Gastroenterol.* 2011; 106:1678–88.

George DF, Bilek MM, McKenzie DR. Microwaves cause a significantly higher degree of unfolding than conventional thermal stress for protein solutions heated to the same maximum temperature. *Bioelectromagnetics.* 2008; 29(4):324–30.

Herron RE, Fagan JB. Lipophil-mediated reduction of toxicants in humans: an evaluation of an Ayurvedic detoxification procedure. *Altern Ther Health Med.* 2002, Sep–Oct; 8(5):40–51.

Hishikawa N, Takahashi Y, Amakusa Y, et al. Effects of turmeric on Alzheimer's disease with behavioral and psychological symptoms of dementia. *AYU: International Quarterly Journal of Research in Ayurveda.* 2012; 33(4):499–504.

Holmqvist S, Chutna O, Bousset L, et al. Direct evidence of Parkinson pathology spread from the gastrointestinal tract to the brain in rats. *Acta Neuropathol.* 2014; 128(6):805–20.

Jacques PF, Wang H. Yogurt and weight management. *Am J Clin Nutr.* 2014; 99(5 Suppl):1229–34.

Jain S, Shukla SD, Sharma K, Bhatnagar M. Neuroprotective effects of *Withania somnifera* Dunn. in hippocampal sub-regions of female albino rat. *Phytother Res.* 2001, Sep; 15(6):544–8.

Johnson RJ, Segal MS, Sautin Y, et al. Potential role of sugar (fructose) in the epidemic of hypertension, obesity, and the metabolic syndrome, diabetes, kidney disease, and cardiovascular disease. *Am J Clin Nutr.* 2007, Oct; 86(4):899–906.

Jose JK, Kutan G, Kutan R. Antitumour activity of *Emblica officinalis. J Ethnopharmacol.* 2001, May; 75(2–3);65–69.

Joshipura KJ, Rimm EB, Douglass CW, Trichopoulos D, Ascherio A, Willet WC. Poor oral health and coronary heart disease. *J Dent Res.* 1996, Sep; 75(9):1631–6.

Kabat-Zinn J, Massion AO, Kristeller J, et al. Effectiveness of a meditationbased stress reduction program in the treatment of anxiety disorders. *Am J Psychiatry.* 1992, Jul; 149(7):936–43.

Kahleova H, Belinova L, Malinska H, et al. Eating two larger meals a day (breakfast and lunch) is more effective than six smaller meals in a reduced-energy regimen for patients with type 2 diabetes: a randomized crossover study. *Diabetologia.* 2015; 58(1):205.

Key TJ, Fraser GE, Thorogood M, et al. Mortality in vegetarians and nonvegetarians: detailed findings from a collaborative analysis of 5 prospective studies. *Am J Clin Nutr.* 1999; 70(3):516–24

Korneliussen I. Is meat from stressed animals unhealthy? Online-Publikation von ScienceNordic; http://sciencenordic.com/meat-stressed-animals-unhealthy

Li X, Kolltveit KM, Tronstad L, Olsen I. Systemic diseases caused by oral infection. *Clin Microbiol Rev.* 2000; 13(4):547–58.

Lim JS, Le DH, Park JY, Jin SH, Jacobs DR Jr. A strong interaction between serum gamma-glutamyltransferase and obesity on the risk of prevalent type 2 diabetes: results from the third National Health and Nutrition Examination Survey. *Clin Chem.* 2007; 53(6):1092–109.

Louveau A, Smirnov I, Keyes TJ, Eccles JD, Rouhani SJ, Peske JD, Derecki NC, Castle D, Mandell JW, Le KS, Harris TH, Kipnis J. Structural and functional features of central nervous system lymphatic vessels. *Nature* 2015, July 16; 523(7560):337–41.

Lyte M. Microbial endocrinology in the microbiome-gut-brain axis: How bacterial production and utilization of neurochemicals influence behavior. *PLoS Pathog.* 2013; 9(11).

Malik VS, Schulze MB, Hu FB. Intake of sugar-sweetened beverages and weight gain: a systematic review. *Am J Clin Nutr.* 2006, Aug; 84(2):274–88.

Maruthappan V, Sakthi Shre K. Hypolipidemic activity of haritaki (*Terminalia chebula*) in atherogenic diet induced hyperlipidemic rats. J *Adv Pharm Technol Res.* 2010, Apr–June; 1(2):229–35.

Mathuranath PS, George A, Ranijth N, et al. Incidence of Alzheimer's disease in India: a 10 years follow-up study. *Neurol India.* 2012; 60(6):625–30.

Meydani SN, Ha WK. Immunologic effects of yogurt. *Am J Clin Nutr.* 2000; 71(4):861–72.

Micha R, Wallace SK, Mozafarian D. Red and processed meat consumption and risk of incident coronary heart disease, stroke, and diabetes: a systematic review and meta-analysis. *Circulation.* 2010; 121(21):2271–83.

Miglio C, Chiavaro E, Visconti A, Fogliano V, Pellegrin N. Effects of different cooking methods on nutritional and physiochemical characteristics of selected vegetables. *J Agr Food Chem.* 2008; 56(1):139–47.

Mishra LC, Singh BB, Dagenais S. Scientific basis for the therapeutic use of *Withania somnifera* (ashwaganda): a review. *Altern Med Rev.* 2000, Aug; 5(4):334–46.

Moreira MA, Andre LC, Cardeal ZL. Analysis of plasticizer migration to meat roasted in plastic bags by SPME-GC/MS. *Food Chem.* 2015;1 78:195–200.

Morone N, Greco C, Weiner D. Mindfulness meditation for the treatment of chronic low back pain in older adults: a randomized controlled pilot study. *Pain.* 2008; 134(3):310–9.

Nair V, Singh S, Gupta YK. Evaluation of disease modifying activity of *Coriandrum sativum* in experimental models. *Indian J Med Res.* 2012; 135;240–5.

Oetari S, Sudibyo M, Commandeur JNM, Samhoedi R, Vermeulen NPE. Effects of curcumin on cytochrome P450 and glutathione S-transferase activities in rat liver. *Biochem Pharmacol.* 1996; 51(1): 39–45.

Pan A, Sun Q, Bernstein AM, Manson JE, Willet WC, Hu FB. Changes in red meat consumption and subsequent risk of type 2 diabetes mellitus: three cohorts of US men and women. *JAMA Intern Med.* 2013; 173(14):1328–35.

Pedrazzi V, Sato S, de Matos G, Lara EH, Panzeri H. Tongue-cleaning methods: a comparative clinical trial employing a toothbrush and a tongue scraper. *J Periodontol.* 2004; 75(7):1009–12.

Pereira MA, Kartashov Al, Ebbeling CB, et al. Fast-food habits, weight gain, and insulin resistance (the CARDIA study): 15-year prospective analysis. *Lancet.* 2005; 366(9464):1030.

Prat A, Biernacki K, Wosik K, Antel JP. Glial influence on the human blood-brain barrier. *Glia.* 2001; 36(2):145–55.

Ramadan G, El-Menshawy O. Protective effects of ginger-turmeric rhizomes mixtures on joint inflammation, atherogenesis, kidney dysfunction and other complications in a rat model of human rheumatoid arthritis. *Int J Rheum Dis.* 2013, Apr;16(2): 219–29.

«Rapid and unexpected weight gain after fecal transplant", *ScienceDaily*, 4. Februar 2015; http://www.sciencedaily.com/releases/2015/02/ 150204125810.htm

Regionalbüro für Asien und den Pazifik, *Guidelines for Humane Handling, Transport, and Slaughter of Livestock,* Kapitel 2: »Effects of Stress and Injury on Meat and By-product Quality«: http://www.fao.org/docrep/003/x6909e/x6909e04.htm

Rennard BO, Ertl RF, Gossman GL, Robbins RA, Rennard SI. Chicken soup inhibits neutrophil chemotaxis in vitro. *Chest.* 2000, Oct; 118(4):1150–7.

Roodenrys S, Booth D, Bulzomi S, Phipps A, Micallef C, Smoker J. Chronic effects of Brahmi (*Bacopa monnieri*) on human memory. *Neuropsychopharmacol.* 2002, Aug; 27(2):279–81.

Ruhl A. Glial cells in the gut. Neurogstroent Motil. 2005; 17(6):777–90.

Saavedra JM, Tschernia A. Human studies with probiotics and prebiotics: clinical implications. *Brit J Nutr.* 2002; 87(2 Suppl):241–6.

Savidge TC, Newman P, Pothoulakis C, et al. Enteric glia regulate intestinal barrier function and inlammation via release of S-nitrosoglutathione. *Gastroenterology.* 2007, Apr; 132(4):1344–58.

Shannahof-Khalsa D. Complementary healthcare practices. Stress management for gastrointestinal disorders: the use of kundalini yoga meditation techniques. *Gastroenterol Nurs.* 2002, May–Jun; 25(3):126–9.

Sharma H, Zhang X, Dwivedi C. The effect of ghee (clarified buter) on serum lipid levels and microsomal lipid peroxidation. *AYU: International Quarterly Journal of Research in Ayurveda.* 2010; 31(2):134–40.

Sharma HM, Nidich SI, Sands D, Smith DE. Improvement in cardiovascular risk factors through panchakarma purification procedures. *J Res Educ Indian Med.* 1993; 12(4):3–13.

Shi S, Ansari T, McGuinness OP, Wasserman DH, Johnson CH. Circadian disruption leads to insulin resistance and obesity. *Curr Biol.* 2013; 23(5):372–81.

Shields KM, Moranville MP. Guggul for hypocholesterolemia. *Am J Health-Syst Ph.* 2005; 62(10):1012–4.

Simpson TL, Kaysen D, Bowen S, et al. PTSD symptoms, substance use, and vipassana meditation among incarcerated individuals. *J Trauma Stress.* 2007; 20(3):239–49.

Singh A, Purohit B. Tooth brushing, oil pulling, and tissue regeneration: a review of holistic approaches to oral health. *J Ayurveda Integr Med.* 2011; 2(2):64–8.

Snowdon DA, Phillips RL, Fraser GE. Meat consumption and fatal ischemic heart disease. *Prev Med.* 1984; 13(5):490–500.

Srinivasan M. Effect of curcumin on blood sugar as seen in a diabetic subject. *Indian J Med Sci.* 1972; 26(4):269–70.

Srivastava KC, Bordia A, Verma SK. Curcumin, a major component of food spice turmeric (*Curcuma longa*) inhibits aggregation and alters eicosanoid metabolism in human blood platelets. *Prostaglandins Leuk of Essent Fatty Acids*. 1995; 52(4):223–7.

Su CC, Lin JG, Li TM, et al. Curcumin-induced apoptosis of human colon cancer colo 205 cells through the production of ROS, Ca2+ and the activation of caspase-3. *Anticancer Res*. 2006, Nov–Dec; 26(6B):4379–89.

Sudsuang R, Chentanez V, Velluvan K. Effect of Buddhist meditation on serum cortisol and total protein levels, blood pressure, pulse rate, lung volume, and reaction time. *Physiol Behav*. 1991; 50(3):543–8.

Suez J, Korem T, Zevi D, et al. Artificial sweeteners induce glucose intolerance by altering the gut microbiota. *Nature: International Weakly Journal of Science*. 2014; 514:181–6.

Taheri S, Lin L, Austin D, Young T, Mignot E. Short sleep duration is associated with reduced leptin, elevated ghrelin, and increased body mass index. *PLoS Medicine*. 2004;e62. Epub: http://www.ncbi.nlm.nih.gov/pubmed/15602591

Tang YY, Ma Y, Wang J, et al. Short-term meditation training improves attention and self-regulation. *P Natl Acad Sci USA*. 2007; 104(43):17152–6.

The Environmental Working Group. »Body Burden: The Pollution in Newborns«, 14. Juli 2005; http://www.ewg.org/research/body-burden-pollution-newborns

»The ‚Omics' Revolution: The Gut Microbiome«, Video des Institute for Functional Medicine: https://vimeo.com/118612677

»The Sensitive Gut«, Gesundheitssonderbericht der Harvard Medical School, erstellt in Abstimmung mit Dr. med. Lawrence S. Friedman, 2012.

Van Oudenhove L, McKie S, Lassman D, et al. Fatty acid-induced gutbrain signaling attenuates neural and behavioral effects of sad emotion in humans. *J Clin Invest*. 2011; 121(8):3094–9.

Visser J, Rozing J, Sapone A, Lammers K, Fasano A. Tight junctions, intestinal permeabiliy, and autoimmuniy celiac disease and type 1 diabetes paradigms. *Ann N Y Acad Sci*. 2009; 1165:195–205.

Worldometer, die die Freisetzung toxischer Chemikalien durch die Industrie in Echtzeit messen: http://www.worldometers.info/view/toxchem/

World Health Rankings: http://www.worldlifeexpectancy.com/cause-of-death/alzheimers-dementia/by-country

Yang Q. Gain weight by »going diet?« Artificial sweeteners and the neurobiology of sugar cravings. *Yale J Biol Med*. 2010; 83(2):101–8.

Yang Q, Zhang Z, Flanders WD, Merrit R, Hu FB. Added sugar intake and cardiovascular diseases mortality among US adults. *JAMA Intern Med*. 2014; 174(4):516–24.

Zick SM, Djuric Z, Ruin MT, et al. Pharmacokinetics of 6-, 8-, 10-gingerols and 6-shagaol and conjugate metabolites in healthy human subjects. *Cancer Epidemiol Biomarkers Prev*. 2008, Aug; 17(8):1930–6.

Zick SM, Turgeon DK, Vared SK, et al. Phase II study of the effects of ginger root extract on eicosanoids in colon mucosa in people at normal risk for colorectal cancer. *Cancer Prev Res (Phila)*. 2011; 4(11):1929–37.

Zylowska L, Ackerman DL, Yang MH, et al. Mindfulness meditation training in adults and adolescents with ADHD: a feasibiliy study. *J Aten Dsord*. 2008, May; 11(6):737–46.

BEZUGSQUELLEN

Nähere Informationen zu meiner Tätigkeit und Hilfestellung bei der Suche nach den in diesem Buch erwähnten Nahrungsergänzungsmitteln und sonstigen Produkten (zum Beispiel rohseidenen Handschuhen für Lymphmassagen) finden Sie auf meiner Webseite: www.drkulreetchaudhary.com

Außerdem sind sämtliche in diesem Buch empfohlenen Nahrungsergänzungsmittel auf der VPK-Webseite von Maharishi Ayurveda (MAPI): www.myvpk.com/theprime zu finden. Natürlich können Sie auch andere Produkte verwenden; doch unter dieser Marke werden die Nahrungsergänzungsmittel hergestellt, an deren Entwicklung ich mitgewirkt habe. Das sind die Produkte, die ich verwende und empfehle.

Einen Lehrer für Transzendentale Meditation finden Sie unter www.tm.org beziehungsweise für den deutschsprachigen Raum unter: http://de.tm.org/home

Nach einem ayurvedischen Arzt in der Nähe Ihres Wohnorts können Sie auf der Webseite der National Ayurvedic Medical Association suchen: www.ayurvedanama.org beziehungsweise für den deutschsprachigen Raum unter www.ayurveda-verband.eu oder unter www.ayurveda.de

Nähere Informationen über Endobiogenie erhalten Sie unter www.endobiogeny.com

Nähere Informationen über funktionelle Medizin finden Sie unter www.functionalmedicine.org.

Eine gute Bezugsquelle für Knochenbrühe ist zum Beispiel www.bonebrox.de

DANKSAGUNG

Ich möchte mich bei meiner Familie bedanken: bei Joshua für seine standhafte Zuneigung und Loyalität; bei Sandeep, weil er mir geholfen hat, in meinem Leben Spielraum für Kreativität zu schaffen; bei Laura für ihren unerschütterlichen Optimismus im Hinblick auf meine Fähigkeit, anderen Menschen zu helfen; bei Harleen dafür, dass sie der Sonnenschein der Familie ist; bei meiner Mutter, weil sie mich in die Welt des Ayurveda und der Meditation eingeführt hat; und bei Sathya und Suryani dafür, dass sie so viel Heiterkeit in unser Leben gebracht haben.

Außerdem danke ich meiner Koautorin Eve, der es mühelos gelungen ist, meine Gedanken und Gefühle in Worte zu fassen, und meiner Agentin Alex, die mich auf die Idee zu diesem Buch gebracht hat. Meiner Redakteurin Heather danke ich für ihre unglaubliche Fachkompetenz und meinem ganzen Team bei Penguin Random House für seine Begeisterungsfähigkeit und sein Engagement. Sie haben mir eine einmalige Chance gegeben, meinen Mitmenschen zu helfen!

Nicht zuletzt möchte ich meinem CEO und lieben Freund Steve für seine Idee danken, ein Gesundheitsunternehmen zu gründen, das auf dem Fundament von Mitgefühl, Integrität, dem neuesten Forschungsstand und dem ehrlichen Wunsch beruht, Menschen ein besseres Leben zu ermöglichen.

REGISTER

N

O

P

Q

R

S

T

U

V

W

Z

ÜBER DIE AUTORIN

Die Kombination aus modernem neurologischem Fachwissen und der uralten Gesundheitslehre Ayurveda macht Dr. Kulreet Chaudhary zu einer ganz besonderen medizinischen Expertin. Sie möchte den Menschen bewusst machen, dass es höchste Zeit für einen Paradigmenwechsel in unserer heutigen Medizin ist: Die Ärzte sollten ihre Patienten wie mündige, eigenverantwortliche Partner behandeln, und das medizinische System sollte anstelle von Krankheiten lieber das Thema Gesundheit in den Mittelpunkt seiner Betrachtung rücken. Dr. Chaudhary ist ein häufiger Gast in der *Dr. Oz Show*, wo ihre Ausführungen über ayurvedische Medizin USA-weiten Beifall gefunden haben.

Dr. Chaudhary hat zehn Jahre lang das Wellspring Health Center am Scripps Memorial Hospital geleitet und spielt eine Vorreiterrolle auf dem Gebiet der integrativen Medizin: Sie hat ein wirksames System zur Behandlung chronischer neurologischer Erkrankungen wie multipler Sklerose, Parkinson und Migräne entwickelt und verbindet dabei schulmedizinische Behandlungsmethoden mit Stressbewältigungsstrategien und Empfehlungen zu Ernährungs- und Verhaltensänderungen. Das in diesem Buch vorgestellte Programm ist so wirksam, dass viele Patienten es inzwischen nicht nur für die Behandlung neurologischer Erkrankungen nutzen, sondern damit auch andere gesundheitliche Probleme wie beispielsweise Übergewicht und verschiedene chronische Krankheiten bekämpfen.

Inzwischen wandelt Dr. Chaudhary als ärztliche Direktorin des Unternehmens New Practices, Inc. Arztpraxen, die ihre Patienten mit schulmedizinischen Methoden behandeln, in ganzheitliche Therapiezentren um, in denen chronische Erkrankungen wie beispielsweise Alzheimer, Diabetes, Fettleibigkeit, koronare Herzkrankheit und Depressionen mit einfühlendem Gesundheitscoaching, Meditation und Methoden der integrativen Medizin behandelt werden. Außerdem leitet sie Forschungsprojekte zur Bewältigung und

Behandlung chronischer Krankheiten mithilfe von Lebensstilinterventionen. Mit ihrer Tätigkeit schafft Dr. Chaudhary ein neues Modell für die medizinische Versorgung, das darauf beruht, Patienten in einer Atmosphäre des Mitgefühls die Prinzipien eines gesunden Lebens und Strategien zu einer inneren Wandlung zu vermitteln. Sie zeigt den Patienten, wie man leben muss, um sich größtmöglicher Gesundheit und Vitalität zu erfreuen.

Gleichzeitig ist Dr. Chaudhary Neurowissenschaftlerin und hat an über 20 klinischen Studien zur Bekämpfung von multipler Sklerose, Alzheimer, Parkinson, amyotropher Lateralsklerose (ALS) und peripherer diabetischer Neuropathie mitgewirkt. Ihre Forschungsprojekte umfassen bahnbrechende Arbeiten auf dem Gebiet der Stammzelltherapien zur Behandlung der peripheren diabetischen Neuropathie und der Entwicklung von Medikamenten zur Behandlung der ALS.